临床专科护理丛书

实用泌尿外科护理

主审 陆小英 王林辉
主编 曹 洁 杨明莹 周 意 黄 娟

上海科学技术出版社

图书在版编目（CIP）数据

实用泌尿外科护理 / 曹洁等主编. -- 上海 : 上海科学技术出版社, 2025. 1. -- （临床专科护理丛书）. ISBN 978-7-5478-6836-2

Ⅰ. R473.6

中国国家版本馆CIP数据核字第2024G1W540号

实用泌尿外科护理
主　审　陆小英　王林辉
主　编　曹　洁　杨明莹　周　意　黄　娟

上海世纪出版（集团）有限公司 出版、发行
上海科学技术出版社
（上海市闵行区号景路159弄A座9F-10F）
邮政编码 201101　　www.sstp.cn
上海颛辉印刷厂有限公司印刷
开本 787×1092　1/16　印张 16
字数 364千字
2025年1月第1版　2025年1月第1次印刷
ISBN 978-7-5478-6836-2/R·3115
定价：98.00元

本书如有缺页、错装或坏损等严重质量问题，请向印刷厂联系调换

内容提要

本书共分 11 章,涵盖泌尿系统概述、专科疾病理论、诊断治疗、护理常规、健康教育等多方面内容。结合时代发展及医学进步,全书聚焦泌尿系统前列腺、膀胱、输尿管、肾脏等多器官疾病的围手术期护理内容和技术,引入近年来在泌尿外科领域开展的机器人辅助腹腔镜、单孔腹腔镜、靶向穿刺、精准治疗等新技术的相关护理内容,将微创治疗、新理念、新进展等融入其中,文字与图表结合,并配备相应的专科护理操作、健康指导等视频,让手术步骤及护理流程条理清晰,易于理解,同时也具有很强的可读性与实用性。

本书可作为泌尿外科临床专科护士培训教程,也可为广大泌尿外科临床护理人员提供参考。

编者名单

主　审

陆小英　王林辉

主　编

曹　洁　杨明莹　周　意　黄　娟

副主编

郭先娟　孟晓红　孟宪丽　陈慧瑛

编　者

（按姓氏笔画排序）

丁　艳	马倩云	王彤彤	吕　春	任　凭	刘　冬	刘　梅
汤爱玲	许嘉维	李烟花	杨明莹	吴小凤	张芹芹	陆　雪
陈　斌	陈慧瑛	周　意	孟宪丽	孟晓红	赵艳丽	郝一茹
段晓磊	顾　婕	顾晓锋	徐　立	徐琼峰	翁艳秋	高成菲
郭先娟	郭林芳	郭娜菲	黄　娟	曹　洁	梁新蕊	彭春雪
程雅倩	谢明晖	樊　帆	薛　庆			

前　言

泌尿外科是一门讲述泌尿系统疾病治疗的学科，泌尿系统疾病具有涉及器官多、病种多元、患病年龄段广、治疗方式多样、治疗技术复杂等特点，泌尿外科护士除了要具备高尚的职业道德、健康的身心状态、扎实的理论知识与技能、优秀的人文修养，还应具备专科疾病护理、观察及应急处置能力，保障泌尿外科临床护理工作的有序进行，提高泌尿外科专科护理质量。

随着医学学科的迅速发展和医学模式的转变，医学理论和诊疗护理常规的不断更新，新的诊疗技术和治疗方法层出不穷，也促使了泌尿外科护理日新月异的发展。目前，国内相关图书仅聚焦外科护理，专科细分少，即使有零星的专著提及泌尿外科专科护理相关内容，也大多与临床实践贴合度低，且缺少最新的医疗及护理指南、系统评价、最佳实践证据总结作为支撑。随着国家"十四五"规划的不断推进，"提升医护人员培养的质量与规模，加强创新型、应用型、技能型人才培养，充分发挥人才第一资源的作用"成为临床专业技术人才培养的重要导向。本书由多名中华医学会泌尿外科分会护理学组权威专家、深耕临床一线的大型泌尿外科中心的护士长、具有副主任护师资格及硕士学历以上护理骨干人员参与编写，围绕膀胱肿瘤、前列腺肿瘤、肾脏肿瘤、泌尿系统结石、尿失禁、男科疾病等内容，结合膀胱灌注、尿路造口护理、盆底肌功能锻炼等专科护理技术，融入文献检索、循证护理、专利申请、论文撰写等科研技巧，以简便、规范、专业、实用为指导原则，对泌尿外科的临床护理工作进行重新梳理。这样一本涵盖面广、内容全面、实用性强、与时俱进的专著，对泌尿外科护理日常工作实践及培养泌尿外科高素质护理人才均具有重要的指导意义。

本书重点突出，条理清晰，并侧重于实用性和可操作性，力求详尽准确，书中不足之处恳请各位读者、专家提出宝贵意见，我们将不断修订和完善。

编 者

2024 年 5 月

目 录

第一章
泌尿系统概述

1

第一节·泌尿系统各器官解剖与功能 ………………………………………………… 1
第二节·泌尿系统常见疾病 ………………………………………………………… 8
第三节·泌尿外科专科检查与常见标本留取 ……………………………………… 19
第四节·泌尿系统围手术期护理 …………………………………………………… 32
第五节·达芬奇机器人在泌尿外科的应用 ………………………………………… 40

第二章
前列腺癌的诊疗与护理

45

第一节·前列腺癌诊疗进展 ………………………………………………………… 45
第二节·前列腺癌根治性切除术的围手术期护理 ………………………………… 52
第三节·前列腺癌术后的综合康复管理 …………………………………………… 56

第三章
前列腺增生的诊疗与护理

59

第一节·前列腺增生的概述与诊断 ………………………………………………… 59
第二节·前列腺增生的手术与护理 ………………………………………………… 63

第四章
膀胱癌的诊疗与护理

第一节·经尿道膀胱肿瘤切除术的围手术期护理 ································ 68

第二节·全膀胱切除术的围手术期护理 ································ 74

第五章
肾脏、输尿管疾病的诊疗与护理

第一节·肾囊肿的手术与护理 ································ 79

第二节·肾癌根治性切除术的围手术期护理 ································ 83

第三节·腹腔镜保留肾单位的肾切除手术的改良与护理 ································ 89

第四节·输尿管癌根治性切除术的围手术期护理 ································ 91

第六章
泌尿系结石的诊疗与护理

第一节·泌尿系结石概述 ································ 97

第二节·体外冲击波碎石 ································ 100

第三节·输尿管软镜碎石治疗与护理 ································ 104

第四节·经皮肾镜取石术的围手术期护理 ································ 108

第五节·尿脓毒症的病情观察与处理 ································ 112

第七章
肾上腺疾病的诊疗与护理

第一节·肾上腺的结构与功能 ································ 115

第二节·肾上腺疾病的种类与治疗方法 ································ 117

第三节·肾上腺切除术的围手术期护理 ································ 121

第八章
肾移植的护理

第一节·肾移植历史与发展 ································ 126

第二节·肾移植围手术期护理 131
第三节·肾移植患者的术后随访及管理 137

第九章
男科疾病的诊疗与护理
142

第一节·男性的生殖健康与管理 142
第二节·微创技术在男科学中的应用 144
第三节·男性生殖系统先天性疾病的诊疗与护理 146
第四节·睾丸肿瘤的诊疗与护理 155
第五节·阴茎癌的诊疗与护理 159
第六节·精索静脉曲张的诊疗与护理 167

第十章
排尿功能障碍的诊疗与护理
171

第一节·女性压力性尿失禁的诊疗与护理 171
第二节·膀胱过度活动症的诊疗与护理 179
第三节·神经源性膀胱的诊疗与护理 185

第十一章
泌尿外科护理研究与循证实践
193

第一节·临床护理科研选题与设计 193
第二节·文献检索与 SCI 论文撰写技巧 197
第三节·如何申请专利 210
第四节·泌尿外科护理的 Meta 分析 216
第五节·泌尿外科循证护理实践 229

参考文献
239

视频目录

视频 2-1 · 盆底肌锻炼 ·· 55

视频 2-2 · 更换尿袋 ·· 56

视频 3-1 · 膀胱冲洗 ·· 66

视频 4-1 · 泌尿系造口护理 ·· 78

视频 6-1 · 排石操 ··· 103

第一章
泌尿系统概述

第一节·泌尿系统各器官解剖与功能

泌尿系统由肾脏、输尿管、膀胱、尿道及有关的血管、神经等组成。主要功能是生成和排泄尿液,并以此排出机体代谢过程中产生的废物,如尿素、尿酸和多余的水分等。循环系统将血液送达肾脏,经过肾脏肾小管的毛细血管滤过,然后经过肾小管的重吸收,最后进入肾盂形成尿液,经排尿管道排出体外(图1-1),并通过调节尿液的质和量,来维持体内水、电解质和酸碱平衡。肾脏也是一个内分泌器官,主要作用是调节血压、红细胞生成和骨骼生长等。

一、肾脏

(一)肾脏的解剖位置及基本结构

肾(kidney)是实质性器官,位于腹后壁脊柱两旁,左右各一个。左肾上极平第11胸椎,下极与第2腰椎下缘齐平。右肾上方与肝脏相邻,位置比左肾低半个到一个椎体,右肾上极平第12胸椎,下极平第3腰椎。中国成人肾脏的长、宽和厚度分别为10.5~11.5 cm,5~7.2 cm和2~3 cm。男性一个肾脏的重量为100~140 g,女性略轻。

肾上端宽、薄,下端窄、厚。内侧缘中部向肾内凹陷称肾门(renal hilum),为肾的血管、神经、淋巴管及肾盂(renal pelvis)出入肾的门户,出入肾门的所有结构被结缔组织所包裹,称为肾蒂(renal pedicle)。由肾门伸入肾实质的腔隙称为肾窦(renal sinus)。

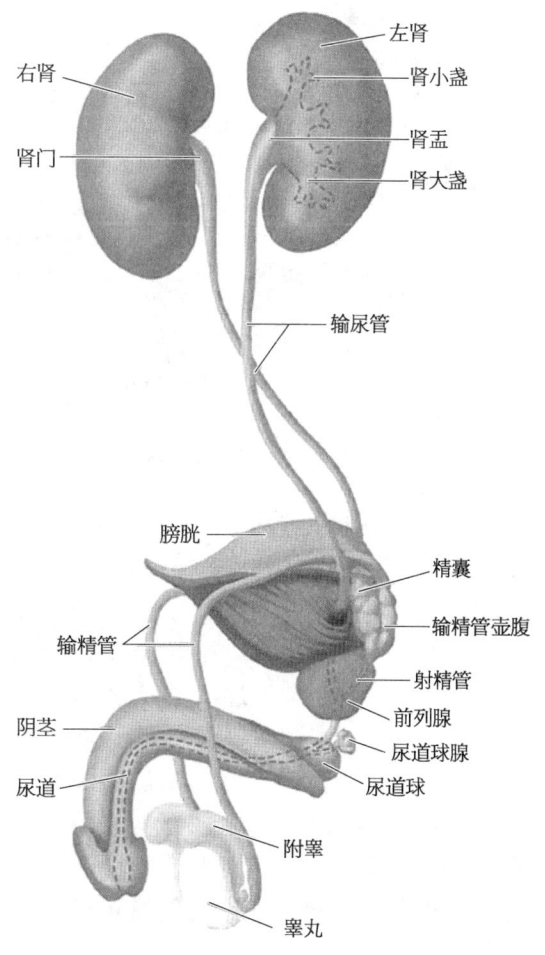

图1-1 男性泌尿生殖系统

肾脏由肾单位、肾小球旁器、肾间质、血管和神经组成。肾的冠状面观可见肾实质分为肾皮质(renal cortex)和肾髓质(renal medulla)。肾皮质主要位于肾髓质的浅层(1~1.5 cm),由约100万个(80万~110万)肾单位组成。肾单位是肾脏的结构和功能单位,由肾小体(renal corpuscles)和肾小管(renal tubulus)组成。肾小体由肾小球和肾小囊两部分组成。肾小球毛细血管壁由内皮细胞、基底膜和脏层上皮细胞(足细胞)构成,形成具有半透膜性质的滤过膜(图1-2)。肾髓质位于肾实质的深部,由15~20个肾锥体(renal pyramid)组成,占肾实质的2/3。2~3个肾锥体尖端合并成1个肾乳头(renal papillae),突入肾小盏(minor renal calices),肾乳头顶端的小孔称乳头孔(papillary foramina),尿液最终经乳头孔流入肾小盏内。肾小盏呈漏斗形,承接肾乳头排出的尿液。在肾窦内2~3个肾小盏合并成1个肾大盏(renal calices),2~3个肾大盏汇集成一个肾盂,肾盂与输尿管相移行(图1-3)。

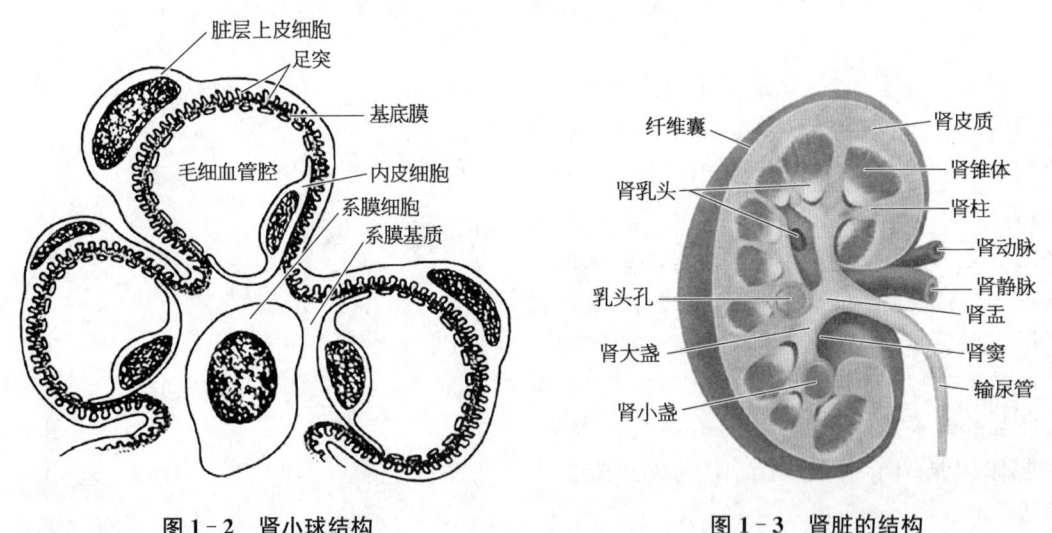

图1-2 肾小球结构　　　　　图1-3 肾脏的结构

(二) 肾脏的生理功能

肾脏的生理功能主要是排泄代谢产物及调节水、电解质和酸碱平衡,维持机体内环境稳定。

1. **肾小球滤过功能**　肾小球滤过是代谢产物排泄的主要方式,其中含氮类废物(如尿素、肌酐等)由肾小球滤过,一些有机酸(如马尿酸、苯甲酸、各种胺类及尿酸等)部分经肾小球滤过。肾小球滤过率(glomerular filtration rate, GFR)主要取决于肾小球内毛细血管和肾小囊内的静水压、胶体渗透压、滤过膜面积及滤过膜通透性等因素。当平均动脉压在80~160 mmHg范围内波动时,由于肾血流量的自身调节机制,肾小球毛细血管压和GFR可保持相对恒定。这种自身调节具有重要的生理意义:一方面保证了机体在血流动力学变化时肾小球滤过仍能稳定地进行,体内代谢废物得以继续排出;另一方面保证了体液的平衡。

2. **肾小管重吸收和分泌功能**　肾小球每日滤过的原尿可达180 L,其中电解质成分与血浆相同。原尿中99%的水、全部的葡萄糖和氨基酸、大部分的电解质及碳酸氢根等被肾小管和集合管重吸收回血液,最后形成终尿约1.5 L。

近端肾小管是重吸收的主要部位,滤过的葡萄糖、氨基酸全部被重吸收;Na^+通过Na^+-K^+-ATP酶主动重吸收,主要阴离子(HCO^-和Cl^-)随Na^+一起转运。近端肾小管除具有重吸收功能外,还与有机酸排泄有关。有机酸到达肾小管周边的毛细血管时可被肾小管上皮细胞主动摄取,然后分泌到肾小管腔中随尿液排出。尿酸可从肾小球滤过,但多数在肾小管重吸收,继而又再分泌到肾小管腔中。除上述有机酸和尿酸外,药物特别是一些抗生素和造影剂,也以此方式排出。

3. 肾脏的内分泌功能　肾脏具有重要的内分泌功能,能够合成、调节和分泌多种激素,参与血流动力学调节、红细胞生成及骨代谢等。肾脏分泌的激素包括血管活性肽和非血管活性激素。前者作用于肾脏本身,参与肾脏的生理功能,主要调节肾的血流动力学和水盐代谢,包括肾素、血管紧张素、前列腺素、激肽释放酶-激肽系统、内皮素、利钠肽及类花生酸物质;后者包括$1,25-(OH)_2D_3$和促红细胞生成素等。

二、输尿管

输尿管(ureter)是位于腹膜外的肌性管道。平第2腰椎上缘,起自肾盂末端,终于膀胱(图1-4)。长20～30 cm,管径平均0.5～1.0 cm,最窄处口径只有0.2～0.3 cm。输尿管可分为输尿管腹部、输尿管盆部和输尿管壁内部。输尿管全程有3处狭窄:① 上狭窄(superior stricture)位于肾盂输尿管移行处;② 中狭窄(middle stricture)位于小骨盆上口,输尿管跨过髂血管处;③ 下狭窄(inferior stricture)位于输尿管的壁内部。输尿管的功能是连接肾和膀胱,起到输送尿液的作用。

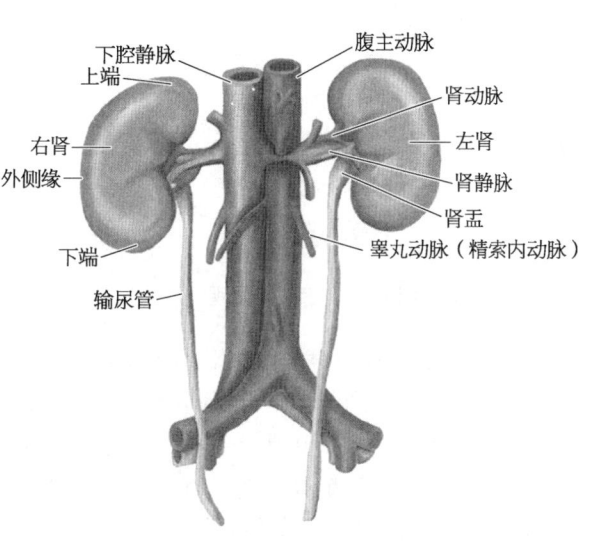

图1-4　肾与输尿管

三、膀胱

膀胱(urinary bladder)是储存尿液的肌性囊状器官,其形状、大小、位置和壁的厚度随尿液充盈程度而异。通常正常成年人的膀胱容量平均为350～500 mL,超过500 mL时,因膀胱壁张力过大而产生疼痛。膀胱的最大容量为800 mL,新生儿膀胱容量约为成人的1/10,女性的容量小于男性,老年人因膀胱肌张力低而容量增大。

空虚的膀胱呈三棱锥体形,分尖、体、底和颈四部,膀胱尖(apex of bladder)朝向前上方,由此沿腹前壁至脐之间有一皱襞为脐正中韧带(median umbilical ligament),膀胱的后面朝向后下方,呈三角形,称膀胱底(fundus of bladder)。膀胱尖与底之间为膀胱体(body of bladder),膀胱的最下部称膀胱颈(neck of bladder),男性的膀胱颈与前列腺底相邻,女性的膀胱颈与盆膈相邻(图1-5)。

膀胱内面被覆黏膜,当膀胱壁收缩时,黏膜聚集成皱襞称膀胱襞(vesical plica)。而在膀胱底内面,有一个呈三角形的区域,位于左、右输尿管口(ureteric orifice)和尿道内口(internal orifice of urethra)之间,此处膀胱黏膜与肌层紧密连接,缺少黏膜下层组织,无论膀胱扩张或收缩,始终保持平滑,称膀胱三角(trigone of bladder)(图 1-6)。膀胱三角是肿瘤、结核和炎症的好发部位,膀胱镜检查时应特别注意。两个输尿管口之间的皱襞称输尿管间襞(interureteric fold),膀胱镜下所见为一苍白带,是临床寻找输尿管口的标志。在男性尿道内口后方的膀胱三角处,受前列腺中叶推挤形成纵嵴状隆起处称膀胱垂。

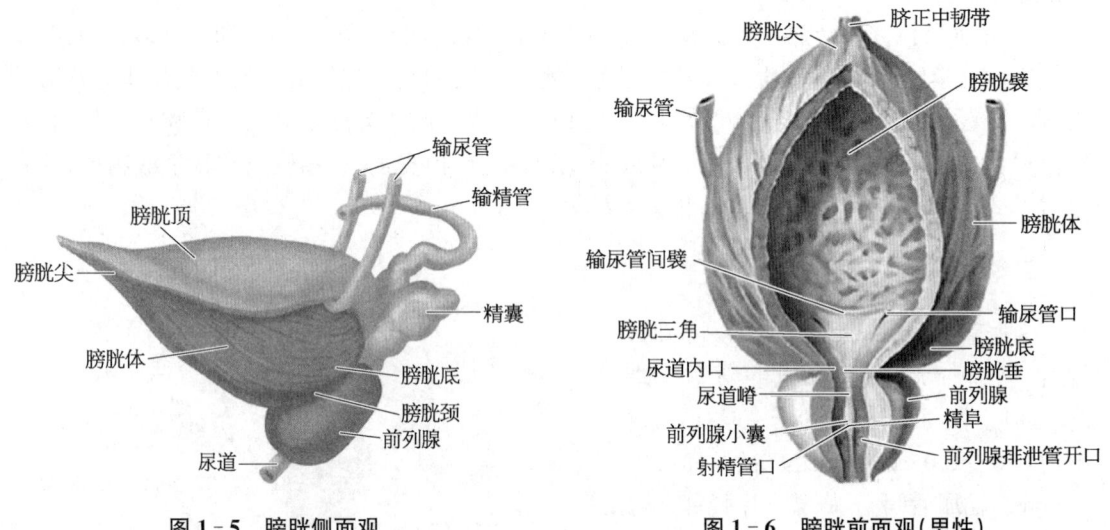

图 1-5 膀胱侧面观　　　　　图 1-6 膀胱前面观(男性)

膀胱前方为耻骨联合,两者之间称膀胱前隙(pre-vesical space)或耻骨后间隙。在此间隙内,男性有耻骨前列腺韧带(puboprostatic ligament);女性有耻骨膀胱韧带,该韧带是女性在耻骨联合与膀胱颈之间的结缔组织束。此外,间隙中还有丰富的结缔组织与静脉丛。男性膀胱的后方与精囊、输精管壶腹和直肠相邻;女性膀胱的后方与子宫和阴道相邻;男性两侧输精管壶腹之间的区域称输精管壶腹三角,借结缔组织连接直肠壶腹,称直肠膀胱筋膜。膀胱空虚时全部位于盆腔内,充盈时膀胱腹膜返折线可上移至耻骨联合上方,此时,可在耻骨联合上方施行穿刺术,不会伤及腹膜和污染腹膜腔。新生儿膀胱的位置高于成年人,尿道内口在耻骨联合上缘水平。老年人的膀胱位置较低,耻骨前列腺韧带和耻骨膀胱韧带以及脐正中襞与脐外侧襞等结构将膀胱固定于盆腔(pelvic cavity)。这些结构的发育不良是膀胱脱垂(cystoptosis)与女性尿失禁(urinary incontinence)的重要原因。

四、尿道

男性尿道起于尿道内口,止于阴茎头的尿道外口,成人长约 18 cm,分为前列腺部、膜部和海绵体部。女性尿道(female urethra)平均长 3~5 cm,直径约 0.6 cm,较男性尿道短、宽而直,尿道内口约平耻骨联合后面中央或下部,低于男性。其走行向前下方,穿过尿生殖膈,开口于阴道前庭的尿道外口(external orifice of urethra)。尿道内口周围被由平滑肌组成的膀胱括约肌所环绕。穿过尿生殖膈处则被由横纹肌形成的尿道阴道括约肌所环绕。尿道外口位于阴道口的前方、阴蒂的后方 2~2.5 cm 处,为尿道阴道括约肌所环绕。在尿道下端有尿道旁腺(paraurethral gland),也称女性前列腺(female prostate),其导管开口于尿道周围。尿道旁腺发生感染时可形成囊肿,压迫尿道,导致尿路不畅。

五、其他相关器官

(一) 肾上腺

肾上腺(suprarenal gland)为成对的内分泌器官,位于脊柱的两侧,位于肾的上方(图1-7),质软,呈淡黄色,与肾共同包裹于肾筋膜内。左侧肾上腺呈半月形,右侧肾上腺呈三角形,两侧共重约30 g。肾上腺的前面有不太明显的肾上腺门(suprarenal hilum),是血管、神经和淋巴管出入之处。肾上腺表面被结缔组织包裹,肾上腺实质由周边的皮质和中央的髓质两部分构成。

肾上腺皮质分泌盐皮质激素、糖皮质激素和性激素,分别调节体内水盐代谢、碳水化合物代谢和维持第二性征等。肾上腺髓质可分泌肾上腺素和去甲肾上腺素,前者的主要功能是作用于心肌,使心跳加快,心肌收缩力加强;后者的主要作用是使小动脉平滑肌收缩,以维持血压稳定等。

(二) 睾丸

睾丸(testis)位于阴囊内,左右各一,呈微扁的卵圆形,表面光滑,成人睾丸(单侧)重10~15 g。新生儿的睾丸相对较大,青春期前发育较慢,随着性成熟迅速发育,步入老年后睾丸萎缩变小,性功能随之衰退。睾丸是男性产生精子和分泌雄激素的器官(图1-8)。

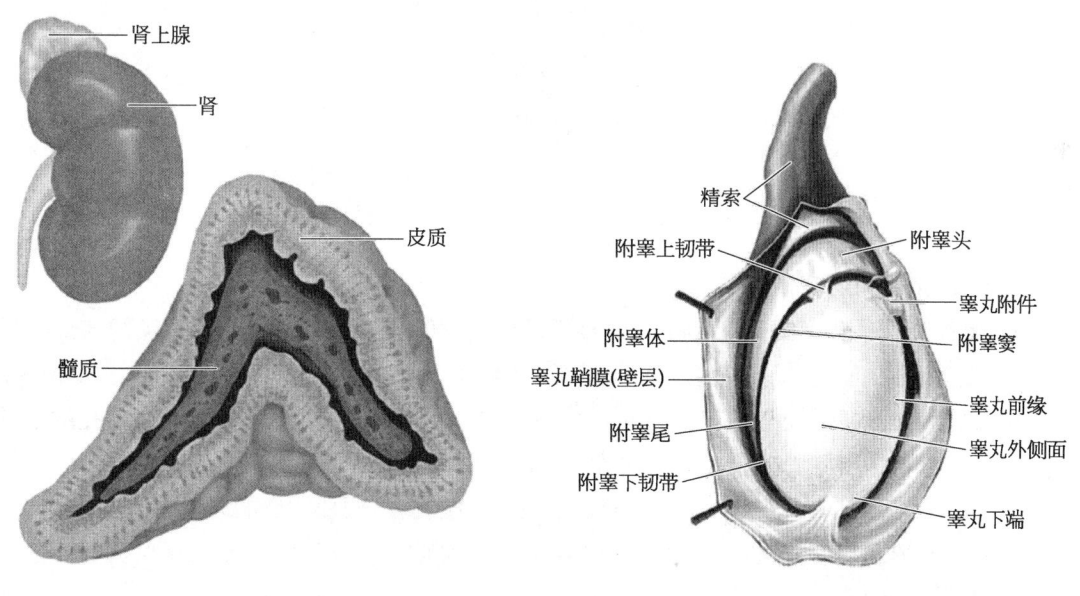

图1-7 肾上腺　　　　图1-8 睾丸及附睾

(三) 附睾

附睾(epididymis)呈新月形,紧贴睾丸的上端和后缘,略偏外侧。上端膨大为附睾头,中部为附睾体,下端为附睾尾(图1-9)。附睾有暂时储存精子的功能,同时分泌附睾液供精子营养,进一步促进精子成熟。

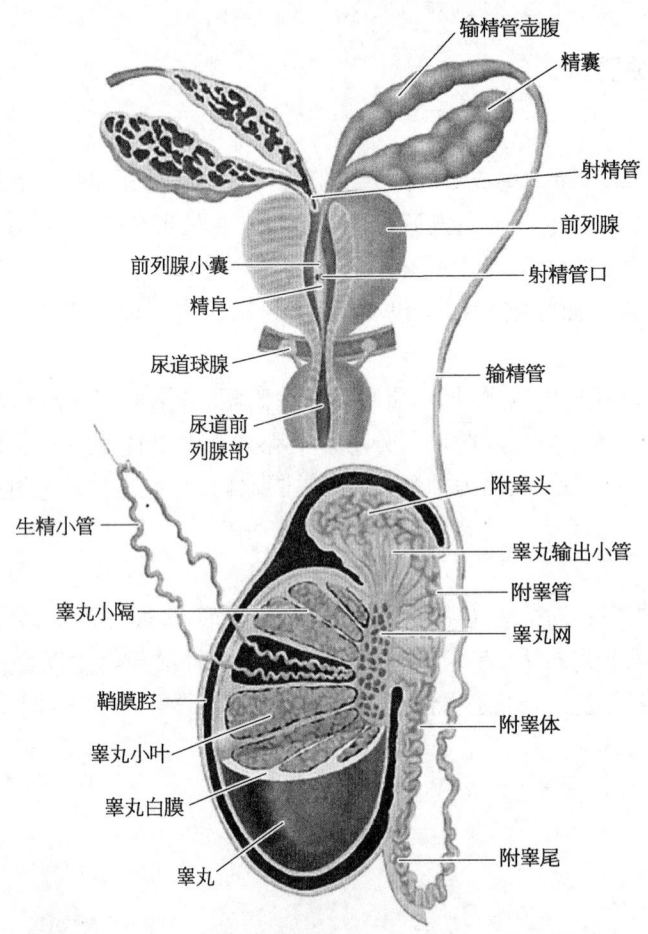

图 1-9　睾丸、附睾的结构及排精路径

(四) 输精管和射精管

1. **输精管**　输精管(ductus deferens)是附睾管的直接延续,长约 50 cm,直径约 3 mm,壁厚,肌层发达官腔细小。输精管起于附睾尾,分睾丸部、精索部、腹股沟管部和盆部。两侧输精管在膀胱底后面汇集,并膨大成输精管壶腹(图 1-10),其中盆部最长,精索部为结扎的最佳部位。输精管末端变细,与精囊的排泄管汇合成射精管。

2. **精索**　精索(spermatic cord)为柔软的圆索状结构,从腹股沟管腹环穿经腹股沟管,出皮下环后延至睾丸上端。精索内主要有输精管、睾丸动脉、蔓状静脉丛、输精管血管、神经、淋巴管和腹膜鞘突的残余等。

3. **射精管**　射精管(ejaculatory duct)由输精管末端与精囊的输出管汇合而成,长约 2 cm,向前下穿前列腺实质,开口于尿道的前列腺部(图 1-11)。

(五) 精囊

精囊(seminal vesicle)又称精囊腺,为长椭圆形的囊状器官,表面凹凸不平,位于膀胱底的后方。精囊分泌液体,参与精液的组成。

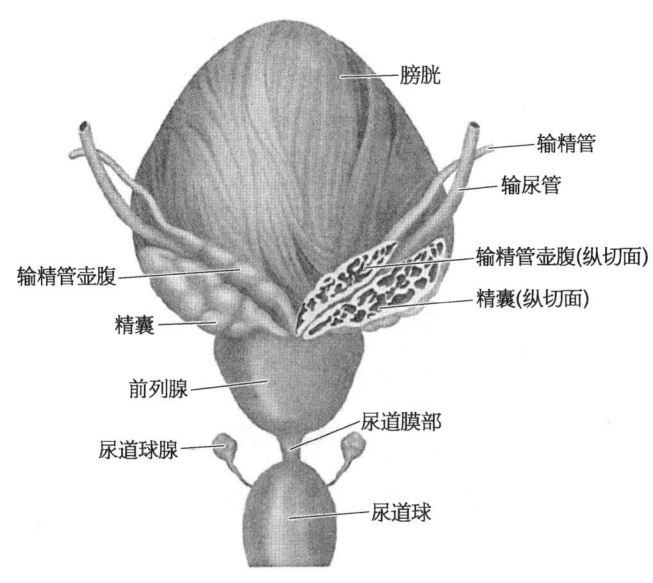

图 1-10　膀胱、前列腺、精囊和尿道球腺

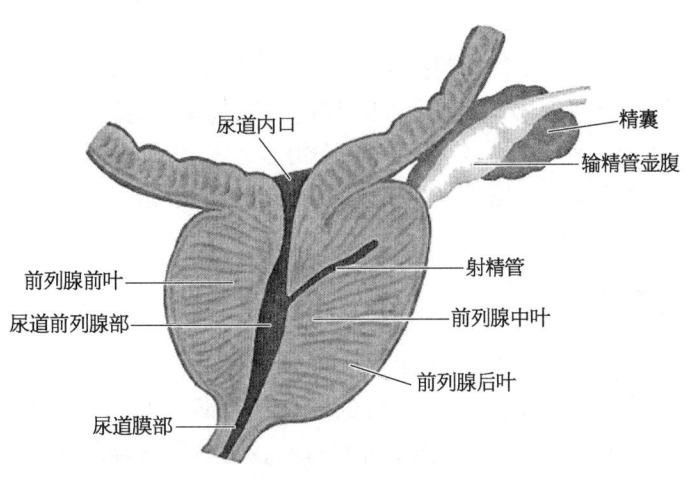

图 1-11　前列腺和射精管

（六）前列腺

前列腺（prostate）是不成对的实质性器官，呈前后稍扁的栗子形，重 8~20 g，上端横径约 4 cm，垂直径约 3 cm，前后径约 2 cm。前列腺的分泌物是精液的主要成分。

男性尿道在前列腺底近前缘处进入，经前列腺实质前部下行，由前列腺尖穿出。在近前列腺底的后缘处，射精管穿入前列腺，斜向前下方，开口于尿道前列腺部后壁的精阜上。前列腺的输出管开口于尿道前列腺部后壁尿道嵴两侧（图 1-11）。

前列腺分前叶、中叶、后叶和两个侧叶，共五叶（图 1-12）。中叶呈楔形，位于尿道前列腺部与射精管之间。左右两侧叶分别位于尿道前列腺部和中叶的两侧，老年人因激素失调，前列腺部增生而引起前列腺肥大，进而压迫尿道，造成排尿困难甚至尿潴留。后叶位于中叶和侧叶的后方，好发前列腺肿瘤。

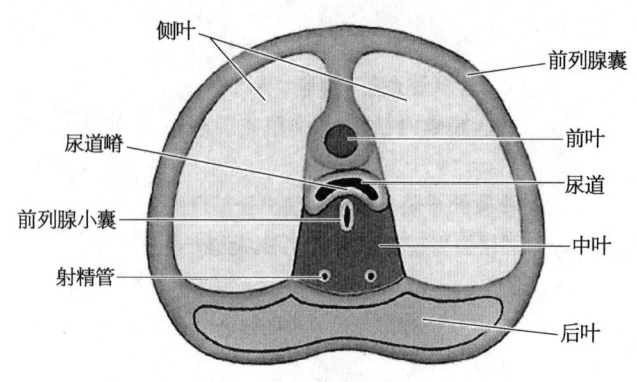

图 1-12　前列腺分叶

小儿前列腺较小,腺组织不明显,性成熟以后组织迅速成长。中年以后逐渐退化,结缔组织增生,常形成老年前列腺增生。

第二节·泌尿系统常见疾病

泌尿系统各器官(肾脏、输尿管、膀胱、尿道)都可发生疾病,并波及整个系统。泌尿系统的疾病既可由身体其他系统病变引起,又可影响其他系统甚至全身。其主要表现在泌尿系统本身,如排尿改变、尿液改变、肿块、疼痛等,但亦可表现在其他方面,如高血压、水肿、贫血等。泌尿系统疾病主要分为泌尿系统梗阻、泌尿系统肿瘤、泌尿系统损伤等几大类,还有其他疾病。

一、泌尿系统梗阻

肾内形成的尿液,经过肾盏、肾盂、输尿管、膀胱和尿道排出体外。尿路通畅和输尿管壁肌肉蠕动功能、膀胱逼尿肌收缩功能及尿道括约肌功能保证了尿液的正常排出。尿路梗阻(obstruction of urinary tract)是由于泌尿系统本身或者周围组织器官的疾病导致尿路不通畅或者尿路肌肉功能异常引起的梗阻近端尿路扩张积水和肾功能损害。

1. 病因

(1) 尿路结石:结石可发生在肾盏、肾盂、输尿管、膀胱和尿道。

(2) 泌尿生殖系统肿瘤:包括肾癌、肾盂癌、输尿管癌、膀胱癌、尿道癌、阴茎癌、前列腺癌等。

(3) 前列腺增生:前列腺病理性增大压迫尿道,使其管腔狭小甚至阻塞,阻碍尿液从膀胱排出。

(4) 先天发育异常:如肾盂输尿管连接部狭窄、输尿管异位开口及输尿管口囊肿等,以及儿童期输尿管口括约肌发育不健全,造成的尿液反流。

(5) 邻近器官病变的压迫或侵犯:结直肠癌、子宫颈癌、卵巢癌、腹膜后纤维化、盆腔脓肿等病变可压迫输尿管、膀胱或尿道造成梗阻。

(6) 创伤或炎症引起的瘢痕狭窄:输尿管炎症后的瘢痕狭窄,尿道发生骑跨伤可继发前尿道狭窄，骨盆骨折尿道膜部断裂可引起后尿道狭窄。

（7）中枢或周围神经受到损害：脑出血、脑梗死、脊髓损伤、脊髓肿瘤、糖尿病等引起的神经病变可引起膀胱神经功能障碍，从而导致肌肉功能障碍，发生尿潴留。

（8）结核：结核可继发肾盏颈口狭窄、输尿管狭窄和膀胱挛缩，造成梗阻。膀胱结核还可破坏输尿管口的抗反流机制，造成尿液反流。

（9）医源性输尿管梗阻：多见于盆腔手术或输尿管镜检查、治疗时意外损伤输尿管、盆腔恶性肿瘤术后放射治疗损伤等，均可引起输尿管管腔狭窄或闭塞。

2. 临床表现　尿路梗阻基本病理改变是梗阻部位以上管路压力增高，尿路扩张积水，若梗阻长时间不解除，将导致肾积水和肾功能损害。

（1）上尿路梗阻时，为克服阻力，增加输尿管收缩力，管壁平滑肌会代偿性增生导致管壁增厚。如梗阻长时间不解除，后期代偿能力下降，平滑肌逐渐萎缩，管壁变薄，蠕动减弱乃至消失，输尿管持续扩张积水。梗阻还可导致肾积水，肾盂、肾盏内尿液压升高，压力经集合管传至肾小管、肾小球；若压力持续增高，可使肾小球滤过压降低，滤过率减少，肾功能下降。但是因为部分尿液通过淋巴、肾盂静脉、肾窦肾小管回流，以及向肾盂周围外渗（图1-13），使肾盂和肾小管的压力增高速度减缓，所以肾内血液循环可以在一段时间内保持正常，肾小球泌尿功能得以暂时维持。如果尿路梗阻长时间不解除，当回流机制无法缓冲持续分泌的尿液时，肾盂内压力将超过阈值，压迫肾小管、肾小球及其附近的血管，造成肾组织缺血、缺氧，肾实质逐渐萎缩变薄，肾盂、肾盏积水逐渐增多，肾实质损伤，肾功能下降。因此，慢性部分性梗阻常可导致巨大肾积水；急性完全性梗阻时，肾盏、肾盂内压力急剧上升，上述回流机制难以缓冲，可导致肾功能快速丧失，尿液停止分泌，而肾盂扩张积水常不明显。

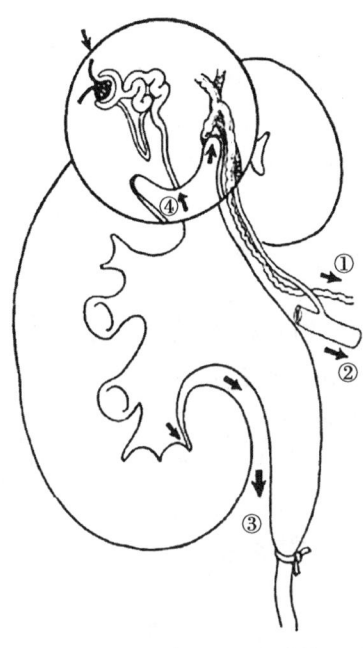

图1-13　输尿管梗阻后尿液的反流
① 淋巴回流；② 肾盂静脉回流；③ 肾窦肾小管回流；④ 向肾盂周围外渗

（2）下尿路梗阻时，如前列腺增生，导致膀胱逼尿肌逐渐代偿增生以克服排尿时的阻力，肌束纵横交错形成小梁。膀胱内压长期增高时，肌束间薄弱部分迫于膀胱内压而向壁外膨出，形成小室或假性憩室。由于逼尿肌退变，顺应性差，出现逼尿肌不稳定收缩，患者有明显尿频、尿急和急迫性尿失禁等症状，可造成输尿管尿液排出阻力增大，引起上尿路扩张积水。如果梗阻长时间未能解除，到了后期，膀胱失去其代偿能力时，逼尿肌萎缩，膀胱壁肌肉萎缩变薄，容积增大，导致膀胱不能完全排空而出现残余尿。随着残余尿量增加，输尿管口括约肌功能被破坏，可出现慢性尿潴留及充溢性尿失禁，尿液可由输尿管反流至肾盂，引起双侧肾积水和肾功能损害。梗阻引起膀胱尿潴留，还可继发感染和结石形成。

（3）尿路梗阻的常见并发症是尿路结石和感染。梗阻后因尿液停滞，肾组织受损，有利于细菌侵入、繁殖和生长，引起感染。梗阻造成尿流停滞与感染，又可促进尿液中无机盐沉积、结晶形成结石。

二、泌尿系统肿瘤

泌尿系统肿瘤是临床常见的恶性肿瘤,近年来发病率持续上升。根据国家癌症中心2019年发布的全国癌症统计数据分析,前列腺癌和膀胱癌已上升至男性肿瘤发病率前十位,分别占男性恶性肿瘤发病的3.35‰和2.88‰。前列腺癌位列男性恶性肿瘤死亡率前十位,占男性恶性肿瘤死亡的2.1‰。以下着重介绍前列腺癌、膀胱癌和肾癌。

(一) 前列腺癌

1. **定义** 前列腺癌(prostate cancer,PCA)是老年男性的常见恶性肿瘤,其发病率有明显的地区和种族差异。全球范围内,欧美国家前列腺癌发病率最高,居男性实体恶性肿瘤首位,在美国前列腺癌发病率高达1.051‰。亚洲前列腺癌发病率远低于欧美,但近年呈上升趋势。根据国家癌症中心2019年发布的全国癌症统计数据,前列腺癌自2008年起成为泌尿系统发病率最高的肿瘤,2009年发病率达到9.92/10万。

2. **病因** 前列腺癌的致病因素目前尚未完全阐明,已经被确认的因素包括种族、遗传、年龄和高动物脂肪饮食。

3. **病理**

(1) 病理分级:推荐使用Gleason分级系统,并与肿瘤的治疗预后相关性最佳。前列腺组织分为主要分级区和次要分级区,各区的Gleason分级为1~5级。Gleason评分为主要及次要肿瘤区分级之和,范围为2~10分。根据Gleason评分的高低将患者分为低危(≤6分)、中危(7分)和高危组(≥8分),评分越高预后越差。

(2) 临床分期:多采用TNM分期系统,该系统是病情评估的有效工具,为治疗方案的选择提供重要依据(表1-1)。

表1-1 前列腺癌TNM分期

T(原发肿瘤)

T_x:原发肿瘤无法评价

T_0:无原发肿瘤证据

T_1:不能被扪及和影像学难以发现的临床隐匿肿瘤

T_{1a}:偶发肿瘤体积小于所切除组织体积的5%

T_{1b}:偶发肿瘤体积大于所切除组织体积的5%

T_{1c}:穿刺活检发现的肿瘤(如由于PSA升高)

T_2:局限于前列腺内的肿瘤

T_{2a}:肿瘤限于单叶的1/2

T_{2b}:肿瘤超过单叶的1/2,但限于该单叶

T_{2c}:肿瘤侵犯两叶

T_3:肿瘤突破前列腺包膜*

T_{3a}:肿瘤侵犯包膜外(单侧或双侧)

续 表

T_{3b}：肿瘤侵犯精囊

T_4：肿瘤固定或侵犯除精囊外的其他邻近组织结构，如尿道外括约肌、直肠、肛提肌和（或）盆壁

N（区域淋巴结）

N_x：区域淋巴结无法评价

N_0：无区域淋巴结转移

N_1：区域淋巴结转移

M（远处转移）**

M_x：远处转移无法评估

M_0：无远处转移

M_1：有远处转移

M_{1a}：有区域淋巴结以外的淋巴结转移

M_{1b}：骨转移

M_{1c}：其他器官组织转移

注：*：侵犯前列腺尖部或前列腺包膜，但未突破包膜的定为 T_2，非 T_3；**：当转移多于一处，为最晚的分期。

4. **临床表现** 前列腺癌患者好发于老年男性。早期前列腺癌多数无明显临床症状，但肿瘤阻塞尿道或侵犯膀胱颈时，可表现为下尿路梗阻症状，如尿频、尿急、尿流缓慢、排尿费力，甚至尿潴留或尿失禁等。

前列腺癌最常见的转移部位是淋巴结和骨骼，其他部位包括肺、肝、脑和肾上腺等。前列腺癌出现骨骼转移时会有骨痛、脊髓压迫症状及病理性骨折等。

5. **诊断** 下列检查有助于确诊。

（1）直肠指检：可发现质地多较正常腺体坚硬的结节。

（2）前列腺特异性抗原（prostate-specific antigen，PSA）检查：PSA 是前列腺癌重要的血清标志物，具有较高的前列腺癌阳性诊断预测率。

（3）经直肠超声检查：可通过超声初步判断肿瘤体积大小，但对前列腺癌诊断特异性较低。

（4）前列腺穿刺活检：是病理确诊前列腺癌最可靠的方法，多在经直肠 B 超的引导下进行。

(二) 膀胱肿瘤

1. **定义** 膀胱肿瘤（tumor of bladder）是泌尿系统最常见的肿瘤，绝大多数来自上皮组织，其中 90% 以上为移行上皮癌。

2. **病因** 膀胱癌的发生是复杂的，既有内在遗传因素，又有外在环境因素。

（1）吸烟：是最重要的致癌因素，约 1/3 膀胱癌与吸烟有关。戒烟后膀胱癌的发病率会有所下降。

（2）长期接触工业化学产品：如从事染料制造、钢生产等行业，以及容易接触橡胶化学、塑料、杀虫剂的工作。

(3) 膀胱慢性感染与异物长期刺激：如膀胱结石、血吸虫感染或长期留置导尿管等，会增加膀胱癌的发生风险。

(4) 遗传：有家族史者，发生膀胱癌的危险性明显增加。

(5) 其他：长期大量服用含非那西汀的镇痛药、食物中含亚硝酸盐，以及盆腔放射治疗等，均可成为膀胱癌的病因。

3. 病理　膀胱癌的病理主要涉及肿瘤的组织学分级、生长方式和浸润深度，其中组织学分级和浸润深度对预后的影响最大。

(1) 组织学分级：目前针对膀胱尿路上皮肿瘤普遍采用 WHO 2004 年的分级法。该分级法调整为乳头状瘤、低度恶性潜能的乳头状移行上皮肿瘤、低级别乳头状移行上皮癌和高级别乳头状移行上皮癌。

(2) 生长方式：分为原位癌（carcinoma in situ，CIS）、乳头状癌及浸润性癌。原位癌局限在黏膜内，无乳头亦无浸润基底膜现象，但与肌层浸润性直接相关。移行上皮癌多为乳头状，高级别者常有浸润。不同生长方式可单独或同时存在。

(3) 临床分期：目前采用的是 2009 年的 TNM 分期标准（表 1-2），是判断预后的最有价值的指标之一。膀胱癌可分为非肌层浸润性膀胱癌（Tis、T_a 和 T_1）和肌层浸润性膀胱癌（T_2 及以上）。原位癌虽然属于非肌层浸润性膀胱癌，但一般分化不良，易向肌层浸润性进展，属于高度恶性肿瘤。

表 1-2　膀胱癌 TNM 分期

T（原发肿瘤）
　T_x：原发肿瘤无法评估
　T_0：无原发肿瘤证据
　T_a：非浸润性乳头状癌
　Tis：原位癌（扁平癌）
　T_1：肿瘤侵及上皮下结缔组织
　T_2：肿瘤侵犯肌层
　　T_{2a}：肿瘤侵犯浅肌层（内 1/2）
　　T_{2b}：肿瘤侵犯深肌层（外 1/2）
　T_3：肿瘤侵犯膀胱周围组织
　　T_{3a}：显微镜下发现肿瘤侵犯膀胱周围组织
　　T_{3b}：肉眼可见肿瘤侵犯膀胱周围组织（膀胱外肿块）
　T_4：肿瘤侵犯以下任一器官或组织，如前列腺、精囊、子宫、阴道、盆壁和腹壁
　　T_{4a}：肿瘤侵犯前列腺、精囊、子宫或阴道
　　T_{4b}：肿瘤侵犯盆壁或腹壁
N（区域淋巴结）
　N_x：区域淋巴结无法评估
　N_0：无区域淋巴结转移

续　表

N_1：真骨盆区（髂内、闭孔、髂外、骶前）单个淋巴结转移

N_2：真骨盆区（髂内、闭孔、髂外、骶前）多个淋巴结转移

N_3：髂总淋巴结转移

M（远处转移）

M_x：远处转移无法评估

M_0：无远处转移

M_1：有远处转移

4. 临床表现

(1) 血尿：是膀胱癌最常见的症状。约85%的患者表现为间歇性、无痛性、全程肉眼血尿，可自行减轻或停止。有时可仅为镜下血尿。

(2) 尿频、尿急、尿痛：多为膀胱癌的晚期表现，常因肿瘤坏死、溃疡或并发感染所致。

(3) 其他：输尿管梗阻时出现腰骶部疼痛、下肢水肿、盆腔包块、尿潴留。晚期症状表现为体重减轻、肾功能不全、腹痛、骨痛。

5. 诊断　中老年出现无痛性肉眼血尿，应首先想到泌尿系统尿路上皮肿瘤的可能，尤以膀胱癌多见。下列检查方法有助于确诊。

(1) 尿液检查：尿常规检查时反复尿沉渣中红细胞计数>5个/高倍镜视野，应警惕膀胱癌可能。在新鲜尿液中易发现脱落的肿瘤细胞，故尿细胞学检查是膀胱癌诊断和术后随诊的主要方法之一。

(2) 影像学检查：超声简便易行，可作为患者的最初筛查。CT和MRI有助于判断肿瘤浸润膀胱壁深度、淋巴结以及内脏转移的情况。放射性核素骨扫描检查可了解有无骨转移。

(3) 膀胱镜检查：膀胱镜下可以直接观察到肿瘤的部位、大小、数目、形态，初步估计浸润程度等，并可对肿瘤和可疑病变进行活检。

(4) 经直肠、经阴道指检和麻醉下腹部双合诊：可了解肿瘤大小、浸润的范围、深度以及与盆壁的关系。常用于术前对于肿瘤浸润范围和深度的评估。

(三) 肾肿瘤

肾肿瘤（renal tumor）是泌尿系统常见的肿瘤之一，多为恶性。临床上常见的肾恶性肿瘤包括肾细胞癌、肾母细胞瘤、尿路上皮来源的肾盂癌、淋巴瘤和转移瘤；良性肿瘤包括血管平滑肌脂肪瘤、肾嗜酸性细胞瘤等。以下介绍最常见的肾细胞癌。

1. 定义　肾细胞癌（renal cell carcinoma，RCC）又称肾腺癌，简称为肾癌，在成人恶性肿瘤中的发病率为2‰~3‰，不同国家或地区的发病率不同。

2. 病因　引起肾癌的病因至今尚未明确，其发病可能与吸烟、肥胖、高血压、饮食、职业接触、遗传因素等有关。

3. 病理　肾癌绝大多数为单发，双侧先后或同时发病者占2%左右。瘤体多数为类圆形的实性肿瘤，大小不等，直径以4~8 cm多见，有假包膜，切面以黄色、黄褐色和棕色为主，其中约20%的病例合并囊性变及钙化。

4. **临床表现** 肾癌高发年龄为 50～70 岁。男女比例为 3∶2。早期常无明显临床症状，其中 60% 的肾癌在健康体检或其他疾病检查时被发现。

(1) 血尿、疼痛和肿块：间歇性、无痛性肉眼血尿为常见症状，表明肿瘤已侵入肾盏、肾盂。疼痛常为腰部钝痛或隐痛；出血形成的血块通过输尿管引起梗阻可发生肾绞痛。肿瘤较大时，在腹部或腰部可被触及。肉眼血尿、腰痛和腹部肿块被称为肾癌的"三联征"。

(2) 副瘤综合征：见于 10%～20% 的肾癌患者，常有发热、高血压、血沉增快等。发热可能是由肿瘤坏死、出血、肿瘤物质吸收入血引起。其他表现有高钙血症、高血糖、红细胞增多症、肝功能异常、贫血、体重减轻、消瘦及恶病质等。

(3) 转移性肿瘤症状：约有 30% 的患者因肿瘤转移出现相应的症状而初次就诊，如持续性咳嗽、咯血、神经麻痹，以及骨等转移部位出现的疼痛等。

5. **诊断**

(1) 超声：无创，价格便宜，可作为肾癌的常规筛查，典型的肾癌常表现为不均质的中低回声实性肿块。

(2) X 线检查：尿路 X 线平片可见肾外形增大，偶见肿瘤散在钙化。

(3) CT：对肾癌的确诊率高，可发现 0.5 cm 以上的病变，同时显示肿瘤部位、大小、有无累及邻近器官等，是目前诊断肾癌最可靠的影像学方法。

(4) MRI：对癌症诊断的准确性与 CT 相仿。

三、泌尿系统损伤

泌尿系统损伤主要是指在力的作用下造成泌尿系统脏器本身解剖结构的破坏，继而引发出系列的临床表现。以男性尿道损伤最多见，肾、膀胱次之。输尿管损伤多见于医源性损伤。泌尿系统损伤大多是胸、腹、腰部或骨盆严重损伤的合并伤。泌尿系统损伤的主要表现为出血和尿外渗。大出血可引起休克，血肿和尿外渗可继发感染，严重时导致脓毒症、周围脓肿、尿瘘或尿道狭窄。

(一) 肾损伤

1. **定义** 肾损伤(renal injuries)大多是严重多发性损伤的一部分。肾损伤的发生率在逐年上升，其原因有交通事故、剧烈的竞技运动、受暴力打击所致等。肾损伤多见于成年男性。

2. **病因** 按损伤病因的不同，可分为开放性损伤、闭合性损伤和医源性损伤。

(1) 开放性损伤：因弹片、枪弹、刀刃等锐器致伤，常伴有胸腹部等其他组织器官损伤。

(2) 闭合性损伤：因直接暴力(如撞击、跌打、挤压、肋骨或横突骨折等)或间接暴力(如对冲伤、突然暴力扭转等)所致。

(3) 医源性损伤：经皮肾穿刺活检、肾造瘘、经皮肾镜激光碎石取石术、体外冲击波碎石等医疗操作有可能造成不同程度的肾损伤。

此外，肾本身有病变(如肾积水、肾肿瘤、肾结核或肾囊性疾病等)时，更易受损伤，有时极轻微的创伤也可造成严重的"自发性"肾破裂。

3. **病理** 肾损伤有多种类型，临床上最多见的是闭合性肾损伤，由于损伤的病因和程度不同，有时多种类型的肾损伤同时存在。现根据其损伤的程度，将闭合性损伤分为以下病理类型。

(1) 肾挫伤：损伤仅局限于部分肾实质，形成肾瘀斑和(或)包膜下血肿，肾包膜及肾盏、肾盂黏膜完整。损伤涉及肾集合系统可有少量血尿。

(2) 肾部分裂伤：肾近包膜部位裂伤伴有肾包膜破裂，可致肾周血肿。若肾近集合系统部位裂伤伴有肾盏、肾盂黏膜破裂，则可有明显血尿。

(3) 肾全层裂伤：肾实质深度裂伤，外及肾包膜，内达肾盏、肾盂黏膜，常引起广泛的肾周血肿、血尿和尿外渗。肾横断或碎裂时，可导致部分肾组织缺血。

(4) 肾蒂血管损伤：比较少见。肾蒂或肾段血管的部分或全部撕裂，可引起大出血、休克。由于此类损伤引起肾急剧移位，肾动脉突然被牵拉，致血管内膜断裂，形成血栓，造成肾功能丧失。

4. 临床表现

(1) 休克：严重肾裂伤、肾蒂血管损伤或合并其他脏器损伤时，因损伤和失血常发生休克，可危及生命。

(2) 血尿：大多有血尿，肾挫伤涉及肾集合系统时可出现镜下血尿或轻度肉眼血尿。肾全层裂伤则呈大量全程肉眼血尿。有时血尿与损伤程度并不一致，血尿时间延长常与继发感染有关。

(3) 疼痛：肾包膜下血肿、肾周围软组织损伤、出血或尿外渗，可引起患侧腰、腹部疼痛。血液和尿液进入腹腔或合并腹内脏器损伤时，会出现全腹疼痛和腹膜刺激症状。血块通过输尿管时易发生肾绞痛。

(4) 腰腹部肿块：血液、尿液进入肾周围组织可使局部肿胀，形成肿块，有明显触痛和肌强直。

(5) 发热：肾损伤所致肾周血肿、尿外渗易继发感染，甚至造成肾周脓肿或化脓性腹膜炎，伴全身中毒症状。

5. 诊断

(1) 病史和体检：任何腹部、背部、下胸部外伤或受对冲力损伤的患者，无论是否有典型的腰腹部疼痛、肿块、血尿等，均要注意有无肾损伤。有时症状与肾损伤的严重程度并不一致。

(2) 化验：尿中含大量红细胞。

(3) 特殊检查

1) 超声：能提示肾损伤的部位和程度，有无包膜下和肾周血肿、尿外渗，其他器官损伤及对侧肾等情况。

2) CT：可清晰显示肾实质裂伤程度、尿外渗和血肿范围，以及判断肾组织有无活力，了解与其他脏器的关系。

3) MRI：诊断肾损伤的作用与 CT 类似，但对血肿的显示比 CT 更具特征性。

(二) 输尿管损伤

1. 定义　输尿管位于腹膜后间隙（图 1-14），周围组织对其有良好的保护，因此外界暴力所致的输尿管损伤（ureteral injuries）很少见，多为医源性损伤。输尿管损伤后易被忽视，多在出现症状时才被发现，往往延误诊治。

2. 病因

(1) 医源性损伤：主要有输尿管腔内器械损伤、输尿管腔外手术损伤和放射性损伤。

(2) 外伤性损伤：多见于枪击伤所致，偶见于锐器刺伤，交通事故和从高处坠落也可引起输尿管撕裂。输尿管外伤性损伤常伴有大血管或腹腔内脏器损伤。

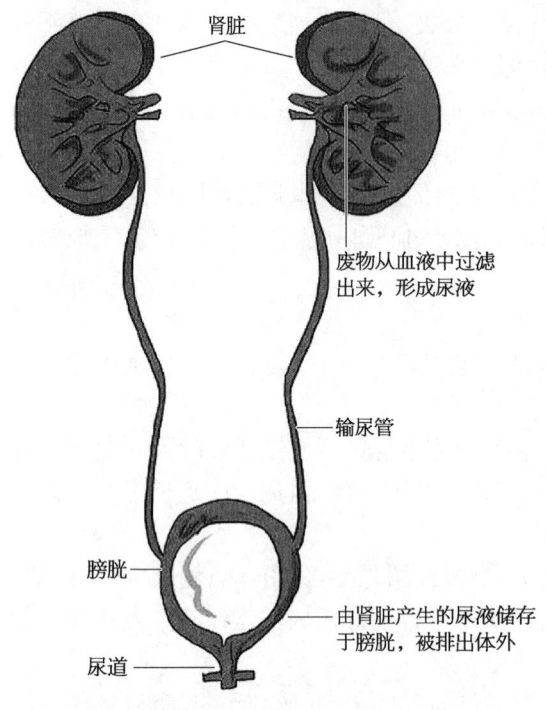

图 1-14 输尿管解剖示意图

3. 病理 依据损伤类型、处理时间不同而异，可有挫伤、穿孔、结扎、钳夹、切断或切开、撕裂、扭曲、外膜剥离后缺血、坏死等。输尿管轻微的挫伤均能自愈，一般不会造成输尿管狭窄。输尿管被切断或管壁裂伤后可出现腹膜后尿外渗或腹膜炎，感染后有脓毒症的危险。输尿管被结扎可致该侧肾积水，若不及早解除梗阻，会造成该侧肾萎缩。双侧均被结扎，则无尿。

4. 临床表现 根据损伤的性质和类型，其临床表现不尽相同，如有其他重要脏器同时损伤，常会掩盖输尿管损伤的症状。

（1）血尿：常见于器械损伤输尿管黏膜，一般血尿会自行缓解和消失。输尿管完全断离者不一定有血尿出现。有时血尿有无或轻重并不与输尿管损伤程度一致。

（2）尿外渗：可发生于损伤时或数日后，尿液由输尿管损伤处渗入腹膜后间隙，引起腰痛、腹痛、腹胀、局部肿胀、肿块及触痛。如腹膜破裂，尿液漏入腹腔，则会产生腹膜刺激症状。一旦继发感染，可出现脓毒症症状，如寒战、高热。

（3）尿瘘：如果尿液与腹壁创口或与阴道、肠道创口相通则形成尿瘘，常经久不愈。

（4）梗阻症状：输尿管被缝扎、结扎后可引起完全性梗阻，因肾盂压力增高，可有患侧腰部胀痛、腰肌紧张、肾区叩痛及发热等。如孤立肾或双侧输尿管被结扎，则可发生无尿。输尿管狭窄者可致不完全梗阻，也会产生腰部胀痛及发热等症状。

5. 诊断 输尿管损伤的早期诊断十分重要，常用的诊断方法如下。

（1）超声：可发现尿外渗和梗阻所致的肾积水。

（2）放射性核素肾显像：可显示伤侧上尿路有无梗阻。

（3）CT：虽不能直接显示输尿管有无损伤，但可显示损伤区域的变化。

（4）注射靛胭脂检查：可选择膀胱镜检查，如输尿管被结扎或裂口较大甚至断裂，则伤侧输尿管口无蓝色尿液喷出。

（5）静脉尿路造影：可显示输尿管损伤处的尿外渗、尿漏或有无梗阻。

（6）逆行肾盂造影：输尿管插管至损伤部位有受阻感，注射造影剂可显示梗阻或造影剂外溢。

（三）膀胱损伤

1. 定义 膀胱空虚时位于骨盆深处，受到周围筋膜、肌肉、骨盆及其他软组织的保护，除贯通伤或骨盆骨折外，一般不易发生膀胱损伤（bladder injuries）。膀胱充盈时其壁紧张而薄，高出耻骨联合，伸展至下腹部，易遭受损伤。

2. 病因

（1）开放性损伤：由弹片、子弹或锐器贯通所致，常合并其他脏器损伤。

(2) 闭合性损伤：当膀胱充盈时，若下腹部遭撞击、挤压极易发生膀胱损伤。

(3) 医源性损伤：见于膀胱镜检查或治疗，如膀胱颈部、前列腺、膀胱癌等切除术有时可能伤及膀胱。

(4) 自发性破裂：有病变的膀胱（如膀胱结核、长期接受放射治疗的膀胱）过度膨胀，发生破裂，称为自发性破裂。

3. 病理

(1) 挫伤：仅伤及膀胱黏膜或浅肌层，膀胱壁未穿透，无尿外渗，但可发生血尿。

(2) 膀胱破裂（bladder rupture）可分为腹膜外型与腹膜内型两类。

1) 腹膜外型：单纯膀胱壁破裂，而腹膜完整，尿液极易外渗入膀胱周围组织及耻骨后间隙，沿骨盆筋膜到盆底，或沿输尿管周围疏松组织蔓延至肾区。大多由膀胱前壁破裂引起，常伴有骨盆骨折。

2) 腹膜内型：膀胱壁破裂伴腹膜破裂，裂口与腹腔相通，尿液流入腹腔，可引起腹膜炎。多见于膀胱后壁和顶部损伤。

4. 临床表现

(1) 休克：骨盆骨折所致剧痛、大出血常发生休克。

(2) 腹痛：腹膜外破裂时，尿外渗及血肿可引起下腹部疼痛、压痛及肌紧张，直肠指检可触及直肠前壁饱满并有触痛。腹膜内破裂时，尿液流入腹腔常引起急性腹膜炎症状。

(3) 排尿困难和血尿：膀胱破裂后，尿液流入腹腔和膀胱周围组织间隙时，患者有尿意，但不能排出尿液或仅能排出少量血尿。

(4) 尿瘘：开放性损伤可有体表伤口漏尿，如与直肠、阴道相通，则经肛门、阴道漏尿。闭合性损伤在尿外渗感染后破溃，可形成尿瘘。

(5) 局部症状：闭合性损伤时，常有体表皮肤肿胀、血肿和瘀斑。

(6) 膀胱壁轻度挫伤仅有下腹部疼痛和少量终末血尿，短期内可自行消失。

5. 诊断

(1) 病史和体检：患者下腹部或骨盆受外来暴力后，出现腹痛、血尿及排尿困难，体检发现耻骨上区压痛，直肠指检触及直肠前壁有饱满感，提示腹膜外膀胱破裂。全腹剧痛，腹肌紧张，压痛及反跳痛，并有移动性浊音，提示腹膜内膀胱破裂。

(2) 导尿试验：导尿管插入膀胱后，如引流出 300 mL 以上的清亮尿液，基本上可排除膀胱破裂；如无尿液导出或仅导出少量血尿，则膀胱破裂的可能性大。

(3) X 线检查：如有骨盆骨折，腹部平片可以显示骨折状况。

(四) 尿道损伤

尿道损伤（urethral injuries）是泌尿系统最常见的损伤，分为开放性、闭合性和医源性损伤三类。开放性损伤多因弹片、锐器伤所致，常伴有阴囊、阴茎或会阴部贯通伤。闭合性损伤为挫伤、撕裂伤。医源性损伤是由尿道腔内器械直接损伤所致。尿道损伤多见于男性。在解剖上男性尿道以尿生殖膈为界，分为前、后两段。前尿道包括球部和阴茎部，后尿道包括前列腺部和膜部。球部和膜部的损伤最为多见。

● 前尿道损伤

1. 定义　男性前尿道损伤多发生于球部，这段尿道固定在会阴部。会阴部骑跨伤时，将尿道挤向耻骨联合下方,引起尿道球部损伤。反复插导尿管、进行膀胱镜尿道检查也可引起前尿道损伤。

2. 病理　根据尿道损伤程度可分为挫伤、裂伤和断裂。尿道挫伤时仅有局部水肿和出血,愈合后一般不发生尿道狭窄。尿道裂伤时尚有部分尿道壁完整,但愈合后往往有瘢痕性尿道狭窄。尿道断裂时,伤处完全离断,断端退缩、分离;血肿较大时,可发生尿潴留,用力排尿则发生尿外渗。

3. 临床表现

(1) 尿道出血:损伤后即有鲜血自尿道外口腹壁浅筋膜滴出或溢出,为前尿道损伤最常见的症状。

(2) 疼痛:局部常有疼痛及压痛,也常见排尿痛,并向阴茎头部及会阴部放射。

(3) 局部血肿:尿道骑跨伤可引起会阴部、阴茎筋膜囊处肿胀、瘀斑及蝶形血肿。

(4) 排尿困难:尿道裂伤或断裂时,可引起排尿困难或尿潴留。因疼痛而致括约肌痉挛也可引起排尿困难。

(5) 尿外渗:尿道裂伤或断裂后,尿液可从裂口处渗入周围组织间隙,如不及时处理或处理不当,可发生广泛皮肤及皮下组织坏死、感染及脓毒症。开放性损伤,则尿液可从皮肤、肠道或阴道伤口处流出,最终形成尿瘘。

4. 诊断

(1) 病史和体检:球部尿道损伤常有会阴部骑跨伤史,医源性尿道损伤多有尿道器械检查或治疗史。根据病史、症状及血肿、尿外渗分布的区域可明确诊断。

(2) 诊断性导尿:可了解尿道的完整性和连续性。如一次导尿成功,则提示尿道损伤不严重。如果导尿管滑脱,第二次再插有失败的可能;如一次插入困难,说明可能有尿道裂伤或断裂伤,不应反复试插,以免加重损伤。

(3) 逆行尿道造影:可显示尿道损伤部位及程度。尿道挫伤无造影剂外溢;如有外溢则提示部分裂伤;如造影剂未进入后尿道而大量外溢,提示尿道有严重裂伤或断裂。

- 后尿道损伤

1. 定义　膜部尿道穿过尿生殖膈,当骨盆骨折时,附着于耻骨下支的尿生殖膈突然移位,产生剪切样暴力,使薄弱的膜部尿道撕裂,甚至在前列腺尖处撕断。

2. 临床表现

(1) 休克:骨盆骨折所致后尿道损伤,一般较严重,常因合并大出血,引起创伤性、失血性休克。

(2) 疼痛:下腹部痛,局部肌紧张,并有压痛。随着病情发展,会出现腹胀及肠鸣音减弱。

(3) 排尿困难:尿道撕裂或断裂后,尿道的连续性被中断或被血块堵塞,常引起排尿困难和尿潴留。

(4) 尿道出血:尿道外口常无流血或仅有少量血液流出。

(5) 尿外渗及血肿:后尿道损伤,尿外渗一般进入到耻骨后间隙和膀胱周围。

3. 诊断

(1) 病史和体检:骨盆挤压伤若出现尿潴留,应考虑有后尿道损伤。直肠指检可触及直肠前方有柔软的血肿并有压痛。若指套染有血液,提示合并直肠损伤。

(2) X线检查:骨盆骨折时,骨盆前后位 X线平片可以显示骨盆骨折的表现。

第三节·泌尿外科专科检查与常见标本留取

泌尿外科专科检查与常规标本的留取规范化在泌尿外科的临床工作中十分重要。专科检查和规范的标本留取可以帮助医生更快、更精准地判断疾病的种类、发展程度,协助诊断和治疗。

一、泌尿外科专科检查

泌尿外科专科检查可以帮助医生做出最正确的诊断。常见的检查有膀胱镜、输尿管镜、静脉肾盂造影、前列腺穿刺、B超等。

(一)膀胱镜检查

1. 定义 膀胱镜检查是泌尿外科的基本检查手段,应用广泛。但检查时应掌握适应证和禁忌证,严格无菌操作,防止并发症。

2. 临床意义

(1) 辅助诊断

1) 通过膀胱镜检查可以观察到膀胱内的情况,检测膀胱黏膜有没有水肿、炎症,膀胱内有无结石及肿瘤。

2) 静脉注入靛胭脂溶液,观察两侧输尿管的排蓝时间,评估两侧肾功能。

3) 经导管向肾盂或输尿管注入12.5%碘化钠造影剂,逆行肾盂造影术可以了解肾、肾盂和输尿管的情况。

(2) 治疗的手段和依据

1) 如膀胱内有出血点或乳头状瘤,可通过膀胱镜用电灼器治疗。

2) 在膀胱镜的辅助下,采用异物钳或活组织钳取出膀胱内小异物和病变组织。

3) 输尿管口狭窄,可通过膀胱镜用剪开器剪开(或用扩张器进行扩张)。

4) 肾盂造影,可以了解肾、肾盂和输尿管的情况。

3. 适应证

(1) 血尿原因及出血部位的确定。

(2) 膀胱肿瘤部位、大小、数目及性质的确定。

(3) 膀胱异物、结石的诊断及取出。

(4) 膀胱病变的活组织检查。

4. 禁忌证

(1) 尿道狭窄。

(2) 膀胱炎。

(3) 膀胱容量<50 mL。

(4) 膀胱内肿瘤过大。

(5) 膀胱内严重出血。

(6) 因骨关节疾病不能给予体位上的配合。

(7) 过度衰弱,凝血功能障碍。

(8) 女性月经期及妊娠 3 个月以上。

5. 检查前准备

(1) 膀胱镜消毒：采用低温等离子灭菌。膀胱镜不能用煮沸法、乙醇（酒精）、0.1% 苯扎溴铵（新洁尔灭）浸泡法进行消毒，以免损坏膀胱镜。

(2) 术者准备：洗手、穿消毒衣、戴灭菌手套。应重视无菌操作原则，以免引起医源性泌尿系统感染等并发症。

(3) 患者准备：排空膀胱，取截石位，外阴部用聚维酮碘（碘伏）消毒。铺消毒洞巾，露出尿道口。

6. 检查步骤

(1) 患者仰卧截石位，两腿妥帖地固定在检查台的支架上。

(2) 术者戴无菌手套，常规消毒会阴部及外生殖器。

(3) 常规铺无菌单，只露出阴茎，女性只露出外阴部。

(4) 使用 5% 利多卡因 20 mL 注入尿道，保留 10 分钟即可达到麻醉目的，必要时可静脉麻醉。

(5) 擦拭膀胱镜及查点各项零件，连接冲洗装置，校验光源。

(6) 先用尿道探子探查尿道有无狭窄或梗阻，然后插入膀胱镜（图 1-15）。

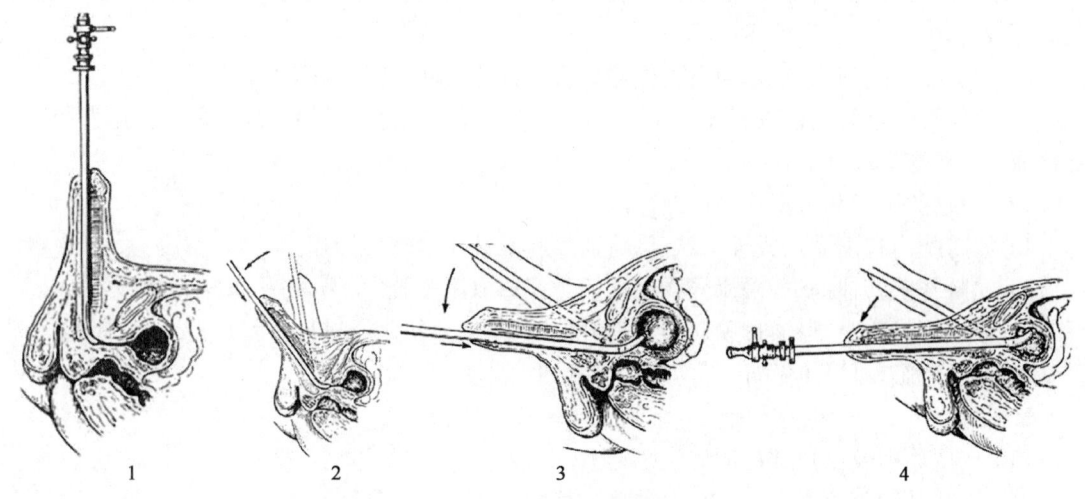

图 1-15 膀胱镜检查步骤

1. 缓慢插入尿道；2. 推至尿道膜部；3. 通过尿道括约肌；4. 进入膀胱

(7) 膀胱镜进入膀胱之后可以自由转动，将镜芯抽出，排出残余尿，测其量。

(8) 滴入无菌盐水，按顺序观察各部位。观察要全面、仔细，手法要轻巧。

(9) 观察完毕后，放空膀胱内盐水，退出检查镜。

(10) 清洗、擦拭膀胱镜及相关零件。

7. 检查后护理

(1) 检查后，在病情允许的情况下，嘱患者多饮水，使尿液稀释，减轻血尿及尿痛的症状。

(2) 注意患者的体温变化，发热患者多见于检查前已有泌尿系统感染，同时检查过程中尿道黏膜的损伤会加重感染风险。因此，需慎防医源性尿路感染，一旦发生，应给予输液、抗炎的对症治疗。

（3）注意排尿有无困难，检查时可能损伤尿道黏膜，使其充血、水肿而影响排尿。

（4）逆行插管的患者，由于造影剂的推注，患者感到腰痛，一般可自行缓解，需做好解释工作和对症支持治疗。

8. 并发症的观察及护理

（1）尿道损伤：多因操作粗暴或是用力不当所致，尿道损伤后，均有不同程度疼痛和尿道出血。尿道挫伤或轻微擦伤引起的少量出血无须特殊处理，一般1～3天便可自愈。出血明显时，可采取体外压迫出血部位来止血。若为尿道黏膜撕裂或尿道穿通伤，应放置导尿管1～2周。若尿道穿通伤并发尿潴留，导尿管插入失败，应采取手术，按尿道损伤的治疗原则进行处理。有尿外渗，甚至形成瘘管时，必须引起高度重视。

（2）出血：应用止血剂治疗，必要时留置三腔导尿管行膀胱冲洗。

（3）感染：应预防性使用抗生素减少感染发生。

（二）静脉肾盂造影

1. 定义　静脉肾盂造影（intravenous pyelography，IVP）是通过有机碘溶液经静脉注射后，经肾小球滤过排入尿道而使肾盏、肾盂、输尿管及膀胱显影的一种方法。可显示尿路的形态，了解肾脏的排泄功能（图1-16）。常用的有机碘分为离子型和非离子型两类，前者可能引起不良反应，使用前应做碘过敏试验，常用药物有泛影葡胺等。后者现已进入临床的药物有碘普罗胺注射液（优维显），基本无副作用，使用前一般不必做过敏试验。

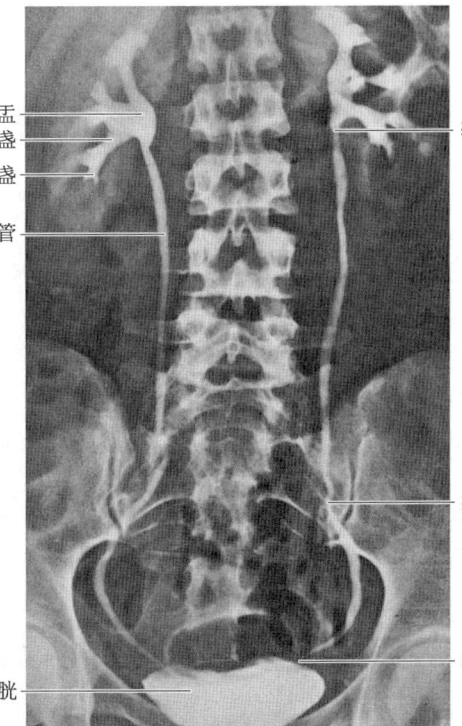

图1-16　静脉肾盂造影

2. 适应证

（1）泌尿道疾病，如结石、炎症、结核、肿瘤、尿路梗阻和先天性畸形等。

（2）原因不明的血尿。

（3）肾外伤和肾手术后。

（4）肾血管性疾病，观察肾脏的显影功能，确定腹膜后肿瘤与肾脏的关系。

（5）其他，如门静脉高压患者，行脾肾静脉吻合术前，需了解对侧肾脏功能者。

3. 禁忌证

（1）肾功能衰竭：可能对肾脏产生毒性，导致肾功能恶化，故肾衰竭患者不宜做此项检查。

（2）碘过敏：碘过敏者，造影前应使用脱敏药物。若碘过敏试验为阴性，需注意仍有过敏反应的可能，造影时应密切观察。

（3）妊娠期妇女：孕妇需严格控制。对生育期妇女的造影检查，应在月经后10天内进行。

（4）多发性骨髓瘤：本病患者做静脉尿路造影时，可能发生尿闭，特别在少尿患者中易并发，故不宜进行此项检查。

4. 检查前准备　检查前晚给予泻药或灌肠清除肠道内粪便和积气。检查前8小时禁水，造成轻度脱水状态便于造影剂聚集，增强观察效果。

5. 检查步骤　常规拍摄腹部仰卧位平片（KUB），准备好腹部压迫带，静脉注射20 mL造影剂，同时腹部加压，注射完后保留静脉通道并开始计时，分别于15、25、35分钟摄片，尤其注意拍摄肾区，解压后马上再拍摄KUB，每次摄片注意让患者憋气，最后可以连续拍摄几张，检查完毕后嘱患者多饮水，并观察有无迟发反应。

6. 检查后护理　造影后嘱患者多饮水，加速排泄，嘱患者进食。观察有无不良反应。不良反应包括以下两类：① 非特异性反应，与造影剂的直接毒性和渗透压有关，表现为恶心、呕吐、发热、心律失常等。② 特异性反应，又称为过敏反应，多认为与碘或其他添加剂有关，包括荨麻疹、瘙痒、咽痛、面部水肿、喉头水肿、支气管痉挛及循环衰竭。预防不良反应的发生，可采取合并使用皮质激素类药物，其具有抗炎、抗毒、抗过敏、抗休克的作用，其中地塞米松是性能较稳定的一种，可产生保护作用和减轻不良反应，是首选药。

（三）逆行尿路造影

1. 定义　通过膀胱镜向一侧或双侧输尿管内插入输尿管导管直到肾盂内，注入造影剂以显示病变的部位。

2. 适应证　当静脉肾盂造影（IVP）显示肾集合系统结构不清或显影欠清晰，不能做出诊断时，可行此检查。

3. 禁忌证

（1）急性下尿路感染、膀胱内大出血及膀胱容量<50 mL者。

（2）尿道狭窄或良性前列腺增生为相对禁忌证。

4. 检查前准备　造影前需进行肠道准备，如口服泻药或行清洁灌肠。

5. 检查步骤　检查开始先行膀胱镜检查，然后向输尿管内插入输尿管导管，拍摄一张尿路平片，观察输尿管导管的位置是否合适，明确位置合适后，向输尿管导管内注入造影剂。一般以注药时患者腰部有酸胀感为度，摄片后应及时读片。

6. 检查后护理 应鼓励患者大量喝水,使造影剂稀释并排出。观察有无不良反应。

(四) 前列腺穿刺活检

1. 定义 在临床上怀疑有前列腺癌的患者,必须经前列腺穿刺活检证实,在没有病理诊断的情况下,一般不予特殊治疗(如手术、放射治疗和激素治疗等)。前列腺癌在早期病变较局限时,发展缓慢,如果此时行前列腺穿刺活检,便可以早诊断、早治疗。

2. 方法

(1) 经直肠前列腺穿刺活检:这是一项较为安全、操作简便、有效的诊断前列腺癌的方法。在局麻下即可进行,大多数人都可耐受检查过程。经直肠穿刺后可能会出现血尿、直肠出血、感染、排尿困难等并发症,尤其要注意的是,经直肠穿刺感染并发症显著高于经会阴穿刺。而且当肿瘤位于前列腺前尖部时,经直肠穿刺的前列腺癌检出率较低。

(2) 经会阴前列腺穿刺活检:其常用的两种方式为扇形穿刺法及模板定位穿刺。经会阴途径的前列腺前尖部肿瘤检出率更高,从而减少了术后切缘阳性的发生。经会阴途径是一种安全、有效的穿刺途径,减少了感染并发症的发生,适合于糖尿病等容易感染的患者以及不适合经直肠穿刺的患者。但经会阴途径也有一些不足之处,如操作时间较长,穿刺前需要充分麻醉,且需要模板等特殊设备。

(3) 靶向穿刺:由于经直肠超声对病灶敏感性相对较低,假阴性率较高,越来越多的医院采用靶向穿刺,基于磁共振引导的靶向穿刺活检有助于提高前列腺癌的检出率。主要有以下3种方法:磁共振引导下的靶向穿刺、磁共振超声融合引导下的靶向穿刺(MRI-US fusion targeted biopsy, MRUS-TB)及认知融合靶向穿刺(cognitive fusion biopsy, CFB)。

磁共振引导下的穿刺活检是患者在磁共振检查过程中,操作者将实时扫描的 T_2WI 结果与预先磁共振扫描的结果进行融合,对可疑病灶进行穿刺,此方法的优点是可以实时观察穿刺针的位置,定位准确。MRUS-TB 融合了磁共振和超声两种影像检查方法的优势,通过相关软件将两种检查图像进行融合,操作者根据融合图像中磁共振提供的可疑病灶,在经直肠超声引导下对病灶进行靶向穿刺,该方法提高了靶向穿刺的准确性。CFB 是先进行磁共振扫描,寻找出可疑病灶,然后由操作者在经直肠超声引导下对可疑病灶进行穿刺。CFB 是安全、有效、不需要特殊设备的穿刺方法。

3. 适应证(穿刺指征)

(1) 直肠指检发现前列腺结节,性质不明。

(2) 血清 PSA 水平高于正常值(如 PSA>4 ng/mL)。

(3) 超声或其他影像学检查发现前列腺占位病变。

(4) 确定前列腺肿瘤组织类型,以便决定治疗方案。

(5) 患者已有转移癌,临床怀疑原发癌在前列腺。

(6) 前列腺癌治疗后,需要评价疗效者。

4. 禁忌证

(1) 急性前列腺炎。

(2) 肛周脓肿。

(3) 凝血功能障碍者。

(4) 糖尿病血糖不稳定期。

(5) 发热期。

(6) 高血压危象。

5. 检查前准备 穿刺前应常规进行肠道准备。肠道准备可采用术前一天硫酸镁分次口服,或术前一天 20:00 和手术日 6:00 开塞露 40 mL 纳肛。建议术前 1~2 天开始口服抗生素,常用的抗生素有甲硝唑、左氧氟沙星等。

6. 体位及操作技术 在直肠超声引导下经直肠前列腺穿刺活检术患者采用左侧卧位(图 1-17A)。在直肠超声引导下经会阴穿刺前列腺活检术采用截石位(图 1-17B)。医生在直肠 B 超引导下用自动穿刺枪穿刺前列腺组织(图 1-18),根据具体病情,常常需要穿刺 8~12 针不等(图 1-19)。

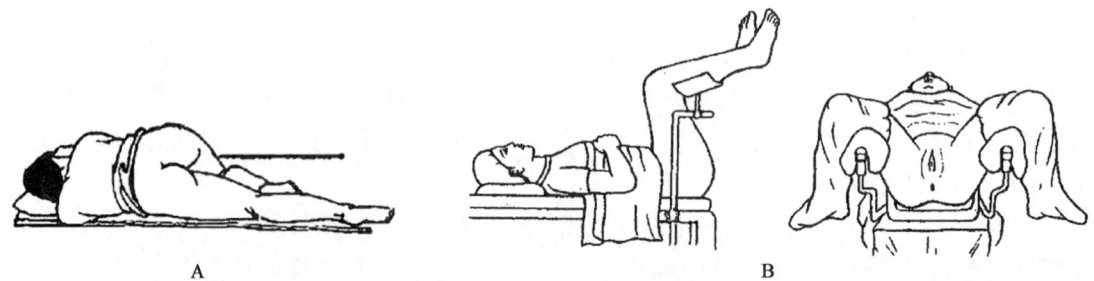

图 1-17 前列腺穿刺活检体位示意图

A. 左侧卧位;B. 截石位

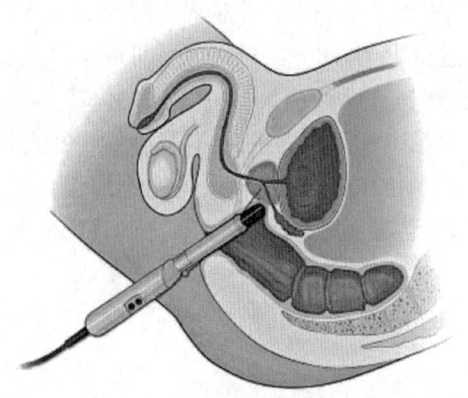

图 1-18 自动穿刺枪穿刺组织

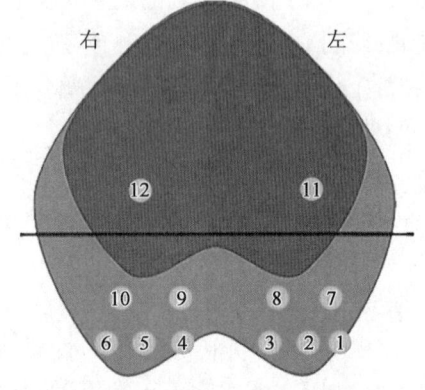

图 1-19 前列腺穿刺部位针数

7. 并发症

(1) 感染:术前清洁灌肠,做好肠道准备可明显减少术后感染。

(2) 出血:可出现轻微血尿或便血。

(3) 误穿膀胱。

(4) 尿潴留:针刺活检后偶因前列腺出血、水肿而至尿潴留。

8. 检查后护理 术后 8 小时内多饮水,继续口服肠道抗生素,观察小便颜色。注意体温变化,一旦出血给予止血治疗,如疼痛剧烈可给予止痛治疗。

(五) 经尿道输尿管镜检

1. 定义 经尿道膀胱镜检是泌尿系统内镜技术上的重要发展,在临床上的广泛应用,改变了长期以来认为输尿管部位难以进行直观检查及输尿管疾患必须行开放手术进行治疗的传统观念。优点是可以直接观察上尿路,诊断和治疗上尿路病变,如梗阻、结石、肿瘤等,使以往只有开放性外科手术才能观察和诊治的一部分泌尿道疾病现在可用内镜进行。亦可减少常用的 X 线检查所造成的放射线损伤。缺点是操作难度大,易造成输尿管损伤。

2. 适应证

(1) 诊断:① 造影时输尿管内出现充盈缺损征,需明确性质者;② 不明原因的输尿管梗阻;③ 输尿管口喷血或找到瘤细胞,而造影未显示病变者。

(2) 治疗:① 上尿路结石,最适于位于中、下段输尿管内的结石;② 肿瘤,输尿管和肾盂内体积较小、分化较好的乳头状移行上皮肿瘤,可做活检、电灼和切除。

3. 禁忌证

(1) 全身出血性疾患。

(2) 前列腺增生。

(3) 病变以下尿路有器质性梗阻。

4. 并发症

(1) 血尿:一般均不严重,可自愈。

(2) 疼痛:不常见,常与操作过程中灌水量多或灌注压过高有关。操作时注意预防,如有发生,给予对症治疗即可。

(3) 发热:多见于检查前即有尿路感染,检查过程中又造成腔内压力过高者。检查前宜控制感染,术中注意低压灌注,及时放液。出现发热时可给予输液及抗生素,注意留置导管的通畅。

(4) 输尿管损伤:损伤部位多在膀胱壁段及输尿管弯曲、狭窄处,可出现黏膜撕裂甚至穿孔。预防方法如下:① 先放导丝再扩张,免得已造成裂伤再放导丝时穿出输尿管壁外,此时检查虽是在导丝引导下进行,实际已穿出输尿管。② 在绝对看清管腔及导丝下前进,防止用力过猛。当看到脂肪颗粒及丝状或网状组织图像时即应暂停送镜,拍摄腹部正位片观察导丝及镜体位置,必要时注入少许造影剂。如果证实已穿孔,宜立即将镜体退至正常管腔内,应放入留置导尿管 7~10 天,给予抗生素预防感染。

(5) 器械折断于尿路腔道内(如导管、异物钳等),国外有发生输尿管肾镜折断于膀胱内的事故。预防方法:① 重复使用塑料材质导管时,不用有裂纹的导管;② 镜腔较细,钳出异物(包括结石)后,需连镜体一并退出,用力外拉钳片容易造成钳片损坏、脱落。一旦发生上述情况,应及时更换功能完好的异物钳,将取出物体钳紧后连同镜体一并退出,再送镜观察,确定无遗留物后留置导尿管。

(六) 超声检查

1. 临床意义 B 型超声系无创检查,作为泌尿、生殖系统疾病的筛查方法广泛应用于诊断、介入治疗和随访,具有重要价值。常规用于肾上腺、肾、膀胱、前列腺、精囊、阴茎和阴囊疾患。由于 B 超不需要造影剂,不影响肾功能,可用于肾功能不全、不宜做排泄性尿路造影或不

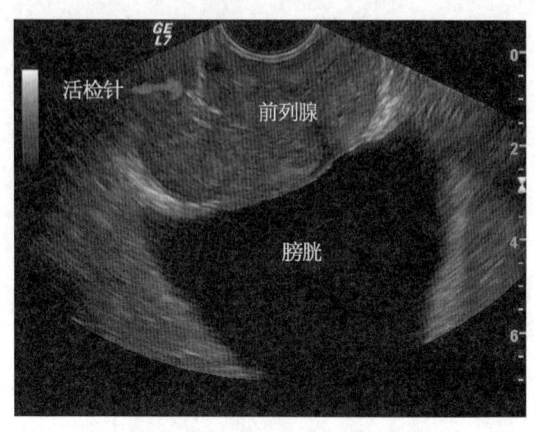

图 1-20 B 超引导下前列腺穿刺

宜接受 X 线照射的患者。

2. 适应证

(1) 彩色多普勒超声仪可确定动、静脉走向,清楚地显示血管内血流情况。

(2) 用于选择肾实质切开部位,诊断睾丸扭转,显示阴茎血管和血流情况,监测肾移植术后移植肾的血液灌注情况等。

(3) 临床应用:对肿块性质的初步诊断,结石和肾积水的诊断,残余尿测定及前列腺体积测量等。

(4) B 型超声引导下可行穿刺、引流及活检等操作(图 1-20)。

3. 检查前准备　肾、输尿管检查前不需要做特殊准备。膀胱检查需要多饮水,使膀胱充盈。经直肠 B 超最好排空直肠段粪便。

(七) 尿路平片

1. 定义　尿路平片(plain film of kidney-ureter-bladder,KUB)是以显示肾脏大小和位置的 X 线摄片。主要用于检查尿路结石,绝大多数尿路结石均可被 X 线显示。

2. 适应证　重复肾、慢性膀胱炎、膀胱颈挛缩、肾及输尿管结石、肾积水、小儿巨大膀胱、巨大输尿管综合征、膀胱肿瘤、肾结核等。

3. 检查前准备　需肠道准备,检查前一天 22:00 开始禁食,并口服泻药 50% 硫酸镁 50 mg(服用硫酸镁后需要大量饮水,至少要饮水 1 500 mL,以促进胃肠排空),检查日早晨禁食至检查完毕。目的是观察肾盂、输尿管、膀胱,了解结石大小、形状、位置等。

4. 注意事项

(1) 检查前禁忌:X 线有一定辐射,需要做好防护和心理准备。治疗诊断要求必须做 X 线检查,应穿戴铅保护用品。应对非照射部位,特别是性腺、甲状腺等对 X 线反应敏感的部位进行防护,穿戴防护用品。

(2) 检查时要求:听从医生安排进行检查。X 线机处于工作状态时,放射室门上的警告指示灯会亮,此时候诊者,一律在防护门外等候,不要在检查室内等候拍片。患者没有特别需要陪护的情况下,家属不要进入检查室内陪同,以减少不必要的辐射。

(八) 其他检查

1. 排泄性和逆行性膀胱、尿道造影　能较清楚地显示膀胱病变(如较大肿瘤、憩室)、输尿管反流及尿道病变(如狭窄、肿瘤、憩室等)。

2. 淋巴造影

(1) 经足背淋巴管注入碘油,显示腹股沟、盆腔、腹膜后淋巴管及淋巴结。

(2) 用于显示膀胱癌、阴茎癌、睾丸肿瘤、前列腺癌的淋巴结转移和淋巴系统梗阻,以及乳糜尿的通路。

3. 精道造影　经输精管穿刺、切开或经尿道镜射精管插管造影。用以显示输精管、精囊及射精管,适用于血精症。

4.计算机断层成像

(1)计算机断层成像(computed tomography,CT)为非侵入性检查。有平扫、增强扫描两种方法。

(2)对泌尿生殖系统实质性和囊性疾病的鉴别诊断、确定肾损伤的范围和程度、恶性肿瘤分期及肾上腺肿瘤等疾病的诊断提供可靠的依据。

(3)准确率很高,分辨率高于B超,已广泛应用于临床。

(4)仍有放射性损害。

5.磁共振成像

(1)磁共振成像(magnetic resonance imaging,MRI)是一种利用生物磁自旋成像技术,通过横断面、冠状面、矢状面的扫描观察图像。

(2)与CT比较,无放射性损害,不需要造影剂,组织分辨率更高。MRI能显示被检查器官组织的结构和功能、血流灌注情况。

(3)空间分辨率和对钙化病灶的分辨率不如CT。

(4)对泌尿生殖系统肿瘤的诊断和分期、囊性疾病内容物性质的鉴别,以及肾上腺肿瘤的诊断,提供较CT更可靠的依据。

6.磁共振血管成像

(1)磁共振血管成像(magnetic resonance angiography,MRA)是一种无创、无放射性损害和无明显肾毒性的血管成像方法,能较好地显示肾动脉,但不能显示血管末梢。

(2)适用于肾动脉瘤、肾动静脉瘘、肾动脉狭窄、肾静脉血栓形成、肾癌分期、肾移植术后血管情况。

7.磁共振尿路成像 磁共振尿路成像(magnetic resonance urography,MRU)是指磁共振泌尿系统水成像,是一种无创性泌尿系统检查方法。该检查是在磁共振下利用尿液中的水来显示整个尿路的情况(图1-21)。MRU可以使整个尿路显影,对泌尿系统积水、狭窄、泌尿道畸形及肿瘤等具有良好的诊断价值。对结石的敏感度不及CT尿路造影检查,但MRU没有创伤及辐射,检查前不需要静脉注射造影剂,安全性高。另外,肾功能不全及造影剂过敏的患者均可以行MRU检查。无须造影剂和插管而显示肾盏、肾盂、输尿管的结构和形态,是了解上尿路梗阻的无创检查。

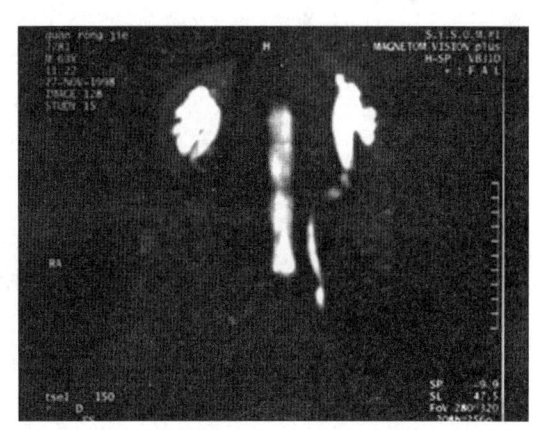

图1-21 MRU
可观察肾盂、输尿管的形态

8.前列腺多参数磁共振成像

(1)临床意义:磁共振成像从20世纪80年代就用来无创评估前列腺及其周围结构。最初只有T_1WI和T_2WI,随着近年来磁共振功能成像的快速发展,多参数磁共振成像已广泛应用于前列腺肿瘤的诊断和治疗后随访等。

(2) 适应证

1) 前列腺肿瘤和肿瘤样病变,了解肿瘤性质、部位和侵犯范围。

2) 前列腺结节增生与前列腺其他占位性病变的鉴别。

(3) 禁忌证

1) 装有心电起搏器者。

2) 使用带金属的各种抢救用具而不能去除者。

3) 术后体内留有金属夹子者。检查部位邻近体内有不能去除的金属植入物。

(4) 方法

1) 平扫

A. 检查体位:患者仰卧在检查床上,取头先进位,人体长轴与床面长轴一致,双手置于身体两旁或胸前。

B. 成像中心:移动床面位置,使十字定位灯的纵横交点对准在脐和耻骨联合连线下1/3处的前列腺中点,即以线圈中心为采集中心,锁定位置,并送至磁场中心。

C. 扫描方法

a. 定位成像:采用快速推荐成像序列,同时做冠状位、矢状位、横断位3个方向的定位图,在定位片上确定扫描基线、扫描方法和扫描范围。

b. 成像范围:包括整个前列腺。

c. 推荐成像序列:自旋回波类序列或快速序列,以前列腺为检查中心常规做横断面、矢状面 T_1WI 和 T_2WI;欲了解前列腺侵犯者可增加 T_2WI 冠状面的检查序列。必要时,可根据病情及磁共振设备条件辅以其他的推荐成像序列。成像野(field of view,FOV):35~40 cm。可根据临床检查要求设定扫描范围及成像野。成像间距:为相应层厚的10%~20%。成像层厚:3~5 mm。矩阵:128×256 或 256×512 等。

2) 增强扫描:是经静脉注射造影药物后再做一次 MR 扫描。

9. 骨扫描

(1) 定义:同位素全身骨扫描是通过放射性核素检测骨组织的代谢异常,所以能在 X 线和 CT 扫描出现异常之前显示某些骨组织病变。此外,骨扫描可辅助其他影像学检查明确临床诊断。

(2) 意义:骨扫描可早期发现骨转移性肿瘤,对已明确为癌症的患者,有助于判断其临床分期,帮助医生采取合理的治疗方式。同时,对于发生骨相关事件的患者可以通过骨扫描明确肿瘤的进展情况,为之后的化疗、姑息性放射治疗提供依据。

(3) 方法:静脉注射 ^{99m}锝-亚甲基二磷酸盐,注射剂量为 740~925 MBq(20~25 mCi),注射2小时后进行骨显像检查,行检查前嘱患者排空膀胱。

(4) 注意事项:在做完骨扫描后会有辐射残留,最好将患者单独隔离几天,在这段时间内避免接触孕妇和儿童,尽量多喝水,在饮食方面多食用水果、蔬菜,保证睡眠的充足。也可以多吃些能吸收辐射的食物(例如海带),避免给其他人带来影响。在1~2年内做一次骨扫描不会对身体造成伤害,通常几天后就可以完全代谢。

10. 尿流动力学检查

(1) 定义:主要依据尿流动力学和电生理学的基本原理和方法,检测尿路各部位压力、流率及生物电活动,了解尿路排尿的功能和机制,以及排尿功能障碍性疾病的病理生理学变化。

(2) 意义:可准确评估排尿障碍,有助于诊断各种排尿障碍性疾病。

(3) 方法:检查前患者保持膀胱充盈状态。当患者往容器中小便时,可测出尿量和膀胱排尿时的尿流率。从患者尿道插入导尿管可测出膀胱内残余的尿量,将一瓶生理盐水及膀胱测压仪和导尿管相连,匀速灌入液体。嘱咐患者一旦出现尿意立即报告,此时可测得膀胱内液体量及膀胱内压,随即液体继续灌入直到患者不能控制,尿液不自主流出为止(图1-22)。

(4) 检查后护理:告知患者检查结束后数小时内可能出现轻微的不适,多喝水,用湿热毛巾敷在尿道口有助于减轻不适。医生会开具医嘱口服抗生素1~2天,预防感染。若出现尿痛、尿频、寒战、发热等感染症状时,应及时就医。

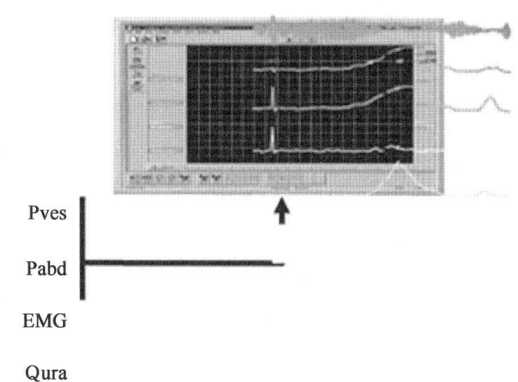

图1-22 尿流动力学

二、泌尿外科常见标本留取

(一) 尿液检查

1. **尿常规检查** 尿常规是最基本的尿液化验。

(1) 分类:尿常规检查可分为以下几项。① 物理检查:颜色、透明度、相对密度检查;② 化学检查:酸碱度、蛋白质含量等;③ 显微镜检查:红细胞、白细胞含量等。

(2) 尿常规检查注意事项:留尿常规可以取晨尿或随机尿,要避免在月经期做尿常规,尿常规一般2小时内送检有效,超过时间尿液就会滋生很多细菌和微生物,蛋白质会分解等影响化验结果的准确性。

2. **24小时尿标本**

(1) 目的:① 适用于各种定量检查;② 做钾、钠、氯、17-羟类固醇、17-酮类固醇检查;③ 肌酐、肌酸、尿糖定量的检测;④ 尿浓缩试验;⑤ 检查结核分枝杆菌。

(2) 留取方法

1) 留尿的时间:晨7:00至次日晨7:00的24小时尿液,留取尿液前应将早上7:00前的尿液排净,以保证检查结果的准确性。

2) 添加甲苯或浓盐酸等防腐剂。

3) 24小时尿标本检查注意事项:正常饮食,正常活动,不要刻意喝太多水,既不能卧床不动也不能剧烈活动。女性患者避开月经的前后3天。

3. **尿三杯实验** 清洗外阴及尿道口后,将最初10~20 mL尿液留于第一杯中,中间尿液30~40 mL留在第二杯中,终末5~10 mL留在第三杯中。

4. **尿液细菌学检查**

(1) 革兰(Gram)染色尿沉渣涂片检查:可初步提供细菌的种类,作为选用药物的参考。

(2) 尿结核菌检查：尿沉渣抗酸染色涂片检查或结核菌培养。检查结核杆菌需收集 24 小时尿，浓缩后抗酸染色，应连续检查 3 天。

(3) 尿细菌培养及菌落计数：尿内菌落计数 10^5/mL 以上提示为尿路感染。

5. 尿细胞学检查

(1) 概述：尿细胞学检查是用显微镜观察尿沉渣各种细胞并评估其意义的方法，主要用于发现泌尿系统的恶性肿瘤。采集的细胞可反映较大范围的病变，如肾盂、输尿管和膀胱的癌细胞均能在尿液细胞学涂片中检出。尿细胞学检查方法简便、无创、特异性高，是泌尿系统肿瘤诊断和术后随访的主要检查方法，有助于肿瘤的早期诊断。

(2) 适应证

1) 无痛性血尿、腹部包块和腰部疼痛等患者。

2) 尤其有吸烟史或肿瘤家族史的血尿患者。

(3) 检查方法

1) 标本采集：最好采集清晨第一次尿液，男性患者可自行排尿，收集中后段尿液。女性患者一般采用导尿管导尿或自行排尿收集中后段尿液。收集的尿液应及时离心，涂片检查必须在尿液排出后 1~2 小时内完成。

2) 检测方法：留取新鲜清晨尿液 30 mL 以上，离心沉淀后立即涂片染色检查，通常连续检查 3 次。

3) 注意事项：① 尽量采用新鲜晨尿，以中段尿为宜。② 女性采集尿液标本应避开经期，防止阴道分泌物混入尿液。③ 使用清洁干燥的容器留取尿液，以医院提供的一次性尿杯和尿试管为好，用于常规检验的尿应留取 10 mL 左右，尽快送检。

(4) 缺点

1) 有一定的误诊率和假阳性率。假阳性病例占报告阳性病例的 1%~3%。误诊原因：① 由于细胞学检查的局限性，只看到单个或一小堆细胞，不能全面观察病变组织结构。② 脱落细胞学诊断难度较大。

2) 细胞学诊断往往不能确定肿瘤的具体部位，如尿液中发现癌细胞时，不能确定病变在肾盂还是膀胱，需结合活检或 X 线检查等方法诊断。

3) 有时不易对癌细胞做出明确的组织分型。

6. 24 小时尿中内分泌物质测定　尿内儿茶酚胺及其代谢产物 3-甲氧基 4-羟基苦杏仁酸（VMA）、醛固酮、17-羟类固醇、17-酮类固醇等的测定对诊断肾上腺疾病有重要意义。

具体方法：早上第一次的小便排净，第二次小便时记下时间，再将此次小便放进尿液收集桶里，直至第二天这个时间，其间的所有尿液全放进同一个收集桶里。然后混合均匀，将标本放置于 2~8℃ 下保存，检测时从中取 100~200 mL 化验。

7. 前列腺按摩后尿液标本留取规范　按摩前列腺的目的是帮助前列腺液的引流，检查前列腺液有无白细胞、结晶、肿瘤细胞等。与普通尿标本的区别就是有无前列腺液，通常见于科研方面取尿。

(1) 容器：50 mL 离心管。

(2) 时间：在前列腺穿刺或前列腺癌根治之前留取，留取前需做前列腺按摩。

(3) 前列腺按摩方法：从前列腺底至尖部，分别从两侧叶的外侧至中线按压前列腺，最后按压前列腺中央沟。按压力度以将前列腺表面下陷0.5～1.0cm为度。重复按压3次。

(4) 标本留取人员：实验室或科室安排人员。

8. FISH尿标本留取

(1) 定义：荧光原位杂交(fluorescence in situ hybridization，FISH)是靠荧光物质标记的核酸探针在细胞核或染色体中显示目的DNA序列的位置，来检测膀胱肿瘤患者尿脱落细胞染色体的改变。FISH检测膀胱移行细胞癌的敏感性与膀胱镜检查相当，而明显高于尿细胞学检查，三者在特异性上无明显差别。FISH对膀胱移行细胞癌的早期诊断和术后监测有重要意义。

(2) 方法

1) 一次性留尿：嘱患者22:00排空膀胱后不再饮水，直至次日晨6:00，一次性排出所有尿液留置于干净玻璃瓶中，1小时内送检。

2) 分次留尿：嘱患者22:00排空膀胱后不再饮水，22:00后每次排尿留置于有盖的干净玻璃瓶中，放置于0～4℃冰箱里，次日6:00排完最后一次尿液，1小时内送检。

3) 膀胱冲洗留尿。

(二) 肾功能检测

1. 尿比重测定 这是最基本的肾功能测定方法，但不够精确。主要反映肾脏的浓缩功能和排泄废物功能。

2. 血肌酐和尿素氮测定 正常肾组织不少于双侧肾总量的1/3，血肌酐值仍保持正常水平。尿素氮受分解代谢、饮食、消化道出血等多种因素影响，不如血肌酐准确。

3. 内生肌酐清除率 血肌酐由肾小球滤过。内生肌酐清除率(Ccr)是判断肾小球滤过功能损害的敏感指标，一般在肾功能试验之前检查。

4. 酚红排泄试验 在特定时间内，尿中酚红的排泄量反映肾小管的排泄功能。

(三) 前列腺液检查

(1) 用前列腺按摩法留取前列腺液。

(2) 正常前列腺液为稀薄乳白色液体，涂片镜检可见多量的卵磷脂小体，白细胞数不超过10个/高倍视野，偶见精子。

(3) 前列腺炎时，白细胞或脓细胞超过10个/高倍视野，卵磷脂小体减少。前列腺液亦可做细菌培养。急性前列腺炎或疑有前列腺癌时，不宜做前列腺按摩。

(四) PSA检查

1. 定义 前列腺特异性抗原(prostate specific antigen，PSA)是由前列腺产生的一种糖蛋白，一般很少进入血液循环，只有前列腺组织结构发生紊乱时，如前列腺增生的细胞增大压挤或前列腺癌的癌细胞破坏，即可使PSA由前列腺腺泡通过毛细血管进入血液循环内。测定血中PSA值可反映出前列腺本身的改变。正常值为0～4.0 ng/mL。血清水平＞10 ng/mL时考虑前列腺癌。

2. 注意事项 肛门检查时手指挤压前列腺，使血中PSA值升高，最好在医生检查一周后再测血清PSA。其他检查(如前列腺穿刺活体组织检查、经直肠前列腺超声检查、膀胱镜检查)和因前列腺增生所致的急性尿潴留等都可以使PSA值升高。有些药物(如非那雄胺片、盐酸特拉唑嗪片等)可使PSA值降低，应停药后再做检查。

(五) 精液检查

(1) 体外排精收集标本。检查前5天内没有排精,精液标本应立即送检或保存在体温下半小时内送检。

(2) 了解男性生育能力或输精管结扎术后效果的重要依据。

(3) 常规精液检查包括精液的量、颜色、pH、黏稠度、精子状况及精浆生化测定。

以上就是泌尿外科常见的专科检查和标本留取方法及意义。早发现、早诊断、早治疗对提高泌尿外科疾病治愈率,加速患者康复,有极大的作用。

第四节 · 泌尿系统围手术期护理

一、概述

围手术期(perioperative period)是指从确定手术治疗时起,至与这次手术有关的治疗基本结束为止的一段时间,包括手术前、手术中、手术后3个阶段。

围手术期护理(perioperative period nursing)是指在围手术期为患者提供全程、整体的护理。旨在加强术前至术后整个治疗期间患者的身心护理,通过全面评估,充分做好术前准备,采取有效措施维护机体功能,提高手术安全性,减少术后并发症,促进患者康复。围手术期护理包括3个阶段,每个阶段护理工作重点不同。① 手术前:系统评估患者各器官功能和心理状况,发现潜在的危险因素,充分做好准备。② 手术中:主要是由手术室护士完成,包括手术环境的准备、手术中患者的护理和麻醉患者的护理。③ 手术后:解除患者术后不适,防治并发症,促进患者早日康复。

二、手术前患者的护理

手术前要充分评估患者的情况,不仅要关注疾病本身,还要详细了解患者的全身情况,评估是否存在增加手术风险的因素,包括可能影响整个病程的潜在因素,如循环、呼吸、消化、泌尿、内分泌、血液、免疫等系统的功能以及营养、心理状态等。因此,需详细询问病史,进行全面的体格检查,了解各项辅助检查结果,以准确估计患者的手术耐受力,及时发现问题,在术前予以纠正,术后加以防治。

(一) 护理评估

1. 健康史　重点了解与本次疾病有关或可能影响患者手术耐受力及预后的病史。

(1) 一般情况:性别、年龄、职业、生活习惯、烟酒嗜好等。

(2) 现病史:自患病以来,健康问题的发生、发展及应对过程。

(3) 既往史:各系统伴随疾病、过敏史、外伤手术史等。

(4) 用药史:抗凝药、抗生素、镇静药、降压药、利尿药、皮质激素、甾类化合物(类固醇)等的使用情况及不良反应。

(5) 家族史:家庭成员有无同类疾病、遗传病史等。

2. 身体状况

(1) 症状与体征:评估疼痛的部位、性质与程度,排尿次数、时间、每次尿量、饮水量,有无血尿、膀胱刺激症状,是否有尿失禁等症状。评估有无消瘦、贫血等营养不良的表现,重要脏器功能状况等。

(2) 辅助检查:了解实验室各项检查结果,如血、尿、大便三大常规和血生化检查结果,了解 X 线、超声、CT、MRI 等影像学,以及心电图、内镜检查和特殊检查结果。

3. 心理、社会状况

(1) 建立良好的护患关系:了解患者病情及需要,给予解释和安慰。通过适当的沟通技巧,取得患者信任,对待患者应礼貌、温和,尊重患者的权利和人格,为患者营造一个安全舒适的术前环境。

(2) 心理支持和疏导:鼓励患者表达感受,帮助患者宣泄恐惧、焦虑等不良情绪。耐心解释手术的必要性,介绍医院技术水平及手术成功病例,增强患者对治疗成功的信心,动员家庭及社会支持系统参与治疗过程,使其感受到被关心和重视。

(3) 认知干预:帮助患者正确认识病情,指导患者提高认知和应对能力,积极配合治疗和护理。

(4) 健康教育:帮助患者认识疾病,了解手术相关知识,掌握康复技巧,增强健康理念。

(二) 护理措施

1. 一般准备与护理

(1) 饮食和休息:加强饮食指导,根据个体差异鼓励摄入营养丰富、易消化的食物。消除引起不良睡眠的诱因,创造安静、舒适的环境,告知放松技巧,促进患者睡眠。

(2) 适应性训练:指导患者床上使用便盆,以适应术后床上排尿和排便;教会患者自行调整卧位和床上翻身,以适应术后体位的变化;部分患者还应指导其进行术中体位训练。

(3) 血型鉴定及交叉配血:术前遵医嘱做好血型鉴定和交叉配血试验,备好一定数量的浓缩红细胞或血浆。

(4) 术前检查:遵医嘱协助患者完成术前各项心、肺、肝、肾功能及凝血时间、凝血酶原时间、血小板计数等检查。

(5) 预防感染:术前应及时处理已知感染灶,避免与其他感染者接触,严格遵循无菌技术原则,遵医嘱合理应用抗生素。

(6) 呼吸道准备:① 肺功能检查,包括肺活量、用力肺活量、第一秒用力呼气量等。② 深呼吸运动。对腹部手术者,指导其进行胸式呼吸训练,胸式呼吸是肋骨上下运动及胸部微微扩张,具体做法是先用鼻深吸气,使胸部隆起,略微停顿,然后由口呼气。③ 有效咳嗽。指导患者取坐位或半坐卧位,咳嗽时将双手交叉,手掌根部放在切口两侧,向切口方向按压,以保护伤口,先轻轻咳嗽几次,使痰松动,然后再深吸气后用力咳嗽,排出痰液。对于痰液黏稠患者,可采用雾化吸入,或服用药物使痰液稀薄,利于咳出。④ 控制感染。已有呼吸道感染者,术前给予有效治疗。

(7) 胃肠道准备:手术前禁食 4 小时,禁饮 2 小时,以防麻醉或术中呕吐引起窒息或吸入性肺炎;一般术前 1 日口服缓泻药或使用开塞露纳肛。

1) 复方聚乙二醇电解质散:聚乙二醇电解质散进入肠道后,使肠道内容物的水分不被结肠过分吸收,从而起到润滑肠道、软化粪便的作用,使肠道内容物体积增加。大剂量使用可以起到冲刷、灌洗肠道的作用。并且使用时,本品与胃肠道黏膜之间水、电解质的净交换基本为零,因而可以保持排便或肠道清洁前后机体的水电解质平衡。

服用方法:手术前一天晚上取2袋复方聚乙二醇电解质散,将其和2 000 mL温水充分混合,首次服用剂量为1 000 mL,而后每间隔15分钟服用250 mL,2小时内服完。

不良反应:腹胀、恶心和呕吐等消化道症状,过敏性反应、吸入性肺炎、贲门撕裂、胰腺炎、结肠炎、心律失常、加重抗利尿激素释放综合征。

2) 硫酸镁:硫酸镁是我国传统的肠道准备清洁剂,其优点为服用的水量少,患者依从性好、价格便宜。高渗的硫酸镁溶液将水分从肠道组织吸收到肠腔中,刺激肠蠕动而排空肠内容物。

服用方法:手术前一天晚上,硫酸镁50 g加清水100 mL稀释后一次性服用,同时饮水约2 000 mL,大多数患者可以完成充分的肠道准备。建议患者在大便呈清水样便时,不再继续饮水。

不良反应:浓度过高时有导致脱水的风险。由于镁盐有引起肠黏膜炎症、溃疡的风险,以及造成黏膜形态改变的可能性,不推荐在炎症性肠病或者可疑炎症性肠病的患者中使用。第4、5期的慢性肾脏疾病患者,镁离子在体内聚集,有发生高镁血症的风险,也不宜使用。

3) 开塞露:常见的开塞露有两种制剂,一种是甘油制剂,另一种是甘露醇、硫酸镁制剂。两种制剂成分不同,但原理基本一样,都是利用甘油或山梨醇的高浓度,即高渗作用,软化大便,刺激肠壁,反射性地引起排便反应,再加上其具有润滑作用,能使大便容易排出。

(8) 手术区皮肤准备

1) 洗浴:术前1天下午或晚上,清洁皮肤。

2) 备皮范围:上腹部手术上至乳头,下至耻骨联合,两侧至腋中线;下腹部手术上至剑突,下至大腿上1/3,两侧至腋中线;腹股沟区及阴囊部手术:上至脐平线,下至大腿上1/3,两侧至腋中线;肾脏手术前后过腋中线,上至腋窝,下至腹股沟;所有腹腔镜手术需清洁脐孔。

(9) 术日晨护理

1) 认真检查、确定各项准备工作的落实情况。

2) 体温升高或女性患者月经来潮时,应延迟手术。

3) 进入手术室前,指导患者排尽尿液;预计手术时间将持续4小时以上及接受下腹部或盆腔内手术者,遵医嘱留置导尿管。

4) 胃肠道及上腹部手术者,留置胃管。

5) 遵医嘱予以术前用药。

6) 拭去指甲油、口红等化妆品,取下活动性义齿、眼镜、发夹、手表、首饰和其他贵重物品。

7) 备好手术需要的病历、影像学资料(X线、CT等)、特殊用药或物品等,随患者带入手术室。

8) 与手术室接诊人员仔细核对患者、手术部位及名称等,做好交接。

2. 特殊准备与护理

(1) 营养不良:生化检查血清白蛋白<30 g/L、血清转铁蛋白<15 mg/L、体重1个月内下降>5%者,存在营养不良。术前尽可能行肠内或肠外营养支持,以利于术后组织修复和创口愈合,提高机体抵抗力。

(2) 高血压：血压在 160/100 mmHg 以下者可不做特殊准备。若血压高于 180/100 mmHg，术前应选用合适的降压药物，使血压稳定在一定的水平，但不要求降至正常后才做手术。若原有高血压病史，在进入手术室时血压急骤升高者，应及时告知手术医生和麻醉师，根据病情和手术性质决定实施或延期手术。

(3) 肝疾病：手术创伤和麻醉都将加重肝脏负荷。术前做各项肝功能检查，了解患者术前肝功能情况。肝功能轻度损害者一般不影响手术耐受力；肝功能损害严重或濒于失代偿者，如有营养不良、腹水、黄疸等，或急性肝炎者，手术耐受力明显减弱，除急症抢救外，一般不宜手术。

(4) 肾疾病：麻醉、手术创伤等都会加重肾负担。术前完善各项肾功能检查，了解患者术前肾功能情况。

(5) 糖尿病：糖尿病患者易发生感染，术前应积极控制血糖及相关并发症（如心血管和肾病变）。术前空腹血糖应控制在 6.1～7.2 mmol/L 范围内，最高不应超过 11.1 mmol/L。

(6) 凝血功能障碍：患者凝血功能障碍可能引起术中出血或术后血栓形成。除常规检查凝血功能外，还需询问患者及家属有无出血或血栓栓塞史，是否有出血倾向的表现，是否服用抗凝药物。如确定有凝血功能障碍，应遵医嘱做相应的处理，如输注血小板或使用抗凝药物。对于使用抗凝药物者，应注意：① 监测凝血功能；② 术前 7 日停用阿司匹林，术前 2～3 日停用非甾体药物（如布洛芬），术前 10 日停用抗血小板药物（如噻氯匹定和氯吡格雷）；③ 术前使用华法林抗凝者，术前 4～7 日停用华法林，但是血栓风险高危患者在此期间应继续使用肝素；④ 择期手术患者在手术前 12 小时内不使用大剂量低分子肝素，4 小时内不使用大剂量普通肝素。

3. 健康教育　针对不同疾病及不同手术方式，确定具体内容，一般包括以下几点。
(1) 告知患者疾病相关的知识，使之理解手术的必要性。
(2) 告知麻醉手术的相关知识，使之掌握术前准备的具体内容。
(3) 术前加强营养，注意休息和活动，提高抗感染能力。
(4) 注意保暖，预防上呼吸道感染。
(5) 戒烟，早晚刷牙，饭后漱口，保持口腔卫生。
(6) 指导患者进行术前适应性锻炼，包括呼吸功能锻炼、床上活动、床上使用便盆等。

三、手术后患者的护理

手术损伤可导致患者防御能力下降，术后伤口疼痛、禁食及应激反应等均可加重患者的生理、心理负担，不仅可能影响创伤愈合和康复过程，而且可能导致多种并发症的发生。手术后的护理重点是防治并发症，减少痛苦与不适，尽快恢复生理功能，促进康复。

(一) 护理评估
(1) 了解手术方式和麻醉类型，手术时长与过程，术中出血、输血、补液量及留置引流管等情况，以判断手术创伤大小及对机体的影响。
(2) 一般状况：评估患者的体温、脉搏、呼吸、血压，同时观察意识状态。
(3) 伤口状况：了解伤口部位及敷料包扎情况，有无渗血、渗液。
(4) 引流管状况：了解引流管种类、数量、位置及作用，引流是否通畅，引流液的颜色、性状和量等。

(5) 肢体情况：了解术后肢体感知觉恢复情况及四肢活动度，全身皮肤情况。

(6) 出入液量：评估术后患者尿量、各种引流液量、失血量，以及术后补液量及种类等。

(7) 营养状态：评估术后患者每日摄入营养素的种类、量和途径，了解术后体重变化。

(8) 了解患者主诉：了解有无伤口疼痛或术后活动性疼痛、恶心、呕吐、腹胀、呃逆等不适主诉，并评估其程度。

(9) 术后并发症：评估有无术后出血、感染、伤口裂开、深静脉血栓形成等并发症及危险因素。

(10) 关注各类检查结果：了解血常规、尿常规、生化检查、血气分析等实验室检查结果，尤其注意尿比重、血清电解质、血清白蛋白及转铁蛋白的变化。

(二) 护理措施

1. 一般护理

(1) 安置患者：与麻醉师和手术室护士做好床旁交接；搬运患者时动作轻稳，注意保护头部、手术部位、各引流管和输液管道；正确连接并固定各引流装置；检查输液是否通畅；遵医嘱给予吸氧；注意保暖，但避免贴身放置热水袋，以免烫伤。

(2) 体位：根据麻醉类型及手术方式安置患者体位。

(3) 病情观察：① 生命体征及意识：一般手术当日每小时测量1次脉搏、呼吸、血压，监测6～8小时直至生命体征平稳。对全麻及危重患者，必须密切观察，每15～30分钟测量1次脉搏、呼吸和血压，以及观察瞳孔、神志等，直至病情稳定，随后可改为每小时测量1次或遵医嘱定时测量，并做好记录。② 中心静脉压：如果手术中有大量血液、体液丢失，在术后早期应监测中心静脉压。③ 出入液量：术后继续详细记录24小时出入液量，观察并记录每小时尿量。④ 其他：特殊监测项目需根据原发病及手术情况而定。

(4) 静脉补液：术后输液的量、成分和输注速度，取决于手术的方式、器官功能状态和疾病严重程度。必要时遵医嘱输注血浆、浓缩红细胞等，以维持有效循环血量。

(5) 饮食指导：① 非腹部手术：视手术大小、麻醉方法及患者的全身反应而定。体表或肢体的手术，全身反应较轻者，术后即可进食；手术范围较大，全身反应明显者，待反应消失后方可进食。局部麻醉者，若无任何不适，术后即可进食。椎管内麻醉者，若无恶心、呕吐，术后3～6小时可进食；全身麻醉者，应待麻醉清醒，无恶心、呕吐后方可进食。一般先给予流质，以后逐步过渡到半流质或普食。② 腹部手术后一般需禁食24～48小时，待肠蠕动恢复、肛门排气后开始进食少量流质，逐步递增。术后留置鼻空肠管者，可在术后第2日由此管输注肠内营养液。

(6) 休息与活动：早期活动有利于增加肺活量、减少肺部并发症、改善血液循环、促进伤口愈合、预防深静脉血栓形成、促进肠蠕动恢复及减少尿潴留的发生。原则上应早期床上活动，争取在短期内下床活动。麻醉清醒后即可鼓励患者在床上做深呼吸、间歇翻身、四肢主动与被动活动等。活动时，固定好各导管，防坠床或跌倒，并予以协助。有特殊制动要求、休克、心力衰竭、严重感染、出血及极度衰弱的手术患者，则不宜早期活动。

(7) 引流管护理：区分各引流管放置的部位和作用，做好标记，妥善固定。保持引流通畅，若引流液黏稠，可通过负压吸引防止管道堵塞；术后经常检查引流管有无脱出、扭曲、压迫或堵塞。观察并记录引流液的量、性状和颜色,如有异常及时通知医生。

(8) 伤口护理:① 观察伤口有无渗血、渗液,伤口及周围皮肤有无红、肿、热、痛,以及伤口愈合情况,及时发现伤口感染、伤口开裂等异常。保持伤口敷料清洁干燥,注意观察术后伤口包扎是否限制胸、腹部呼吸运动或指(趾)端血液循环。② 缝线拆除时间:根据切口部位、局部血液供应情况和患者年龄、营养状况而定。下腹部、会阴部缝线为术后6～7日拆除。青少年患者拆线时间可以适当缩短,年老、营养不良者拆线时间适当延迟,切口较长者先间隔拆线,1～2日后再将剩余缝线拆除。用可吸收缝线行美容缝合者可不拆线。

(9) 其他护理:做好口腔、会阴、皮肤等基础护理,保持口腔、会阴部及全身皮肤的清洁,预防感染。

2. 护理诊断

(1) 疼痛

1) 原因:麻醉作用消失后,患者开始感觉切口疼痛,在术后24小时内最剧烈,2～3日后逐渐减轻。另外,患者术后咳嗽、深呼吸、下床行走和关节功能锻炼时均可引起术后活动性疼痛,剧烈疼痛可影响各器官的正常生理功能和患者休息。

2) 护理:尽可能满足患者对舒适的需要,如协助变换体位,减少压迫等;指导患者正确运用非药物镇痛方法,减轻机体对疼痛的敏感性,如分散注意力等;手术后1～2日内,可持续使用患者自控镇痛泵进行止痛。遵医嘱给予镇静、镇痛药,如地西泮、哌替啶等;在指导患者开展功能活动前,一方面告知其早期活动的重要性,取得配合,另一方面还要根据患者的身体状况开展功能活动,若患者因疼痛无法完成某项功能活动时,应及时调整活动时间或方式并采取镇痛措施。

(2) 发热

1) 原因:无菌手术后可能出现术后吸收热,一般在37.5～38.5℃之间波动,主要是无菌性抗原抗体复合物以及手术应激导致下丘脑体温调节中枢调定点上移而导致的发热。术后24小时内的体温过高(>39℃),常为代谢性或内分泌异常、低血压、肺不张或输血反应等。术后3～6日的发热或体温降至正常后再度发热,应警惕继发感染的可能,如手术切口、肺部及尿路感染等。如果发热持续不退,要密切注意是否因其他并发症所引起,如体腔内术后残余脓肿等。

2) 护理:监测体温及伴随症状;及时检查切口部位有无红、肿、热、痛或波动感;遵医嘱应用退热药物或(和)物理降温;结合病史进行胸部X线、超声、CT、切口分泌物涂片和培养、血培养、尿液检查等,寻找病因并针对性治疗。

(3) 恶心、呕吐

1) 原因:最常见的原因是麻醉反应,待麻醉作用消失后症状常可消失;开腹手术对胃肠道的刺激或引起幽门痉挛;药物影响,常见的如环丙沙星类抗生素,单独静脉使用复方氨基酸、脂肪乳剂等;严重腹胀;血压急剧升高、颅内压升高;水、电解质及酸碱平衡失调等。

2) 护理:呕吐时,头偏向一侧,及时清除呕吐物;使用镇痛泵者,查看镇痛药物成分,按需暂停使用;行针灸治疗或遵医嘱给予止吐药物、镇静药物及解痉药物;血压升高患者给予降压处理;持续性呕吐者,应查明原因并处理。

(4) 腹胀

1) 原因：术后早期腹胀是由于胃肠蠕动受抑制所致，随着胃肠蠕动的恢复可自行缓解。若术后数日仍未排气且兼有腹胀，可能是腹膜炎或其他原因所致的肠麻痹。若腹胀伴有阵发性绞痛、肠鸣音亢进，可能是早期肠粘连或其他原因所引起的机械性肠梗阻，应做进一步检查。

2) 护理：协助卧床患者多翻身抬臀，床上多活动，在病情允许的情况下早期下床活动；遵医嘱使用促进肠蠕动的药物，如新斯的明肌内注射；胃肠减压、肛管排气或高渗溶液低压灌肠等；若是因腹腔内感染，或机械性肠梗阻导致的腹胀，非手术治疗不能改善者，做好再次手术的准备。

(5) 尿潴留

1) 原因：合并有前列腺增生的老年患者；全麻或腰麻后，排尿反射受抑制；切口疼痛引起后尿道括约肌和膀胱反射性痉挛，尤其是骨盆及会阴部手术后；手术对膀胱神经的刺激；长期留置导尿管患者导管堵塞；患者不习惯床上排尿；镇静药物用量过大或低血钾等。

2) 护理：舒缓患者情绪，采用诱导排尿法，如变换体位、下腹部热敷或听流水声等；遵医嘱采用药物、针灸治疗；导尿管堵塞患者行膀胱冲洗或更换导尿管；上述措施无效时，在无菌操作下导尿，一次放尿不超过1 000 mL，尿潴留时间过长或导尿时尿量超过500 mL者，留置导尿管1~2日。

3. 术后并发症的原因及护理

(1) 出血：可发生于手术切口、空腔脏器及体腔内。患者出现心动过速、血压下降、尿量减少等休克表现；引流液量多且颜色鲜红。

1) 原因：术中止血不完善、创面渗血未完全控制、原先痉挛的小动脉断端舒张、结扎线脱落、凝血功能障碍等是术后出血的常见原因。

2) 护理：严密观察患者生命体征、手术切口，若切口敷料被血液渗湿，可怀疑为手术切口出血，应打开敷料，检查切口以明确出血状况和原因；注意观察引流液的性状、量和颜色变化。未放置引流管者，可通过密切的临床观察、倾听患者主诉，评估有无低血容量性休克的早期表现，特别是在输入足够的液体和血液后，休克征象仍未改善或加重，或好转后又恶化，都提示有术后出血。腹部手术后腹腔内出血，早期临床表现不明显，只有通过密切的临床观察，必要时行腹腔穿刺，才能明确诊断。少量出血时，一般更换切口敷料、加压包扎或使用止血剂即可止血；下尿路手术后出血行膀胱冲洗、导尿管持续牵引可进行止血；出血量大时，应加快输液速度，补充血容量，遵医嘱输血或血浆，做好手术止血准备。

(2) 呼吸系统并发症

1) 肺部感染：常发生在胸部、腹部大手术后，特别是高龄、有长期吸烟史、术前合并呼吸道感染者。

A. 原因：术后呼吸运动受限、呼吸道分泌物积聚及排出不畅是引起术后肺部感染的主要原因。

B. 护理：保持病室适宜温度(18~22℃)、湿度(50%~60%)，维持每日液体摄入量在2 000~3 000 mL；术后卧床期间鼓励患者每小时重复做深呼吸5~10次，协助其翻身、叩背，促进气道内分泌物排出；教会患者保护切口和有效咳嗽、咳痰的方法；协助患者取半卧位，若病情许可，尽早下床活动；痰液黏稠者予以雾化吸入；遵医嘱应用抗生素及祛痰药物。

2) 肺栓塞：是由内源性或外源性的栓子堵塞肺动脉的主干或分支,引起肺循环和右心功能障碍的一组疾病或临床综合征的总称,包括肺血栓栓塞症、脂肪栓塞综合征、肿瘤栓塞、羊水栓塞、空气栓塞和细菌栓塞。

A. 原因：引起术后肺栓塞的因素较多,常见于年龄>50岁、下肢静脉血栓形成、创伤、软组织损伤、心肺疾病、肥胖、部分血液病等情况。

B. 护理：密切监测生命体征,绝对卧床休息;遵医嘱合理使用溶栓和抗凝药物治疗;呼吸支持,给予吸氧,必要时予以气管插管及机械通气;适当给予镇静、镇痛药物,缓解患者的焦虑和恐惧症状。

(3) 泌尿系统并发症

1) 原因：因长期留置导尿管或反复多次导尿、身体抵抗力差等所致。

2) 护理：对于留置导尿管者,应严格遵守无菌原则,妥善固定导尿管,保持导管通畅;鼓励患者饮水量达2 000 mL/d,保持尿量在1 500 mL/d以上;观察尿液,留取尿标本并及时送检,根据尿培养及药物敏感试验结果选用有效抗生素控制感染。

(4) 消化道并发症：常见急性胃扩张、肠梗阻等并发症。腹腔手术后胃肠道功能的恢复一般在术后12～24小时开始,可闻及肠鸣音;术后48～72小时整个肠道蠕动可恢复正常,肛门排气、排便。预防措施：① 胃肠道手术前留置胃管；② 维持水、电解质和酸碱平衡,及早纠正低血钾、酸中毒等；③ 术后禁食、胃肠减压；④ 取半卧位,按摩腹部；⑤ 尽早下床活动。

(5) 静脉血栓栓塞症(venous thromboembolism, VTE)

1) 原因：术后腹胀、长时间制动、卧床等引起下腔及髂静脉回流受阻(特别是老年及肥胖患者)、血流缓慢；手术、外伤、反复穿刺置管或输注高渗性液体、刺激性药物等致血管壁和血管内膜损伤；手术导致组织破坏、癌细胞的分解及体液的大量丢失致血液凝集性增加等。

2) 症状：一侧肢体肿胀,肿胀的发展程度须依据每天用卷带尺精确的测量,并与健侧下肢对照粗细才可靠,单纯依靠肉眼观察是不可靠的。这一体征对确诊深静脉血栓具有较高的价值,小腿肿胀严重时,常致组织张力增高；静脉血栓部位常有压痛,下肢应检查小腿肌肉、腘窝、内收肌管及腹股沟下方股静脉；小腿深静脉血栓时,将足向背侧急剧弯曲时,可引起小腿肌肉深部疼痛,Homans征常为阳性。这是当腓肠肌及比目鱼肌被动伸长时,刺激小腿深静脉血栓形成而引起。

3) 护理：以早期预防为主。建议患者术后早期下床活动。VTE机械预防包括具有压力梯度的弹力袜和间歇充气加压泵。采用压力梯度弹力袜时应测量患者腿围选择合适尺寸的弹力袜。如患者出现下肢肿胀,应重新测量腿围更换弹力袜。穿着弹力袜的患者应注意定期检查下肢和足部有无皮肤损伤表现,如发现明显勒痕、破溃、皮肤颜色改变或水泡形成,应停止穿着。有VTE预防指征的患者,建议手术开始时即穿着弹力袜。

不适宜采用弹力袜的情况包括：腿部皮肤病变(皮炎、坏疽或有近期的皮肤移植物等)；可疑或已经确诊的下肢动脉硬化或缺血性疾病；腿部严重畸形；下肢有开放性伤口；腿部严重水肿；心力衰竭、肺水肿；安装心脏起搏器；外周神经病变或其他原因导致的感觉障碍。药物预防：一般情况下,低分子肝素是预防非骨科手术患者VTE的首选药物。不同的低分子肝素制剂用于预防VTE的剂量不同,建议参照药品说明书。

若已经发生 VTE，可以采取以下治疗方式：卧床休息和抬高患肢。腿部抬高和初期卧床休息可缓解伴有急性腿部肿胀的深静脉血栓患者的疼痛，早期下床活动可使患者的疼痛和肿胀改善得更快。深静脉血栓患者穿着弹力袜可改善疼痛和肿胀。长期穿着，可抑制血栓增长并减少血栓后综合征。抗凝疗法是深静脉血栓形成最主要的治疗方法之一。正确地使用抗凝剂可降低肺栓塞发生率和深静脉血栓形成的后遗症，防止已形成的血栓继续增长及其他部位新血栓的形成，并促使血栓静脉较迅速地软化。也可采用系统溶栓和导管接触性溶栓，使用的药物多是尿激酶等。

（6）压力性损伤

1）原因：术后患者由于切口疼痛、手术特殊要求需长期卧床，局部皮肤组织长期受压，同时受到汗液、尿液、各种引流液等的刺激，以及营养不良、水肿等原因，导致压力性损伤的发生率较高。

2）护理：预防措施包括定时翻身，每 2 小时 1 次；保持患者皮肤及床单清洁干燥，使用便盆时协助患者抬高臀部，避免拖拉损伤皮肤；协助并鼓励患者坚持每日进行主动或被动运动，鼓励早期下床；给予营养支持；制动或长期卧床患者使用减压床垫、气垫床、翻身枕或水胶体敷料等预防压力性损伤。小水疱未破裂可自行吸收；大水疱在无菌操作下用注射器抽出疱内液体，再用无菌敷料包扎。浅表溃疡用透气性好的保湿敷料覆盖，保持骶尾部及骨隆突处皮肤干燥。

4. 心理护理　加强巡视，建立相互信任的护患关系，鼓励患者说出自身想法，明确其心理状态，给予适当的解释和安慰；满足其合理需要，提供有关术后康复、疾病方面的知识，帮助患者缓解术后不适；帮助患者建立疾病康复的信心，告知其配合治疗与护理的要点；鼓励患者加强生活自理能力，指导患者正确面对疾病及预后。

5. 健康教育

（1）休息与活动：保证充足的睡眠，活动量按照循序渐进的原则，从少到多、从轻到重，若出现不适症状，嘱咐患者及时就医。

（2）康复锻炼：告知患者康复锻炼的知识，指导术后康复锻炼的具体方法。

（3）饮食与营养：恢复期患者合理摄入、均衡饮食，避免辛辣刺激食物。

（4）用药指导：需继续治疗者，遵医嘱按时、按量服药，定期复查肝、肾功能。

（5）切口处理：伤口拆线后用无菌纱布覆盖 1~2 日，以保护局部皮肤。若带开放性切口出院者，将门诊换药时间及次数向患者及家属交代清楚。

（6）定期复诊：告知患者恢复期可能出现的症状，有异常立即返院检查。一般手术后 1~3 个月门诊随访 1 次，以评估和了解康复过程及伤口愈合情况。

第五节·达芬奇机器人在泌尿外科的应用

机器人辅助外科手术，特别是达芬奇手术机器人系统的引入，是继麻醉技术之后，外科手术最重要的突破，是微创外科手术发展重要的里程碑。以达芬奇为代表的手术机器人技术的普及，将手术的精准度提升到了一个全新高度，将外科手术带入了一个新的时代。

一、泌尿外科机器人发展史

最早的泌尿系统机器人是在 1989 年由伦敦英国皇家学院的医生引进,用于演示机器人辅助经尿道前列腺切除术。1994 年在手术中应用机器人装置辅助泌尿外科医生进行经皮肾镜穿刺。1996 年美国 Computer Motion 研制了一款功能强大、具有良好视觉系统的机器人系统,即宙斯(Zeus)系统。1999 年美国 Intuitive Surgical 公司开发出达芬奇(da Vinci)外科手术系统。

机器人辅助腹腔镜技术是对传统腹腔镜的优化升级,自 1994 年第一代手术机器人系统"伊索"(Aesop)应用于临床以来,经历了第二代"宙斯"(Zeus,1998)机器人系统的改进和完善,目前临床上广泛使用的是 2000 年研制成功并投入临床使用的第三代"达芬奇"(da Vinci)机器人手术辅助系统。

二、达芬奇机器人的组成

达芬奇(da Vinci)手术机器人系统由三部分组成(图 1-23):① 医生操作系统;② 机械臂、摄像臂和器械组成的移动平台;③ 三维成像视频系统。

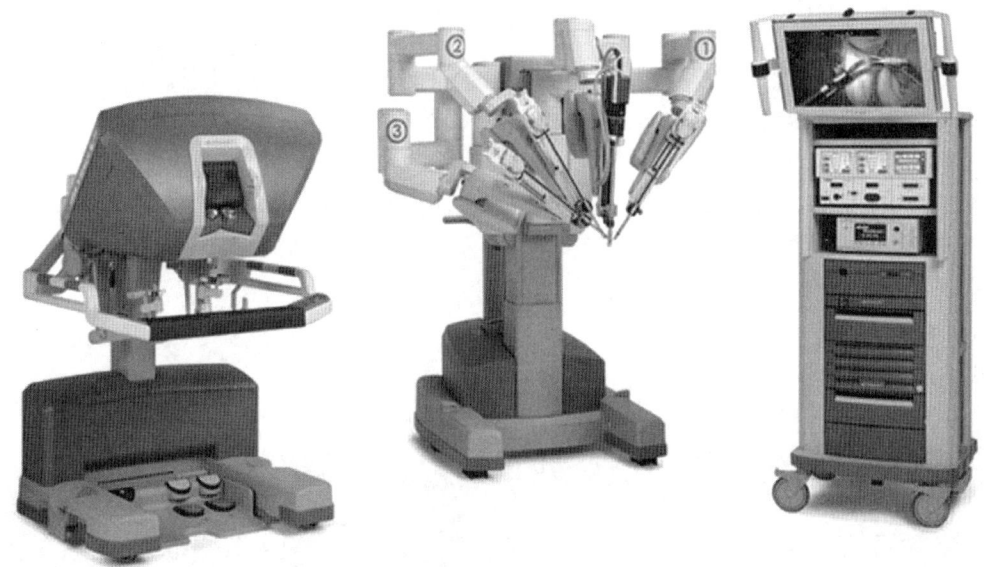

图 1-23 达芬奇机器人

实施手术时外科医生不与患者直接接触,主刀医生坐在控制台中,位于手术室无菌区外,使用手臂、手腕和手指的动作来控制器械,通过三维视觉系统和动作定标系统操作控制,通过传感器在计算机中记录下来,同步翻译给机械臂。机械臂系统是外科手术机器人的操作部件,其主要功能是为器械臂和摄像臂提供支撑,前端安装各种特殊的手术器械模拟外科医生的技术动作,完成手术操作。助手医生在无菌区内的机械臂系统旁工作,负责更换器械和内窥镜,协助主刀医生完成手术。成像系统内装有外科手术机器人的核心处理器和图像处理设备,在手术过程中位于无菌区外,助手对面,便于观看手术进展情况,可由巡回护士操作。

由于机器人设备及线路较复杂,巡回护士应注意将各线路安置妥当,避免踩压及相互缠绕而影响手术。

三、达芬奇机器人的特点

(一) 腹腔镜与达芬奇机器人的比较

泌尿外科因其器官位置深在,且重建手术复杂,传统的腹腔镜技术具有自身的局限性,而存在一些手术盲区,加之器械臂长、硬、直、可操作性差,复杂精细的微创手术采用腹腔镜技术往往显得比较困难,要求外科医生具备高超且精细的外科手术技能,达芬奇系统可以充分发挥其突破人手局限的可转腕器械在狭窄解剖区域中比人手更灵活(图1-24)、准确显露和精细重建的优势。

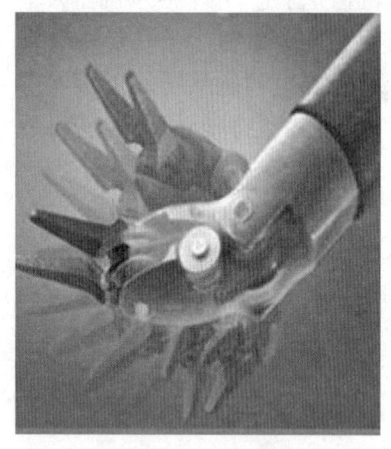

图 1-24 可转腕器械

(二) 达芬奇机器人的优点

与传统开放性手术和腹腔镜手术相比,达芬奇机器人具有明显的优势。

1. 视野清晰　传统的腹腔镜是二维平面成像,无法辨别组织前后相对关系,且图像仅可放大2~3倍,而达芬奇手术机器人具有高清晰的三维视频成像技术,镜下图像可以放大10~15倍,可以看到微小的血管、神经及与各组织之间关系,减少术中出血及误伤。

2. 操作灵活　器械腕有7个自由度,包括臂关节上下、前后、左右运动与机械手的左右、旋转、开合、末端关节弯曲共7个动作,可沿垂直轴360°和水平轴270°旋转,且每个关节活动度均≥90°,比人手有更大的灵活性,尤其在深部空间狭小的腔隙操作时,比人手具有明显的优势。

3. 直觉控制,滤除生理抖动　达芬奇机器人可以使医生凭借本能进行直觉式操作,器械完全模仿术者的动作,做到眼与手协调、手与机械手同步,将术者手指动作幅度自动缩小,滤除抖动,从而使手术操作更加稳定,且术者可以自己控制镜头的位置及视野,较腹腔镜可以得到更理想、更稳定的视觉效果。

4. 微创、减少疼痛　切口小,基本为1 cm左右(图1-25),且通过使用"远端中心技术",放置套管时将远端中心(即套管上预先设置的一条黑色粗线)插入到患者的体壁范围内,在这种情况下,当手臂和器械调整角度时对切口施加的拉力和拖力最小,有利于减轻术后疼痛并加速切口愈合。

5. 人体工程学设计　达芬奇机器人可以设置每位手术医生的操作习惯并储存记忆,手术医生不再需要外科手消毒,只要坐在医生操控系统前操作,利于完成长时间、复杂的手术。

6. 远程控制　能借助视频、音频、图像、力觉等临场感的装备与技术参与开展手术。

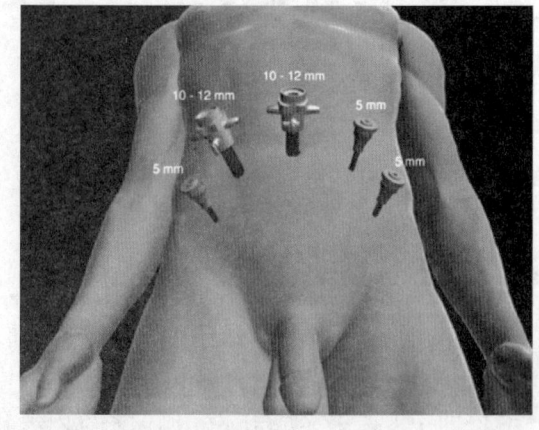

图 1-25 达芬奇机器人手术时的切口示意图

(三) 达芬奇机器人的缺点

达芬奇机器人在临床运用中也有它的一些不足。首先,机器人做外科手术的成本比较高;其次,手术医生双手不能接触感觉组织的质地、间隙及有无血管搏动等。

(四) 达芬奇手术机器人的最新技术特点

达芬奇 Xi 系统是最新的第 4 代型,与前几代系统相比,改进之处主要在于:① 经过大幅改进的驱动结构使得机械臂移动范围更灵活精准,可覆盖更广的手术部位;② 数字内镜更加轻巧,使用激光定位并可自动计算机械臂的最佳手术姿态,画面成像更清晰,3D 立体感更准确;③ 内镜可以拆卸连接到任何一个机械臂上,手术视野更加广阔;④ 更小、更细的机械手加上全新设计的手腕为手术操作提供了前所未有的灵活度;⑤ 更长的支架设计为医生提供了更大的手术操作范围。

四、达芬奇机器人在泌尿外科疾病中的应用

(一) 机器人辅助腹腔镜前列腺癌根治性切除术

达芬奇手术系统最初主要用于泌尿外科手术,机器人辅助腹腔镜前列腺癌根治性切除术(robot-assisted laparoscopic prostatectomy,RALP)是达芬奇机器人应用最广泛的手术,欧美国家前列腺癌发病率较高,RALP 几乎成为治疗局限性前列腺癌的金标准,成为推动机器人技术发展的主要手段之一。

RALP 术后患者控尿功能及性功能恢复既好且快,在手术效果、术后生活质量等方面的表现都优于开放性前列腺癌根治术,而且其学习曲线短于腹腔镜手术。

RALP 分为经腹腔途径和腹膜外途径,采用腹膜外 RALP 的优点有:① 手术过程与标准开放手术相似,解剖较为熟悉;② 减少经腹通路常见的并发症及手术风险;③ 吻合口尿漏和出血局限在盆腔内,患者基本不发生尿性腹膜炎;④ 手术时无肠道干扰视野。

腹膜外 RALP 的缺点:① 建立腹膜外手术空间费时约 30 分钟,增加了手术时间;② 钝性分离时易引起小血管出血,影响手术视野;③ 空间较小,操作难度增加,双侧淋巴清扫时较为困难;④ 二氧化碳分压增高需增加分钟通气量;⑤ 部分慢性阻塞性肺疾病患者不适宜采用此途径;⑥ 进行过腹内手术或下腹手术及双侧疝修补手术为该途径的禁忌证。

(二) 机器人辅助腹腔镜膀胱癌根治术

与 RALP 相比,机器人辅助腹腔镜膀胱癌根治术(robot-assisted laparoscopic cystectomy,RALC)发展稍慢。RALC 可在出血更少的情况下切除膀胱,优于开放术式,在体外重建尿流通道,缩短了手术时间,利于肠道功能的早期恢复。采用达芬奇系统,可保留耻骨前列腺韧带及尿道括约肌,相对延长尿道残端,有利于尿道新膀胱的吻合,且利于前列腺或膀胱切除的保留神经技术,提高术后控尿水平,有益于男性患者性功能恢复。多项研究已表明 RALC 是治疗膀胱癌安全、微创、重复性好的方法。

(三) 机器人辅助腹腔镜肾部分切除术

机器人辅助腹腔镜肾部分切除术(robot-assisted partial nephrectomy,RAPN)相比开放肾部分切除术和腹腔镜肾部分切除,术中失血少、手术时间短、术后疼痛减轻且患者住院时间短,腹腔镜肾部分切除术对手术医生的技术要求较高,学习曲线比较长,而 LPN 学习曲线短。

热缺血时间(warm ischemic time,WIT)是评估肾癌部分切除术的重要参数。腹腔镜气

腹条件下，WIT 超过 30 分钟肾功能可能会受到明显损害，相比开放肾部分切除术，RAPN 手术时间及热缺血时间明显缩短。

未来 RAPN 发展的方向将是减少手术并发症，改善肿瘤治疗效果，并且会更加注重术后肾脏功能的保护。

(四) 机器人辅助手术在其他泌尿外科疾病的应用

机器人辅助系统在泌尿外科其他类型手术的应用也日益增多：① 肾上腺手术，如肾上腺嗜铬细胞瘤肾上腺部分切除术、肾上腺切除术；② 重建手术，如肾盂成形术、输尿管再植术、全膀胱切除＋尿路造口术、膀胱阴道瘘修补术等；③ 男科手术，如输精管吻合术、精索静脉高位结扎术等。机器人辅助系统在泌尿外科领域的应用将越来越广。

随着科学技术的发展，医学与数字化信息技术、智能化工程机械技术的完美结合，机器人辅助外科手术系统将更加完备，能胜任更复杂、更精细的操作，最大限度地辅助泌尿外科医生更好地完成手术。

第二章
前列腺癌的诊疗与护理

第一节·前列腺癌诊疗进展

前列腺癌(prostate cancer,PCA)是临床常见的男性恶性肿瘤之一,发病率在世界范围内位居男性恶性肿瘤的第 2 位,泌尿系统肿瘤发病率的第 1 位,病死率仅次于肺癌。虽然我国的前列腺癌发病率低于欧美国家,但是随着我国人口老龄化加剧、医疗水平的提高,近几年我国前列腺癌的发病率和检出率呈较为明显的上升趋势,对男性的身体健康造成严重的影响。

一、概述

(一) 定义

前列腺癌(图 2-1),是指起源于前列腺上皮的恶性肿瘤,98%为腺癌,主要经局部、淋巴和血行 3 个途径扩散。骨转移是最常见的血行转移。

(二) 临床表现

前列腺癌由于癌灶多发生于前列腺外周带,早期常无临床症状,常在体检中偶然发现,也有在良性前列腺增生术后的病理标本中发现。当肿瘤增大或侵犯尿道周围腺体时可出现与良性前列腺增生相似的膀胱出口梗阻症状,表现为尿频、尿急、尿线变细、尿流中断、排尿不

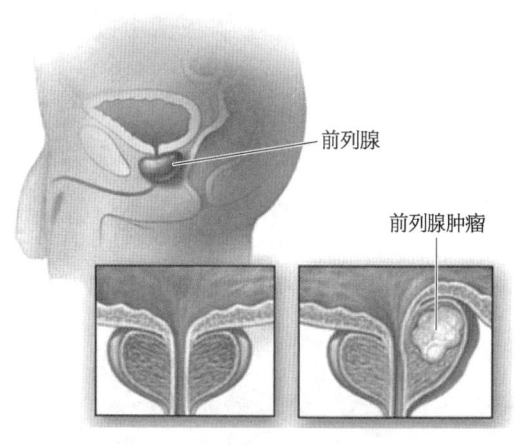

图 2-1 前列腺癌

尽、排尿困难、血尿等,随着肿瘤的生长,排尿困难进展较快。有较多患者因转移症状就诊,如腰部、骶部、髋部的疼痛,病理性骨折或脊髓受压导致截瘫等骨转移症状;会阴部的胀痛、大便习惯改变等侵犯直肠和压迫直肠症状;侵犯到膀胱使双侧输尿管受累时会出现肾功能衰竭症状。其他转移症状有下肢水肿、贫血、淋巴结肿大、肝肿大。

二、诊断

以往前列腺癌的诊断主要依靠病史和体格检查。近 30 年来前列腺特异性抗原(prostate specific antigen,PSA)广泛用于前列腺癌的诊断及治疗后疾病进展的跟踪随访,使前列腺癌的发病率和病死率发生了改变。直肠指检(digital rectal examination,DRE)联合 PSA 检查是

目前公认的早期诊断前列腺癌的最佳方法。

（一）直肠指检

直肠指检是泌尿外科专科检查不可缺少的部分，也是评估前列腺的主要方法。前列腺的后方紧贴直肠，所以经直肠可以触及（图2-2）。直肠指检是诊断前列腺癌的重要手段之一。检查时应注意前列腺大小、形状、有无不规则结节，结节的大小、硬度，前列腺的活动度等情况。早期患者无症状时，直肠指检常可发现有前列腺硬结。对于直肠指检异常的，不论PSA高低，都应该对患者进行进一步检查，特别是对于前列腺癌高危因素患者（高龄、家族史、种族、PSA升高及伴有症状）。

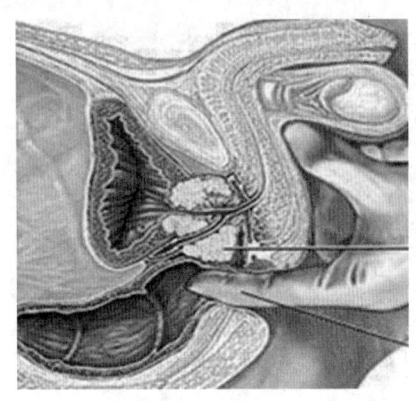

图2-2 直肠指检

（二）实验室检查

检测前列腺癌肿瘤标志物在血清中的浓度，主要是PSA和PSA比值。

1. PSA PSA是前列腺癌各种诊断方法中阳性值最高的检测方法，相对于直肠指检异常或经直肠超声检查可疑者，PSA升高>10 ng/mL者经活检前列腺癌的发现率较高，前列腺穿刺的阳性率约70%，PSA值在4～10 ng/mL时，阳性率约25%，如果肿瘤体积过小或者癌细胞没有分泌PSA的功能，PSA值在正常范围内，穿刺的阳性率也有20%。

2. PSA比值 PSA在血清中以3种不同的分子形式存在：① 以游离分子形式存在的PSA，即游离PSA（free PSA，F-PSA）；② 与α_1-抗糜蛋白酶形成复合物的PSA，即PSA-ACT；③ 与α_2巨球蛋白酶形成复合物的PSA，即PSA-α_2M。F-PSA和PSA-ACT可被目前的免疫方法检测到，代表着血清中的总PSA（T-PSA），其中PSA-ACT约占85%，F-PSA约占15%。为提高PSA检测的特异性，血清PSA在4～10 ng/mL时，应测定F-PSA，计算F/T值。F/T值<0.10时，发生前列腺癌的可能性>80%；F/T值>0.25时，可能性<10%；F/T为0.10～0.25时，应行前列腺穿刺活检。

（三）经直肠超声检查

经直肠超声检查（transrectal ultrasonography，TRUS）是前列腺最常用的影像检查方法，典型的前列腺癌征象是在外周带的低回声结节，但是经直肠超声作为早期前列腺癌的筛查方法有一定的局限性，不能触摸到的前列腺肿瘤中50%不能被超声发现。

（四）前列腺穿刺活检

前列腺穿刺活检是通过细针穿入前列腺腺体内取材，以确诊疾病所进行的创伤性病理检查；有助于确定前列腺肿物的性质、组织学类型，对血清PSA升高、临床症状和直肠指诊疑似前列腺癌的患者，均建议进行前列腺活检确诊，以便决定治疗方案。前列腺穿刺活检是诊断前列腺癌最可靠的检查。

前列腺穿刺的方法有很多，目前常用的有经会阴的靶向穿刺和经直肠的系统穿刺（图2-3），这两种穿刺方式存在固有的穿刺盲区，经会阴的靶向穿刺常遗漏前列腺背外侧的病变（占58%），经直肠的系统穿刺常遗漏前列腺前部的病变（占79%）。随着技术的进步，人工智能技术引入MRI读片、将机器人辅助系统与靶向融合穿刺系统结合等措施，更进一步提高了靶向穿刺的效率和精度。

EAU(欧洲泌尿外科协会)指南推荐临床怀疑前列腺癌而系统穿刺阴性者,推荐行多参数磁共振(multiparametric MRI,mpMRI)+靶向穿刺,目前基于mpMRI 的靶向穿刺常见有 3 种方式,即超声引导下 MRI 靶向活检、MRI-经直肠超声融合靶向活检、认知融合结合经直肠超声靶向活检。超声引导下 MRI 融合靶向穿刺是目前应用最广泛、最有发展前景的靶向穿刺技术。

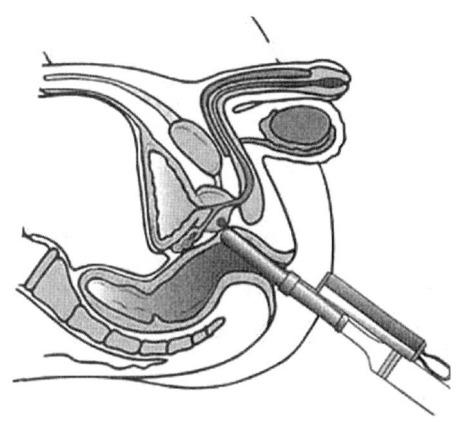

图 2-3　经直肠的系统穿刺

(五) 辅助检查

1. **CT 检查**　前列腺癌患者进行 CT 检查主要是对进展期前列腺癌的临床分期有一定意义,了解前列腺周围组织和器官有无肿瘤侵犯,以及盆腔内>1 cm 的淋巴结。

2. **多参数磁共振(mpMRI)**　mpMRI 目前被广泛用于前列腺癌的诊断,可以显示前列腺薄膜的完整性、肿瘤是否侵犯前列腺周围组织及器官,还可以显示盆腔淋巴结受侵犯的情况以及骨转移的病灶。mpMRI 联合系统穿刺活检对同侧淋巴结转移的阴性预测值较高,对制订手术方案有帮助。

3. **前列腺特异性膜抗原(prostate specific membrane antigen,PSMA)**　Ga-PSMA 标记的 PET/CT 检查对诊断淋巴结转移的敏感性为 50%,特异性>90%,对≥4.5 mm 的淋巴结病变检出率达 90%,明显优于传统影像学检查手段。传统的骨扫描和 CT 检查在 PSA>10 ng/mL 时可以检出病灶,最新的 PSMA PET/CT 则在 PSA>0.2 ng/mL 时,45% 的患者可提前检出微小病灶,敏感性明显提高。

4. **全身核素骨显像检查(ECT)**　ECT 有助于发现有无骨转移。前列腺癌患者病程中 70%~80% 最终会发展成骨性骨转移。该检查对疾病分期、治疗方案的选择和预后有重要意义。

三、前列腺癌的分期与分级

(一) 前列腺癌的分期

目前临床上多采用美国泌尿外科学会(American Urological Association,AUA)提供的 Whitmore-Jewett 分期法和国际统一的 TNM 分期法(表 2-1)。TNM 分期法中的 T 代表肿瘤、N 代表淋巴结、M 代表转移,这种方法详细地说明了前列腺癌的进展情况。Whitmore-Jewett 分期将前列腺癌分为 A、B、C、D 期,分期越高,恶性程度越高。

表 2-1　Whitmore-Jewett 分期法和 TNM 分期法对照表

Whitmore-Jewett 分期	TNM 分期
偶发的(临床上不能检出) A_1:不能触及,切除标本中少于 5% 的组织为前列腺癌 A_2:切除标本中多于 5% 的组织为前列腺癌	T_{1a}:不可触及,切除标本中少于 5% 的组织为前列腺癌 T_{1b}:不可触及,切除标本中多于 5% 的组织为前列腺癌 T_{1c}:血清 PSA 升高,穿刺阳性

续　表

Whitmore‑Jewett 分期	TNM 分期
限制性的(在前列腺包膜内) 　B_1：直径<1.5 cm，肿瘤侵犯一叶 　B_2：直径>1.5 cm 或肿瘤侵犯两侧叶	T_{2a}：肿瘤小于一侧腺体的一半 T_{2b}：肿瘤大于一侧腺体的一半，但未侵犯两侧叶 T_{2c}：肿瘤侵犯两侧叶
局部性的(包膜外侵犯) 　C_1：肿瘤穿透前列腺包膜，<70 g 　C_2：肿瘤累及精囊腺、膀胱颈、三角区或前列腺周围组织，>70 g	T_{3a}：肿瘤穿透前列腺包膜 T_{3b}：肿瘤侵犯一侧或双侧精囊 T_4：肿瘤侵犯前列腺周围组织
晚期(扩散或广泛转移) 　D_1：侵犯膀胱、输尿管、直肠或髂总以下淋巴结 　D_2：远处转移	N_1：局部盆腔单个淋巴结或多个淋巴结转移 N_2：盆腔淋巴结多个转移或单个淋巴结直径>5 cm M：远处转移

(二) 前列腺癌的分级

根据血清 PSA、Gleason 评分和临床分期将前列腺癌分为低危、中危、高危三个等级，以便于指导治疗和判断预后(表 2‑2)。

表 2‑2　前列腺癌危险因素等级

危险因素	低危	中危	高危
PSA(ng/mL)	<10	10~20	>20
Gleason 评分	≤6	7	≥8
临床分期	≤T_{2a}	T_{2b}	≥T_{2c}

四、前列腺癌的治疗

前列腺癌的治疗应强调个体化的治疗方案，并非所有的前列腺癌患者都需要进行手术治疗、内分泌治疗、局灶治疗、放射治疗和化疗等。研究表明前列腺癌的生物学特性差异很大，部分早期患者即使不治疗也可长期生存。故治疗方案应考虑到患者的预期寿命、家庭经济状况等情况。

(一) 等待观察和主动监测

等待观察(watchful waiting，WW)通常指已确诊为前列腺癌的患者，不给予任何处理，仅密切观察和随诊，当疾病进展至出现局部或系统症状时再给予其他姑息治疗的一种相对被动的治疗方法。这种治疗适合不愿意或体弱不适合接受主动治疗的前列腺癌患者。

主动监测(active surveillance，AS)是指已确诊为前列腺癌而有望治愈的患者，因担心根治性手术或放射治疗产生不良反应，不即刻行治疗而采用积极监测疾病进程，待肿瘤发展至预定的进展阈值时，再行干预治疗的一种相对主动的治疗方法。主要针对临床低风险、有根治性治疗机会的前列腺癌患者。

根据 EAU 指南的建议：局部进展不需要立即局部治疗的患者可选择等待观察，而低危前列腺癌可选择主动监测。

（二）局灶治疗

前列腺癌局灶治疗是指通过非侵犯性的物理技术，将能量聚焦于前列腺病灶位置，在破坏病变细胞的同时保持剩余腺体的完整并尽可能保留正常组织的治疗方式。主要治疗技术包括高能聚焦超声（high-intensity focused ultrasound，HIFU）、冷冻疗法、光动力、不可逆电穿孔、激光诱导热疗及近距离放射治疗等。前列腺癌局灶治疗对于早期低危前列腺癌治疗效果较好，在治疗的同时能有效保护正常组织。局灶治疗在肿瘤控制方面的良好预期，文献报道 HIFU 的 5 年总生存率达 99%。冷冻治疗 3 年总生存率达 99%，这一结果与前列腺癌根治性切除术相比无显著差异。

如果让临床分期为 T_{1a} 的高分化前列腺癌患者进行积极监测不符合目前实际情况，患者往往会选择更积极的治疗方式，所以局灶治疗可以成为一个很好的临床替代方案。

（三）手术治疗

1. **前列腺癌根治性切除术**　前列腺癌根治性切除术是治愈局限性前列腺癌最有效方式之一，主要适应证有两点：① 肿瘤的临床分期为早期，肿瘤未突破前列腺包膜，没有淋巴结和骨转移；② 患者的预期寿命>15 年。

主要术式有开放手术（经会阴或经耻骨后方式）、腹腔镜手术（经腹腔途径和腹膜外途径）和机器人辅助腹腔镜前列腺癌根治性切除术（robot-assisted laparoscopic prostatectomy，RALP）。

由于经会阴术式并发症高，所以目前已很少采用。相对于经会阴术式，经耻骨后视野更开阔，操作更加简便，并且可以在切除前列腺的同时完成盆腔淋巴结清扫，能准确地评定盆腔淋巴结转移状况（图 2-4）。对中高危患者行扩大淋巴结切除术，有益于获得准确的病理分期和切除微小转移灶，而对低危患者不推荐扩大淋巴结清扫术。

随着机器人手术的普及，及其对于治疗局限性前列腺癌具有损伤小、术后并发症少、术野及解剖结构清晰、恢复快等优点，RALP 已逐渐成为临床局限性前列腺癌治疗的金标准手术方案。

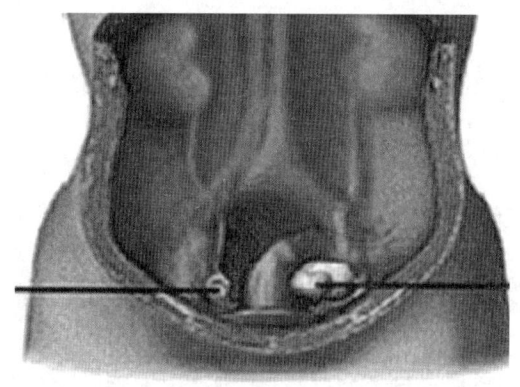

图 2-4　淋巴结转移

目前，单孔达芬奇机器人前列腺癌根治性切除术已经开始临床实践，其优势在于更微创、疼痛感更轻；而且还发展了经会阴的单孔技术，能最大限度保留前列腺周围结构，有利于控尿恢复，随着技术的进步及手术管理的改进，前列腺癌根治性切除术有成为日间手术的可能。

成功的前列腺癌根治性切除术 6 周后应该不会检测到 PSA。若 PSA 仍然升高，说明体内有产生 PSA 的组织，即残留的前列腺癌病灶。目前，认为连续 2 次血清 PSA 水平超过 0.2 ng/mL 提示前列腺癌生化复发。

2. **经尿道前列腺切除术（transurethral resection of prostate，TURP）**　TURP 只是一种

姑息治疗,最常用于治疗前列腺癌所致的膀胱出口梗阻,使尿路通畅,改善排尿症状,提高晚期患者的生活质量。

(四) 放射治疗

放射治疗是使用高能射线的电离辐射作用于 DNA 杀死癌细胞来治疗肿瘤的方法,和手术、化疗并列为肿瘤治疗的三大手段。放射治疗是根治前列腺癌的重要治疗方法之一,具有疗效好、适应证广及并发症较小等优点,适用于各分期的前列腺癌患者。根据治疗目的常分为以下 4 类:① 根治性放射治疗:是局限性和局部进展性前列腺癌的根治性治疗方式之一,5 年生存率 92%,且无创伤,不改变解剖结构;② 辅助性放射治疗:适用于 PT3、PT4、切缘阳性、盆腔淋巴结转移,降低术后复发概率;③ 挽救性放射治疗:适用于手术后生化复发或者局部复发的前列腺癌的补救治疗;④ 姑息性放射治疗:是缓解晚期肿瘤引起的尿频、尿痛、尿道梗阻、血尿和直肠压迫症状或转移性前列腺癌引起的疼痛、脊髓压迫等症状,延长生存时间,改善生存质量的治疗方式,要求寡转移灶≤5 个。姑息性放射治疗是使高能射线剂量集中给到前列腺的肿瘤部位,有效控制前列腺癌的生长和转移,局部控制率可高达 65%~88%。

(五) 内分泌治疗

前列腺癌是一种雄激素依赖性恶性肿瘤,癌细胞在无雄激素刺激的情况下会发生凋亡,前列腺癌内分泌治疗正是基于这一理论基础。所有通过抑制和降低雄激素活性来控制或抑制前列腺癌细胞生长的治疗均可称为内分泌治疗。对于前列腺肿瘤较大的患者,可以明显缩小前列腺肿瘤的体积,降低手术切缘阳性,增加手术完整切除肿瘤的可能性。对于晚期前列腺癌,内分泌治疗是目前前列腺癌的主要治疗方法之一,可彻底消除睾丸来源的睾酮,即去除了体内雄激素的主要来源,被认为是前列腺癌激素治疗的金标准。

1. **持续雄激素剥夺治疗(androgen deprivation therapy,ADT)** ADT 包括去势治疗和抗雄激素治疗,近些年来 ADT 越来越多地特指去势治疗,无论是药物去势还是手术去势。ADT 治疗以 GnRH-α 药物去势为主,雄激素拮抗剂直接同雄激素受体结合,是一种对双氢睾酮的竞争性抑制剂。临床上常用的有氟他胺、比卡鲁胺(康士得)。对于转移性前列腺癌患者,无论是转移性激素敏感性前列腺癌(metastatic hormone-sensitive prostate cancer,mHSPC)还是转移性去势抵抗性前列腺癌(metastatic castration-resistant prostate cancer,mCRPC),持续的 ADT 始终是最基础的治疗。睾酮水平越低,患者获益越大,因为 ADT 治疗后血清睾酮水平越低,越能降低患者的死亡风险,延长进展至 CRPC 的时间,所以在激素敏感性前列腺癌治疗过程中维持更低的睾酮水平,生存获益会更多。目前,间歇性 ADT 仅适用于一小部分患者,如对内分泌治疗敏感、PSA 反应非常好,尤其是对性活动有要求的患者。

2. **新型抗雄激素类药物治疗** 两种新型抗雄激素类药物——阿帕他胺和醋酸阿比特龙均为作用于雄激素-受体轴(A-R 轴)治疗的药物,属于非甾体抗雄激素药物,可直接靶向于雄激素配体结合域,阻止雄激素受体的核转位、与 DNA 的结合和雄激素受体靶基因的转录,且与比卡鲁胺相比,亲和力更高,抑制雄激素受体的作用更强。

3. **雌激素治疗** 能抑制垂体前叶释放促黄体激素,间接抑制睾酮的产生,降低雄激素对前列腺癌细胞的刺激,抑制前列腺癌细胞过度生长,起到治疗前列腺癌的作用。

4. **促黄体激素释放激素(LHRH)类似物治疗** LHRH 类似物可从下丘脑水平抑制引起睾酮释放,并使体内睾酮水平迅速下降至去势水平。临床上常用的有醋酸亮丙瑞林。

5. **雄激素联合阻断治疗** 一方面减少睾酮的产生,另一方面使用雄激素拮抗剂来阻断雄激素受体。临床上常用的方法有睾丸切除或使用 LHRH 类似物再加抗雄激素制剂。例如,醋酸亮丙瑞林和氟他胺联合使用。

6. **新辅助治疗** 新辅助治疗是指在术前应用内分泌治疗以降低前列腺癌分期、降低手术切缘阳性率、减少手术中出血、提高根治性手术成功率。多数学者认为治疗时间为 3 个月,治疗周期为 4~6 个周期。

(六) 化疗

化疗是一种全身的治疗手段,对于已经发生转移的晚期肿瘤患者,化疗是重要的治疗手段之一。可以延长患者的生存时间、控制疼痛、减轻乏力,提高生活质量。

化疗适用于:① 未经化疗的转移性去势抵抗性前列腺癌患者;② 肿瘤内脏转移和(或)4个骨转移灶,其中至少 1 个骨盆或者脊柱外的骨转移灶,且身体状况适合化疗的转移性激素敏感性前列腺患者,在内分泌治疗的基础上联合使用多西他赛化疗;③ 对于神经内分泌分化为主的转移性去势抵抗性前列腺癌患者,推荐使用以铂类为基础的化疗方案。

常用的化疗药物主要包括紫杉类、米托蒽醌、雌二醇氮芥等。多烯紫杉醇是一种作用于 M 期的细胞周期特异性抗癌药物,其作用机制是通过与微管蛋白结合,抑制微管的解聚而抑制有丝分裂。研究表明,多烯紫杉醇联合抗肿瘤药雌氮芥,可有效延长患者生存时间。多烯紫杉醇联合顺铂对治疗晚期激素非依赖性前列腺癌效果显著。多烯紫杉醇联合泼尼松可提高患者生存期。米托蒽醌是一种半合成的蒽环类抗肿瘤抗生素,其主要作用机制为嵌入 DNA,引起 DNA 的链间和链内交联,导致 DNA 单链和双链的断裂。对有症状的前列腺癌患者,米托蒽醌可显著缓解骨痛,但对总生存期无明显延长。

(七) 靶向治疗

靶向治疗是通过基因检测实现个体化精准治疗。通过发现潜在靶点,针对性给予新型靶向药物,可与化疗药同时进行,能明显增强疗效,且伤害相比普通化疗更小,代表药物有恩杂鲁胺、阿比特龙等。

(八) 前列腺免疫治疗

免疫治疗是用自身免疫系统来战胜肿瘤的新型治疗方案,在正常情况下,免疫系统用来清除感染及其他疾病,包括肿瘤细胞。

现阶段前列腺癌的免疫治疗主要针对 mCRPC,包括三大类:① 单抗原免疫疗法,代表药物包括 Sipuleucel-T 和 PSA-TRICOM(Prostvac)疫苗;② 多价细胞免疫疗法,代表药物为 GVAX 疫苗;③ 非特异性免疫调节,也称免疫检查点抑制剂(immune checkpoint inhibitors, ICI),代表药物为 CTLA-4 抑制剂和 PD-1/PD-L1 抑制剂。

肿瘤免疫治疗有非常广阔的前景,但要对前列腺癌产生有效的免疫治疗,需要足够的免疫细胞识别并杀死肿瘤细胞,目前看来免疫治疗作为单独的治疗不足以达到满意的疗效,联合治疗或许是将来更好的选择。

综上所述,目前前列腺癌(尤其是高危前列腺癌)患者的治疗主要采用以手术为主的综合治疗模式,而且每一种治疗方法都有一定的弊端。因此,对前列腺癌患者的治疗应视其具体情况,严格遵循"个体化治疗原则",治疗前对每位患者的危险因素进行充分评估,为患者制订最优的治疗方案,做到将手术风险和辐射危害降到最低,将用药最低剂量与最大效应、最低风险相结合。

第二节 · 前列腺癌根治性切除术的围手术期护理

加速康复外科(enhanced recovery after surgery, ERAS)是指在围手术期实施各种已证实有效的方法减少手术患者的应激及并发症,减少生理及心理创伤和应激,降低病死率及缩短住院时间,加快患者的康复速度。ERAS理念包括对患者的术前教育、优化麻醉、减少应激反应、术中保温及深静脉血栓预防、有效镇痛、强化术后康复治疗等,其核心是强调以服务患者为中心的诊疗理念。加速康复涉及医生、麻醉师、手术护士等人员,以及护理、营养、康复、医院管理等多个环节,也离不开患者及其家属的配合。将ERAS理念应用于前列腺癌根治性切除术患者的围手术期护理中,有助于减少并发症,缩短住院时间,降低再入院风险及死亡风险,减轻患者经济负担。

以下以机器人辅助腹腔镜下前列腺癌根治性切除术为例,进行ERAS理念实施的围手术期方案介绍。

一、术前护理

1. 门诊评估　①通过门诊宣教、发放宣传资料等,告知患者戒烟、戒酒的重要性。②营养评估:入院后根据营养风险筛查表(NRS2002)对患者进行营养评估,营养评分<3分入组;营养评分≥3分,在门诊口服乳清蛋白提供营养支持,直至营养评分<3分入组,干预2周后复评估。

2. 检验、检查　落实术前检查,做好相关指导,心电图、胸片、B超、直肠指诊、腔内B超、骨骼ECT、盆腔MRI平扫+增强等(详见第一章第三节)。

3. 健康教育　进行多元化健康宣教及心理疏导,发放书面宣教手册;接受专业的健康咨询服务,介绍麻醉过程,解释手术必要性、手术方式及注意事项,鼓励患者表达自身感受;鼓励患者的家属和朋友给予患者更多的关心和支持;解答患者及家属的疑惑,减轻患者对手术的恐惧;为患者创造一个安静、整洁、舒适的住院环境。

4. 术前功能锻炼　肺功能评估并行肺功能锻炼,指导有效咳嗽、排痰;床上肢体锻炼、深静脉血栓的预防、盆底肌锻炼及床上大小便的锻炼等。有吸烟者术前应戒烟2周以上,减少呼吸道的分泌物,为手术做好准备。

5. 肠道准备　术前一晚口服聚乙二醇电解质散行肠道准备。手术当日0:00前可进清淡饮食;术前2小时饮用5%葡萄糖氯化钠注射液,按10 mL/kg体重标准,总量控制在400 mL以内。

6. 外科常规术前准备　详见第一章第四节。

二、术中护理

1. 术前准备　术前30分钟预防性应用第一、二代头孢菌素,若手术超过3小时,在手术中追加使用抗生素。

2. 麻醉及体位选择　采用全身麻醉与术后多模式镇痛相结合的优质麻醉方案,多模式超前预防性镇痛:NSAID+神经阻滞剂进行预防性镇痛。取头低脚高仰卧位,髋关节稍外展,膝关节稍屈曲,双上肢内收于躯体旁,肩部置软垫肩托固定。

三、术后护理

1. 一般护理　按全麻术后护理常规,术后 24 小时密切观察生命体征变化,持续心电监护,监测血压、脉搏、呼吸和血氧饱和度,给予低流量吸氧。

(1) 活动指导:神志清楚后可垫枕头,抬高床头 30°,术后 2 小时给予早期按摩、活动下肢等被动康复活动,随后指导患者缓慢过渡至平卧床上自主活动,半卧位,活动量逐步增加,并鼓励其 6 小时后 90°床上坐立,术后第 2 日早晨床旁站立。

(2) 饮食指导:术后 4 小时开始咀嚼木糖醇口香糖,促进肠蠕动恢复,意识障碍、烦躁不安、有义齿者禁止咀嚼。4 小时后,无恶心、呕吐患者开始进温开水,首次 15 mL,以后 10 mL/h,术后第 1 日无腹胀患者可过渡至流质。如无腹胀不适,可逐渐过渡到半流质或普食,多食蔬菜、水果,保持大便通畅,给予高热量、高蛋白质、高维生素、易消化的食物,提高机体抵抗力,促进伤口愈合。

(3) 疼痛管理:NSAID＋神经阻滞剂进行预防性镇痛,应用疼痛评分尺进行疼痛评估并记录,3 次/日。

2. 引流管的观察与护理

(1) 盆腔引流管:保持引流管的通畅,避免受压、扭曲、弯折,密切观察引流液的颜色、性质和量。观察伤口有无渗血和是否有出血、吻合口瘘或感染的存在。术后 24～48 小时内易发生前列腺窝出血,会出现引流液呈鲜红色,色深且量大,有时伴有腹胀、腹膜刺激症状。术后 4～5 天若盆腔引流液清淡、量大,似尿液颜色,则提示可能存在尿道膀胱吻合口瘘,可行引流液肌酐检测确诊。此外,引流管堵塞、扭曲及受压等也可能导致尿瘘。所以,需要定时挤压盆腔引流管,保持引流管通畅。

(2) 导尿管:保持导尿管的通畅,避免受压、扭曲、弯折,导尿管堵塞会引起膀胱内压力过高,造成膀胱颈吻合口瘘的危险,所以保持导尿管通畅非常重要。每天用醋酸氯己定溶液行会阴护理 2 次,有分泌物时及时清洗,保持会阴部清洁。尿袋低于膀胱水平,防止尿液反流。每周更换尿袋 2 次,尿袋污染及时更换,更换时注意无菌操作。因三腔导尿管有一个进水腔(辅腔)及一个出水腔(主腔),建议两腔均接上尿袋,预防一腔堵塞,另一腔能起到保险作用。

3. 并发症的观察及护理

(1) 近期并发症

1) 高碳酸血症:由于腹腔镜手术是在气腹下完成,且手术时间长,术中吸入过量的 CO_2 可引发一过性的高碳酸血症。注意观察呼吸频率、深浅度、节律的变化,同时观察有无疲乏、全身酸痛、烦躁、呼吸浅慢、肌肉震颤等症状。护理措施:应给予持续低流量吸氧,以提高氧分压,从而促进 CO_2 的排出,预防高碳酸血症。

2) 出血:因为盆腔解剖结构复杂,术中易损伤血管造成出血。护理措施:术后需严密观察生命体征变化,若出现心率增快、血压下降,则考虑出血可能;同时,还需密切观察伤口敷料情况,保持伤口引流管的通畅,观察引流液的颜色、性质和量,关注血红蛋白值的变化,预防失血性休克。及时汇报医生,遵医嘱给予止血药物,加快补液速度或增加开放静脉补液路径,以补充血容量,并做好手术止血准备。

3）膀胱痉挛：可分为自觉症状和可观察症状。自觉症状是指患者有明显的膀胱区胀感、尿道口急迫的排尿感、肛门坠胀感、尿道及耻骨上区阵发性疼痛。可观察症状包括冲洗管道一过性受阻，膀胱内液体反流，可看到茂菲氏滴管液面升高，导尿管周围溢液，引流液颜色加深等症状。膀胱痉挛的原因较复杂，主要有以下几点：① 膀胱颈受刺激引起，包括膀胱三角区及后尿道创面，导尿管气囊对膀胱颈的刺激等因素。② 管道不畅引起，如凝血块阻塞引流管或患者为求体位舒适，使引流管扭曲、受压、弯折。③ 长期尿潴留致不稳定性膀胱。④ 冲洗液温度过低及冲洗速度不当引起膀胱痉挛。⑤ 膀胱及尿道感染致使膀胱敏感性增高。⑥ 患者对疾病知识缺乏，精神焦虑，过度紧张，诱发膀胱痉挛。护理措施：出现膀胱痉挛时，应检查导尿管冲洗管道和引流管道是否通畅，有无血凝块形成，以防因尿管堵塞加重膀胱痉挛；消除患者紧张情绪，及时安慰，指导深呼吸和放松，以缓解疼痛；调整患者体位；冲洗液加温，减慢冲洗速度。痉挛严重时，可遵医嘱使用吲哚美辛栓或止痛解痉药物。

4）尿漏：导致尿漏的原因有很多，如膀胱与尿道吻合口过紧、尿管引流不畅、膀胱过度痉挛、营养不良等。护理措施：保持引流管和导尿管通畅；给予尿管牵引，以减轻吻合口张力，利于愈合。若是膀胱过度痉挛，可给予解痉药物治疗，如消旋山莨菪碱，以减轻膀胱内压力。同时加强患者营养，更有利于吻合口愈合。

5）淋巴漏：一般行盆腔淋巴结清扫的前列腺癌根治性切除术，常规会清除闭孔神经组、髂外血管组、髂内血管组淋巴结，某些高危的病例还需扩大淋巴清扫范围至髂总血管、腹主动脉、骶前淋巴结。淋巴清扫范围的扩大，增加了术后淋巴漏发生的可能性。淋巴漏往往发生在术后患者进食增加后，原来引流量很少的引流管出现引流量增加，呈淡黄色，引流液乳糜试验阳性。护理措施：出现淋巴漏不必紧张，一般通过低脂饮食、改负压引流为正压后淋巴漏会逐渐减少，少数可能持续 2~4 周，绝大部分患者都能自愈。如果淋巴漏持续时间过长，可通过经腹途径腹腔镜下淋巴囊肿开窗术等外科手术进行干预处理。

6）膀胱直肠瘘：是前列腺癌根治术后非常严重的并发症，占 0.9%，一般因为肿瘤粘连直肠、术中肿瘤分离而造成直肠壁损伤。一旦发生，临床处理非常棘手，可导致严重的感染，水电解质平衡失调及多脏器功能衰竭。在护理上应围绕直肠瘘引起的水电解质失衡、营养障碍及促进瘘口愈合而采取相应的护理措施，以达到纠正内环境失衡、控制感染、保护重要脏器功能的目的。禁食、禁水，行肠外营养支持，减少肠内容物对瘘口的刺激。也可行乙状结肠造瘘术，减少肠道菌群对瘘口的影响，控制感染。

7）感染：密切观察体温变化，保持切口、敷料干燥清洁，发现伤口敷料潮湿应立即更换，预防切口感染。保持各管道通畅，防止弯折、受压、扭曲，预防导管及血流相关性感染。鼓励进食患者多饮水，每天饮水量 2 000~3 000 mL，及时行会阴护理，预防导尿管相关性感染（详见第一章第四节）。

8）下肢深静脉血栓：详见第一章第四节。

（2）远期并发症

1）尿失禁：手术后有 90% 以上的患者会恢复正常的控尿功能，但少数人有严重的尿失禁。术后尿失禁主要是由膜部尿道外括约肌或膀胱颈处尿道内括约肌受损引起。术后 2 周，拔除导尿管后指导患者进行正确的盆底肌（提肛肌）锻炼，此项锻炼在术后 3 个月内效果最佳。锻炼方法：根据凯格尔运动，进行提肛锻炼，提肛肌位于阴囊与肛门之间，排尿突然停止时，感觉到最为紧张的肌肉就是提肛肌(图2-5)。练习体位：先从卧位开始,逐步过渡到坐位、站立位,再过渡到行走时训练。一般立位或行走练习时,漏尿会明显增加。在漏尿越明显的体位下练习,锻炼效果越好。可以扫码观看(视频2-1),了解盆底肌(提肛肌)锻炼的具体内容。快法锻炼：适用于刚接触盆底锻炼的患者。收缩2秒,放松2秒,每组32次,一日4~5组。慢法锻炼：适用于已经熟练掌握盆底肌锻炼的患者。以最大力量收缩肌肉并保持6~8秒,放松6~8秒,10~12次算一组,强度因人而异,一般以感觉会阴部肌肉轻微酸胀为宜。锻炼的核心是收缩和放松,吸气时收紧肛门、尿道根部;呼气时放松肛门、尿道根部。将手置于脐上,感知不必要的腹部活动,及时纠正错误的锻炼方法。可以手机下载"长海失禁管理"APP,定时提醒每天锻炼,并做好记录(图2-6)。也可以给自己的练习设定一个目标：在某一体位下不再出现明显漏尿时,即可将锻炼重点转移至下一体位练习。例如：躺着时不再出现明显漏尿后,可以减少或停止躺着练习,加强坐着、站着等其他练习。术后尿失禁患者还应注意,皮肤长期暴露于尿液中,易引发失禁性皮炎,要做好皮肤护理及相关预防工作。

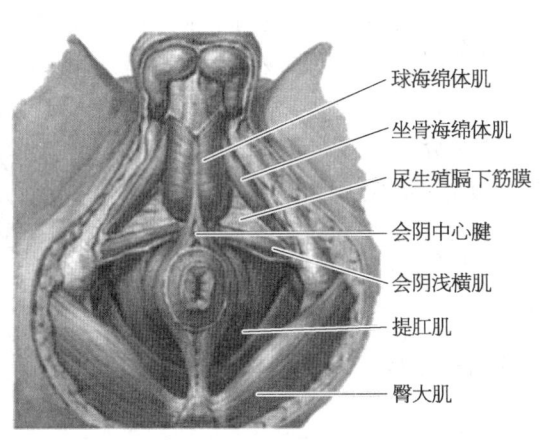

图2-5 提肛肌位置图

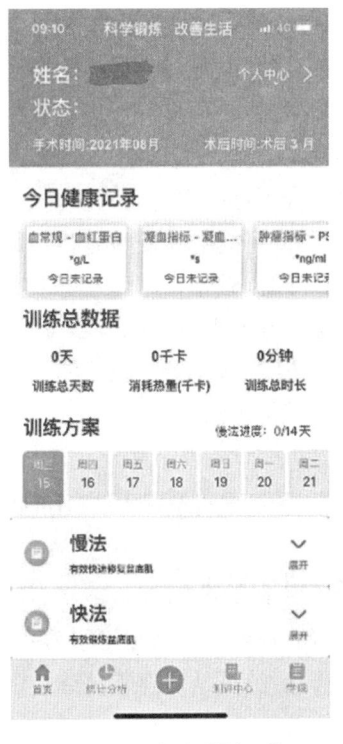

视频2-1
盆底肌锻炼

图2-6 "长海失禁管理"APP

当正确进行盆底肌锻炼3个月后仍然尿失禁严重,甚至严重影响日常生活,可以考虑行生物反馈治疗、电刺激治疗,或者行手术治疗。

A. 生物反馈治疗：是利用现代设备、反馈信息原理,训练患者学会调整自身内脏功能,引导患者找到正确、有效的锻炼方法,提高患者治疗的积极性和依从性。患者依据反馈信号主动调整收缩部位、力度等,记录治疗前后盆底肌最大收缩压力。一般生物反馈治疗与电刺激治疗联合使用。电刺激治疗以脉冲电流刺激诱发盆底肌收缩,电流强度以患者自觉盆底肌肉有跳动感而无疼痛为标准,一般治疗 30 分钟,维持 5 分钟,停止 10 秒,跃起 1~4 秒,10~50 Hz 频率电刺激,10 秒/次,然后反馈的 10 秒指导患者立即收缩盆底肌肉,在下一遍刺激开始时放松。如此交替地做盆底肌肉收缩与放松运动,同时要求患者通过屏幕上的肌电曲线观察自己收缩、放松的效应并进行调整,使其达到最佳治疗状态。

B. 电刺激治疗:盆底电刺激、膀胱内电刺激等,用电流激活盆底肌,使神经肌肉兴奋性收缩,增加肌肉的收缩力。

C. 手术治疗:安装人工尿道括约肌术,是通过安装由水囊、导管、泵和包绕球部尿道的人工尿道括约肌,以实现自主排尿控制的一种外科治疗方式;尿道旁悬吊术,是将后尿道周围组织悬吊于耻骨后,以加强盆底对膀胱颈和后尿道支撑的手术操作,减少腹压增大时膀胱颈的下移程度,减轻尿失禁的发生。

2) 勃起功能障碍:前列腺癌根治术后勃起功能障碍,是由多种因素引起,如年龄、术前性功能情况、肿瘤侵犯程度及范围,以及术中对阴茎海绵体的自主神经损伤程度。术后患者在等待性功能恢复期间,海绵体缺乏经常性的勃起,可导致海绵体缺氧、坏死,不利于性功能恢复。但在其他条件相同的情况下,保留神经的前列腺癌根治术,如筋膜内手术方式在术后控尿及勃起功能恢复方面具有优势,可使术后勃起功能障碍发生率降低。术后勃起功能障碍的患者,还可选择行阴茎假体植入手术,以提高生活质量。

3) 吻合口狭窄:通常是由于膀胱颈部重建时缝合过紧,或尿道与膀胱颈吻合时黏膜对合不良所引起。为预防吻合口狭窄和愈合不良,一般导尿管留置时间为 7~14 天,可能会涉及患者带导尿管出院的情况。带导尿管出院的患者一定要保护好导管,做好导尿管居家护理,预防导尿管相关并发症。更换尿袋的具体操作及护理要点可扫码观看视频 2-2。

视频 2-2
更换尿袋

导尿管拔除后,应告知患者注意观察尿线,若出现尿线变细或排尿困难,及时来院行尿道扩张治疗。

第三节·前列腺癌术后的综合康复管理

康复管理是对患者诊断、治疗、并发症、预后、随访、预防,以及患者康复期的培训与科室的发展等方面的管理。前列腺癌患者术后一般留置导尿管 2 周,移除导尿管后需行盆底肌锻炼预防尿失禁,后续更是需要坚持终生随访、复查,所以康复管理对前列腺癌根治术后患者尤为重要。

一、导尿管的管理

(1) 多饮水,每天正常饮水量 2 000~2 500 mL,以达到冲洗尿道、预防尿路感染的目的,并注意科学安排饮水时间,减少夜间排尿次数,保证足够的睡眠。

(2) 每日用温开水清洗尿道口 2 次,当腹压增加时(如咳嗽、打喷嚏、负重等),小便会从导尿管外溢出。这属于正常现象,如果尿道口有渗出液,应增加清洗频次,保持会阴部的清洁,预防感染和湿疹。

(3) 避免导尿管弯折、受压,防止膀胱过度充盈,导致吻合口瘘。

(4) 尿袋不能高于膀胱位置,防止尿液回流,导致逆行感染。

二、尿失禁的管理

(一) 前列腺癌术后出现尿失禁的原因

尿失禁是前列腺癌根治术后最常见的并发症,发生率为 0.5%～40%,尿失禁病程 1 个月至 1 年不等,严重影响患者的生活质量及心理健康,成为前列腺癌根治术后的主要护理问题之一。

(1) 手术损伤了稳定前列腺、尿道及膀胱的耻骨前列腺韧带。

(2) 损伤了支配前列腺和尿道括约肌的盆腔神经丛。

(3) 肿瘤侵犯压迫尿道外括约肌。

(二) 治疗方式

(1) 盆底肌锻炼——凯格尔(Kegel)训练法:简单易行且有效的方法,规范训练后大多数患者术后 3 个月内就可恢复控尿。在平躺、坐位、站位及行走时均可锻炼,在漏尿越明显的体位下练习,得到的锻炼效果更好。

(2) 电刺激治疗。

(3) 生物反馈治疗。

(4) 药物治疗:雌激素、酒石酸托特罗定等。

(5) 手术治疗。

有关前列腺癌根治性切除术后尿失禁的治疗,详见本章第二节。

(三) 失禁性皮炎及其处理措施

由于尿液长期浸湿皮肤可使皮肤角质层变软而失去正常防御功能,导致失禁性皮炎。

1. **临床表现** 皮肤出现红斑、红疹、浸渍、糜烂甚至剥脱(图 2-7)。

2. **好发部位** 会阴、阴囊、大腿内侧、臀部及肛周。

3. **处理措施** 运用结构化皮肤护理理念进行皮肤护理。结构化皮肤护理是集评估、清洁、滋润、保护于一身的综合防治措施。

(1) 评估:应用 Beather 量表进行评估。

(2) 清洁:选择弱酸性清洗液(醋酸氯己定)清洁皮肤,对于已经出现红斑或已经有失禁性皮炎的患者,应给予 0.9% 氯化钠注射液清洗,擦洗时应用一次性湿纸巾代替反复使用毛巾,避免使用纸质尿不湿、尿布等摩擦、压迫皮肤及反复擦拭皮肤。

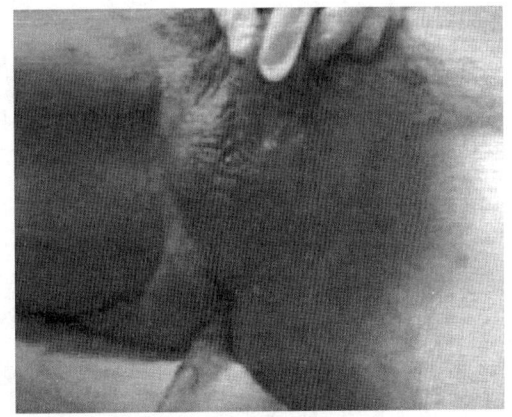

图 2-7 失禁性皮炎

(3) 滋润:加强营养,纠正腹泻。多食用含优质蛋白质的食物,增强自身免疫力;纠正和合理搭配饮食,减少由于腹泻导致皮肤长时间暴露在尿液、粪便刺激中。对于无法经口进食者应积极给予肠内、肠外营养支持,避免由于低蛋白血症和营养不良增加压力性损伤发生风险。

(4) 保护:① 造口粉。造口粉由黄原胶、羧甲基纤维素钠、瓜尔豆胶组成,避免使用甘油、尿素霜等高浓度保湿剂。② 皮肤保护膜。喷洒造口粉后距离皮肤 10 cm 处喷洒皮肤保护膜,使皮肤表面形成透明保护膜。每 8 小时重新清洁皮肤并喷洒皮肤保护膜。③ 辅助器具。卫生棉条、肛门栓剂等失禁管理用品;长期浸润尿液、粪便的破损性皮肤应使用泡沫敷料、水胶体敷料等失禁管理用品;若发生真菌性感染,应积极、合理地应用抗真菌药物,同时可应用护肤产品保护局部皮肤。

三、用药指导

遵医嘱按时服药。主要用药有缓泻剂,如乳果糖口服液(杜密克);抗生素;α_1 受体阻滞剂,如坦索罗辛(哈乐)、坦洛新;抗胆碱能抑制剂,如琥珀酸索利那片(卫喜康)。

1. 乳果糖口服液　乳果糖是人工合成不吸收性双糖,在肠道内不被吸收,具有双糖的渗透活性,可使水、电解质保留在肠腔而产生高渗效果,起到软化大便的作用。

2. α_1 受体阻滞剂　α_1 受体除分布在前列腺内,还分布在尿道、膀胱颈部及膀胱三角区处。α_1 受体阻滞剂能够使紧张状态的 α_1 受体处于松弛状态,从而使尿道梗阻症状减轻,膀胱刺激症状得到缓解。

3. 抗胆碱能抑制剂　竞争性毒蕈碱受体拮抗剂,通过阻滞膀胱平滑肌的毒蕈碱 M_3 受体来抑制逼尿肌的过度活动,从而缓解膀胱过度活动症伴随的急迫性尿失禁、尿急和尿频。

四、生活管理

1. 饮食指导　全麻术后无腹胀、恶心、呕吐症状的患者,术后 4 小时可开始饮用白开水 15 mL,饮水后无腹胀、恶心、呕吐症状者可每小时饮用白开水 10 mL。患者排气、胃肠道功能恢复后开始进流食,次日改半流质饮食,术后 3~4 天可恢复普食,合理膳食,可进食高蛋白质、高热量、富含维生素、清淡易消化的饮食,忌辛辣刺激的食物及烟酒。

2. 活动指导　术后 6 小时病情稳定后即可摇高床头 30°,指导患者床上活动,如抬臀、翻身、活动四肢等;术后第 1 天鼓励下床活动,由床上半卧位至床边坐位,再到床边活动,指导其循序渐进,注意劳逸结合。3 个月内避免提重物、骑自行车等剧烈活动,以免发生继发性出血。

五、随访

定期复查 PSA 的变化。术后 PSA 值是判断肿瘤复发的一个重要指标,目前规定只有当 PSA>0.2 ng/mL,并且在后续的复查中连续 2~3 次逐次升高(复查间隔至少 2 个月)才能判断前列腺癌复发。一般术后第 2、4、6 周各复查 1 次,术后半年内,每月复查 1 次;根据复查结果,酌情延长复查间歇期。

第三章
前列腺增生的诊疗与护理

第一节·前列腺增生的概述与诊断

前列腺是男性专属器官,前列腺增生又称前列腺肥大,是中老年男性常见的泌尿外科疾病之一。发病年龄大都在50岁以后,会出现前列腺增大,也就是增生,并有随着年龄增长发病率逐渐上升的趋势。经尿道前列腺切除术(transurethral resection of prostate, TURP)是治疗良性前列腺增生症(benign prostatic hyperplasia, BPH)的金标准。

一、概述

(一) 定义

良性前列腺增生(BPH)是引起中老年男性排尿障碍原因中最为常见的一种疾病。主要表现为组织学上前列腺间质和腺体成分的增生、解剖学上的前列腺增大、下尿路症状为主的临床症状,以及尿流动力学上的膀胱出口梗阻。

(二) 病因

BPH的发生必须具备年龄的增长及有功能的睾丸两个重要条件。但BPH发生的具体机制尚不明确,可能是由于上皮和间质细胞的增殖和细胞凋亡的平衡性破坏引起。多年来研究成果主要集中在以下几个方面:雄激素与雌激素的相互作用、前列腺间质-腺上皮细胞的相互作用、生长因子、炎症细胞、神经递质及遗传因素等。

(三) 病理生理机制

BPH病理学改变主要包括两个方面,一方面是BPH的病理改变,另一方面是前列腺增生引起膀胱出口梗阻(bladder outflow obstruction, BOO)的病理改变。

1. **病理改变** 前列腺分为外周带、中央带、移行带和尿道周围腺体区。所有BPH结节发生于移行带和尿道周围腺体区。早期尿道周围腺体区的结节完全为间质成分;而早期移行带结节则主要表现为腺体组织的增生,且间质数量的相对减少。增生组织将真正前列腺组织向外压迫,被挤压的组织发生退行性改变,逐渐转变为纤维组织,形成灰白色坚硬的假包膜,即外科包膜。

2. **膀胱出口梗阻的病理改变** 前列腺增生造成BOO有两种因素,即机械因素和动力因素。① 机械因素:BPH时,精阜随增大的腺体向下移行至接近尿道外括约肌处,前列腺段尿道随之延长,管腔变窄,增生腺体扩张增加了尿道阻力,都是造成BOO的机械因素。② 动力因素：在机械、炎症或其他因素的刺激下，肾上腺能受体兴奋，使 BPH 组织中平滑肌收缩，引起 BOO。随着膀胱压力的增加，出现膀胱逼尿肌代偿性肥厚、逼尿肌不稳定并引起相关储尿期症状。如长期未能解除梗阻，逼尿肌则失去代偿能力。继发于 BPH 的上尿路改变，如肾积水、肾功能受损，其主要原因是膀胱高压所致尿潴留以及输尿管反流。

二、临床表现

BPH 的临床表现是随着下尿路梗阻引起的病理生理改变的进展而逐渐出现。BPH 临床主要表现在三组症状，即膀胱刺激症状、梗阻症状及梗阻并发症。

（一）膀胱刺激症状

尿频是 BPH 最常见的症状，也是早期最典型的症状，最初多为夜尿次数增加，随后白天也增加，但每次量不多。当夜尿次数达 3 次以上时，表示膀胱出口已经达到一定程度的梗阻。50%～80% 的 BPH 患者出现逼尿肌不稳定，顺应性降低时，除尿频外，还伴有尿急、尿痛，甚至出现急迫性尿失禁。当膀胱逼尿肌失代偿后，常出现慢性尿潴留，同时因膀胱有效容量减少，导致排尿间隔时间更短，若合并膀胱结石或尿路感染，则尿频更加明显，且伴有尿痛。

（二）梗阻症状

1. 排尿困难　排尿困难程度是由 BOO 梗阻程度和膀胱功能情况共同决定的。前列腺体积增大，导致机械性梗阻加重，常合并排尿困难症状，但下尿路梗阻的程度与腺体大小不一定成正比。因下尿路阻力增加，患者排尿起始时间延缓、时间延长、射程缩短、尿线变细、尿分叉，伴尿不尽。下尿路梗阻程度进一步加重，患者须增加腹部压力帮助排尿，常出现尿流中断、淋漓不尽。

2. 残余尿、尿潴留　BPH 患者排尿时不能完全将膀胱内尿液排空，残留在膀胱内的尿液即残余尿。当膀胱内残余尿逐渐增加时可导致尿潴留的发生。残余尿量对上尿路功能和 BPH 的临床进展有着重要意义。残余尿少于 50 mL，无肾积水发生；当残余尿在 55～100 mL 时，患者肾积水发生率会明显增加；残余尿在 150 mL 以上时，患者肾积水的发生率为 55%。BPH 患者在受凉、饮酒、憋尿、服用药物后或其他原因，可能诱发急性尿潴留，部分患者以急性尿潴留为首发症状。

（三）梗阻并发症

1. 血尿　前列腺黏膜表面的毛细血管及小血管扩张并受到增生腺体牵拉，或与膀胱摩擦，当膀胱收缩排尿时毛细血管则会破裂出血，严重者形成血块，引起急性尿潴留症状。

2. 泌尿系统感染　下尿路梗阻常因尿液集聚导致泌尿系统感染，并伴随尿频、尿急、尿痛、排尿困难等症状。当继发上尿路感染时，则会出现发热、畏寒、腰痛等症状。严重时会出现全身中毒症状。

3. 膀胱结石　下尿路梗阻导致膀胱残余尿长期存在时，尿液中逐渐出现结晶形成结石。若伴有膀胱内感染则会促进结石的形成。BPH 伴膀胱结石的发生率约为 10%。

4. 上尿路扩张、肾功能损害　当残余尿逐渐增加，膀胱内压力升高，导致输尿管扩张、肾积水，进而肾功能遭到破坏。

5. 增加腹压引起的症状　下尿路梗阻时出现排尿困难，长期增加腹压排尿，可引起腹股沟疝、痔疮、肛门脱垂等症状。

三、诊断

以下尿路症状(lower urinary tract symptom，LUTS)为主诉的 50 岁以上男性患者，首先应该考虑 BPH 的可能。为明确诊断，需要做以下评估。

(一) 初始评估

1. 询问病史

(1) 下尿路症状的特点、持续时间及伴随症状：BPH 的临床表现以 LUTS 为主。在询问病史的过程中，需要强调的是 LUTS 并非 BPH 特有的症状，例如，膀胱刺激症状也见于前列腺炎或其他疾病，以及神经功能所致的逼尿肌功能障碍等。部分患者除 LUTS 的症状以外，还伴有相关并发症，如反复血尿、尿路感染或其他疾病等。

(2) 与 BPH 相关的病史询问：既往是否有骨盆骨折、尿道狭窄、脊柱外伤等。近期是否服用影响膀胱出口功能的药物，如阿托品等。近期有无重体力劳动、饮酒、上呼吸道感染等，这些均可导致下尿路症状加重。

(3) 国际前列腺症状评分(international prostate symptom score，IPSS)和生活质量评估(quality of life assessment，QOL)：1994 年第 2 届国际 BPH 咨询委员会建议将 IPSS 和 QOL 问卷表列为正式的全世界应用于 BPH 症状量化评分表，用以对 BPH 病情的评估和治疗前后疗效的对比。

IPSS 评分有 7 个维度，总的评分范围从无症状至严重症状(0~35 分)。症状严重程度分轻、中、重三个级别。1~7 分为轻度，8~19 分为中度，20~35 分为重度。IPSS 评分是 BPH 患者下尿路症状严重程度的主观反映，它与最大尿流率、残余尿及前列腺体积无明显相关性。QOL 评分答案从非常好到很痛苦分为 0~6 分，是了解患者对其目前下尿路症状水平伴随其一生的主观感受，主要关心的是 BPH 患者受下尿路症状困扰的程度及是否能耐受，因此又被称为困扰评分。

2. 体格检查

(1) 泌尿系统及外生殖器检查：首先排除是否为充盈的膀胱，耻骨上叩诊呈固定浊音，常提示尿潴留。注意触摸腹股沟包块能否回纳，阴囊内睾丸、附睾大小及质地，阴茎有无硬结。

(2) 直肠指检(DRE)：DRE 是 BPH 诊断必须检查的项目，肛检前先做血清前列腺特异性抗原(PSA)测定，在膀胱排空后进行。典型 BPH 在直肠前壁可扪及增大的前列腺，表面光滑，质地柔韧有弹性，边缘清楚。前列腺大小分为 4 度，Ⅰ度增生腺体大小达正常腺体的 2 倍，中央沟变浅，估重为 20~25 g；Ⅱ度为 2~3 倍，中央沟消失或略有突出，估重为 25~50 g；Ⅲ度为 3~4 倍，中央沟消失，指检可勉强触及前列腺底部，估重为 50~75 g；Ⅳ度腺体增大超多 4 倍，指检已不能触及腺体上缘，估重在 75 g 以上。DRE 的缺点是不能精确量化前列腺大小，不能判断前列腺向膀胱生长，即使 DRE 前列腺不大也不能排除前列腺增生。但 DRE 的优点在于可以简单快速地向医生提供前列腺的大概大小，怀疑异常的患者最后确诊前列腺癌的有 26%~34%。

3. 实验室检查

(1) 尿常规：可以确定下尿路症状患者是否有血尿、蛋白尿、脓尿等。

(2) 血肌酐：BPH 伴血清肌酐升高是上尿路影像学检查的适应证，评估有无肾积水、输尿管扩张等情况。

(3) 血清 PSA：血清 PSA 可预测 BPH 的临床进展,指导治疗方法的选择。

4. **超声检查** 可以经腹壁或直肠超声检查。前列腺体积计算公式为：

$$前列腺体积 = 0.52 \times (前列腺三个径的乘积)$$

前列腺重量公式为：

$$前列腺重量 = 0.546 \times (前列腺三个径的乘积)。$$

一般认为,直肠超声估计前列腺体积大于 20 mL,才能诊断前列腺增大。经腹壁超声检查可同时显示膀胱、前列腺、精囊,还能得到 BPH 的间接诊断依据。

5. **尿流率检查** 50 岁以上男性,尿流率≥15 mL/s 属正常,10～15 mL/s 者可能有尿道梗阻,<10 mL/s 者则已出现尿道梗阻。但是最大尿流率减低不能区分梗阻和逼尿肌收缩力减低,也不能说明是 BPH 梗阻或非梗阻,还必须进一步做相关检查才能明确。尿流率<10.6 mL/s 的 BPH 患者发生临床进展的可能更大。

(二) 进一步检查

1. **排尿日记** 患者自行记录排尿次数、排尿时间、每次尿量、伴随排尿症状、饮水量等(表3-1)。一般连续记录 5～7 天。对以夜尿增多为主的下尿路症状患者,排尿日记有助于鉴别夜间多尿和饮水过量,排尿次数是白天多还是夜间多。

表 3-1　BPH 患者排尿日记

姓名_____　年龄_____　　　　　　　　　　　　　　　　　　___年__月__日

排尿时间 (钟点)	实际排完时间 (分钟)	尿量 (mL)	伴随尿急、尿痛、 血尿症状	尿失禁 时间	饮水量(mL) 包括餐饮
0 …					

2. **尿流动力学检查** 尿流动力学研究有关膀胱、尿道及括约肌在贮尿、排尿过程中各种生理学和病理学活动规律,在 BPH 的诊断、鉴别诊断、治疗方法的选择、疗效的判定及术后并发症的原因分析中,是一种十分重要的检查手段,被认为是诊断尿路梗阻的"金标准"。详见第一章第三节。

3. **影像学检查**

(1) 超声检查：超声检查前列腺有经腹壁探测、经直肠探测及经会阴部探测和经尿道探测,前两种方法最为常用。BPH 主要发生于前列腺的内腺,其声像图特点为前列腺体积增大,各径线测值超过正常值,特别是前后径变化最明显,前列腺形态改变接近球形。中叶增生为主时,增生的前列腺可向膀胱内突出;内腺、外腺比例失调,比例≥1,内腺区有增生结节;常合并前列腺结石,沿"外科包膜"出现弧形排列的强回声光团后伴声影,是 BPH 的一个特点。

(2) CT：BPH 的 CT 图像特点是前列腺径线增大,前列腺超过耻骨联合上方 10～30 cm,呈球形或椭圆形,密度均匀,增强后扫描前列腺中心部增生结节密度增高,部分前列腺内散在有小点状或短条状钙化灶。增生明显时膀胱底部受压向上移位,甚至突入膀胱似膀胱肿块。但CT不能很好显示前列腺的分区,当病变局限或在包膜内时,由于病灶与正常的前列腺组织呈相等密度,亦很难显示病灶。CT增强扫描能显示不同组织的强化特点,增加不同组织间的密度差别,提高病变的检出率。

(3) MRI：MRI有很好的软组织分辨率,能对前列腺行任意平面成像,不但可较好显示其解剖分区,并可对病变部位进行准确定位,是进行前列腺检查的一种较好影像学手段。但检查费用高,成像时间长,对钙化病灶不敏感。

(4) 膀胱镜检查：详见第一章第三节。

四、药物治疗

遵医嘱按时服药。

(1) α_1 受体阻滞剂：α_1 受体除分布于前列腺内,还分布在尿道、膀胱颈部及膀胱三角区处。α_1 受体阻滞剂能够使紧张状态的 α_1 受体处于松弛状态,从而使尿道梗阻症状减轻,膀胱刺激症状得到缓解。代表药物有坦索罗辛(哈乐)。

(2) 抗胆碱能抑制剂：竞争性毒蕈碱受体拮抗剂,通过阻滞膀胱平滑肌的毒蕈碱 M_3 受体来抑制逼尿肌的过度活动,从而缓解膀胱过度活动症伴随的急迫性尿失禁、尿急和尿频。代表药物有琥珀酸索利那新(卫喜康)。

(3) 5α-还原酶抑制剂：前列腺的生长和功能维持都依赖于睾丸产生的睾酮,睾丸产生的睾酮在5α-还原酶的作用下转化为双氢睾酮,双氢睾酮对前列腺的生长起到营养作用。5α-还原酶抑制剂干扰5α-还原酶的作用,大大降低双氢睾酮含量,从而抑制前列腺生长,起到缩小前列腺体积的作用。代表药物有非那雄胺(保列治)。

第二节·前列腺增生的手术与护理

前列腺增生的危害主要是长期下尿路梗阻后所引起的一系列临床症状,改善下尿路梗阻是首要的治疗原则。临床主要使用手术治疗该疾病,能够将病灶切除,使其临床症状缓解。

一、手术适应证

(1) 有下尿路梗阻症状的患者,尿流动力学检查提示残余尿>60 mL,有膀胱出口梗阻情况者。
(2) BPH严重影响膀胱功能的患者。
(3) 已发生输尿管扩张及肾功能损害。
(4) 经常引起急性尿潴留、血尿、尿路感染等情况。
(5) 合并膀胱结石的患者。

二、术前准备

1. 一般指导　体位训练,由于术中要采取截石位,保持较长时间,许多患者不能适应该手术体位,在术前应指导其做好体位训练。

2. 术前做好各项检查

(1) 常规检查：心电图、胸部 X 片、腹部 B 超。

(2) 疾病特殊检查：直肠指检、直肠超声检查、尿流动力学检查、残余尿测定。

3. 用药指导　术前口服盐酸坦索罗辛缓释胶囊或非那雄胺片，其目的是使腺体缩小、质地变硬，减少术中出血。

4. 肠道准备　术前排空大便，以免术后大便干结，引起前列腺窝出血。方法：术前 1 天 20:00 应用开塞露 20 mL 通便，术晨 6:00 再次应用开塞露 20 mL 通便。进食易消化的食物，术前 4 小时禁食、2 小时禁水。

5. 预防急性尿潴留　术前 2 周戒酒、戒烟，注意适当的休息，避免劳累，以防前列腺充血、水肿而引起急性尿潴留。

6. 术前功能锻炼　评估肺功能，指导有效咳嗽、咳痰；练习床上排便。

7. 指导患者进行有效的盆底肌锻炼　详见第二章第二节。

8. 心理护理　大多数患者对手术都会产生恐惧心理，多半是因为对手术了解不全面，担心手术失败、增生再次复发等情况。做好心理护理是决定手术成功的关键因素。医护人员应主动与患者及家属交流，了解患者及家属的心理问题，详细讲解手术过程及预后情况等，增强患者及家属对医护人员的信任与治疗的信心，让患者有充分的思想准备，接受手术。心理护理是所有手术的患者均需要的，它贯穿整个手术过程。

三、手术方式

前列腺增生有多种手术方式，如经尿道前列腺等离子体双极电切术（transurethral bipolar plasma kinetic prostatectomy，TUPKP）、经尿道前列腺切除术（transurethral resection of prostate，TURP）、经尿道前列腺钬激光剜除术（holmium laser enucleation of prostate，HoLEP）等。其中 TURP 及 HoLEP 是前列腺增生两种重要的手术方式，而 TURP 是前列腺增生手术中最常用的手术方式。

(一) TURP

TURP（图 3-1）作为常用术式，可直接经尿道将挤压尿道的前列腺增生组织切除，电凝止血，疗效确切。但是，大体积前列腺增生因体积大，经尿道前列腺切除术应用时产生的手术切口比较大，易伤害周围组织，电凝止血困难，存在手术时间长、残留腺体多、腺体切除率低、术中出血量大等弊端，不利于患者预后。

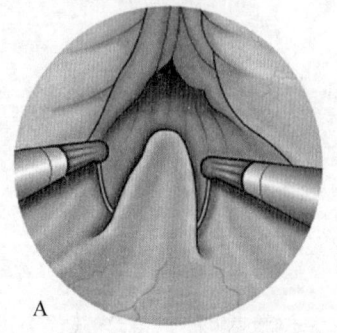 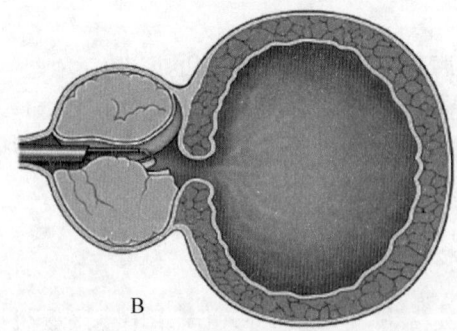

图 3-1　TURP

(二) HoLEP 及 TUPKP

HoLEP 及 TUPKP 为近年来发展起来的新型治疗方式,与经尿道前列腺切除术相比,具有创伤较小、患者恢复快、术后并发症少等优势,被逐渐应用于临床。

钬激光波长 2 140 nm,产生的峰值能量可导致组织的气化和前列腺组织的精确和有效切除,随着科技的进步,大功率的钬激光开发和前列腺组织粉碎机器的临床应用,HoLEP 得以开展。钬激光的优点:有较好的安全性和对组织产生良好的凝固作用,因此出血较少,手术视野清晰。缺点:切除的增生组织需要在膀胱内进行粉碎,导致膀胱损伤的概率相对较大,且手术难度也相对较大。

TUPKP 是以双极等离子系统为支撑,采用等离子电切环实施电凝与切割操作,止血效果好,术野清晰,加之不易损伤周围组织,利于患者术后恢复,减少医疗费用,节约医疗资源。同时 TUPKP 切除增生组织时温度较低,能够防止因温度过高而导致周围组织、尿道括约肌损伤。

四、术后护理

1. **监测生命体征** 密切监测生命体征变化,特别关注血压、心率,如有异常及时汇报医生处理。

2. **卧位指导** 患者清醒后可抬高床头 30°,保持呼吸道通畅,防止呕吐、误吸。

3. **饮食指导** 肛门排气后,给予易消化、含纤维素多的饮食,保持大便通畅,避免因排便用力而引起前列腺窝的出血。

4. **疼痛护理** 术后患者均有不同程度的下腹部及尿道口疼痛,要评估疼痛的性质和程度,配合放松疗法及遵医嘱合理应用解痉止痛药物,保证患者的休息和睡眠。

5. **导尿管牵引护理** 导尿管牵引法有纱布压迫固定法、气囊导尿管牵引固定法等。目前,常用的气囊导尿管牵引固定方法是橡皮筋牵引法,将双股皮筋一头连接三腔导尿管接头注水处,另一头连接患者足弓中部,纱布包裹足部保护皮肤,牵引侧腿保持伸直位,牵引时间为 12～24 小时(图 3-2)。牵引的主要目的:① 减轻吻合口张力,减少吻合口瘘的发生。② 通

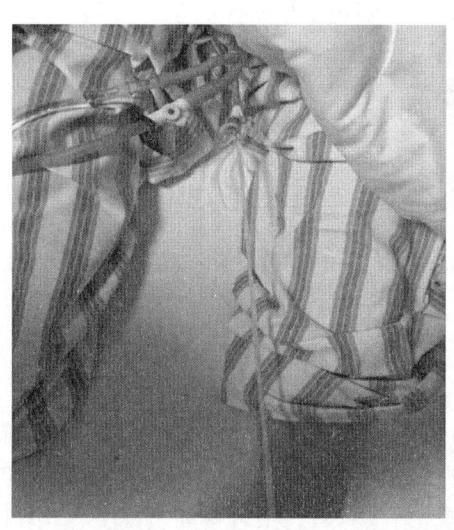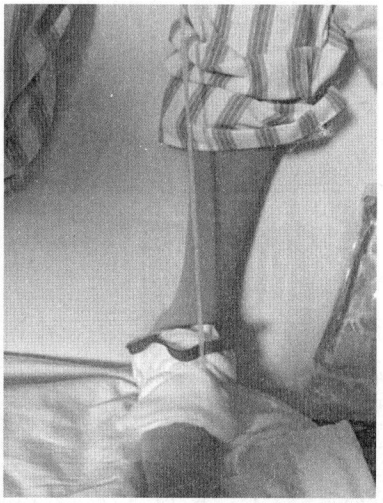

图 3-2 导尿管牵引装置

过导尿管气囊牵拉,压迫前列腺窝,减少前列腺窝处的出血。保持牵引侧腿部伸直,确保牵引功能,防止气囊移位或拉力的改变诱发出血;纱布保护足部皮肤,每班检查,每 2 小时更换牵引部位或牵引腿,防止橡皮筋牵拉引起皮肤缺血、破溃,保证皮肤的完整性。

6. 膀胱冲洗护理 膀胱冲洗由"Y"形管连接三腔导尿管,将冲洗液灌入到膀胱内,再利用虹吸原理将灌入的液体引流出来的方法。可以扫码观看视频 3-1,了解膀胱冲洗的具体内容。

视频 3-1 膀胱冲洗

(1)保持膀胱冲洗和导尿管引流的通畅,导尿管双固定,防止移位、扭曲;引流不畅可加快冲洗速度,并轻轻挤压导尿管或用 20 mL 注射器冲洗与抽吸,及时引流出膀胱内血块或残留组织,以保持引流的通畅。

(2)借助膀胱冲洗比色卡,注意观察尿液颜色(图 3-3,图 3-4),尿液颜色突然变红色或深红色,可能电切创面出血,应及时处理。

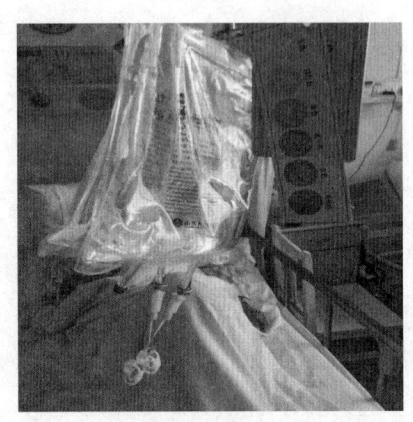

图 3-3 膀胱冲洗装置　　　　图 3-4 比色卡

(3)冲洗液瓶高度与患者的心脏距离 60~70 cm,冲洗液的速度一般根据引流液的颜色来调节,但应保持冲洗液速度与引流速度相一致,膀胱冲洗速度不可随意调节。

7. 预防感染 术后留置导尿管易引起逆行尿路感染,术后除了应用抗生素预防感染外,还要保持会阴部及尿道口清洁,每日用醋酸氯己定溶液清洗会阴部 2 次,排气后鼓励多饮水。

五、并发症的观察及护理

1. 经尿道电切综合征(transurethral resection syndrome,TURS) 稀释性低钠血症是术中容易发生的一种吸收性并发症,主要是由于电切过程灌洗液在短时间内通过开放的静脉大量吸收入血,导致血容量、电解质、血浆渗透压等内环境紊乱。主要表现为恶心、呕吐、腹胀、高血压等情况,还可能出现呼吸困难、昏迷等症状。

护理措施:① 减少冲洗液的吸收,术后保持冲洗通畅,防止冲洗不畅而导致膀胱压力增加,冲洗液的吸收。② 监测 TURS 症状,电切时间超过 90 分钟或前列腺被膜被切穿时,加强监测中心静脉压、血气分析、尿量及心脏功能等情况。术后患者早期出现恶心、呕吐、高血压或低血压、意识障碍等情况,应及时监测电解质、血浆渗透压,警惕 TURS 发生。

2. 出血

（1）护士要密切观察尿液的颜色、性质和量，一般为淡红色，2～3天逐渐转清。

（2）应加快冲洗液流速，或抬高冲洗高度、加大冲洗压力，以起到止血作用；或遵医嘱使用止血药物。

（3）加强生命体征监测，如引流液呈鲜红色，立即报告医生；如果患者同时伴有血压下降，则提示有内出血危险，应配合医生进行抢救，建立静脉通道，加快补液，做好血型鉴定、交叉配血、备血，安慰患者及家属，并做好膀胱内血块清除的手术准备。

3. 膀胱痉挛　详见第二章第二节。

4. 下肢深静脉血栓　详见第一章第四节。

六、健康教育

1. 预防前列腺窝的继发性出血

（1）进食易消化、含粗纤维的食物，禁辛辣，戒烟酒，保持大便通畅，避免用力排便引发腹压增高导致继发性出血，便秘时可服用缓泻剂。

（2）6个月内忌性生活、坐浴、提重物、骑自行车等活动，避免阴茎充血。

（3）避免一切使腹压增高的活动或动作（如用力咳嗽，用力解大便等）。

2. 训练膀胱功能

（1）术后多数患者膀胱功能低下，3～6个月仍有漏尿现象，因此需要进行盆底肌锻炼。

（2）每日饮水量2 000～3 000 mL，增加尿量，防止尿液浓缩，达到内冲洗膀胱的目的。

3. 会阴部皮肤护理　留置导尿管可能引起术后尿失禁，而尿失禁常导致患者会阴部出现湿疹，严重者全身充满尿液味，甚至出现自卑心理。日间可采用尿不湿或用保鲜袋套阴茎部储尿，夜间使用尿垫，经常用温水清洗会阴部及臀部，勿用碱性清洗液清洗，局部若出现湿疹可用金霉素或洁肤霜涂抹。

4. 自我观察　排尿时注意观察尿线和尿液颜色。出现尿线变细、排尿不畅、血尿、症状加重者及时就诊。

第四章
膀胱癌的诊疗与护理

第一节·经尿道膀胱肿瘤切除术的围手术期护理

一般将膀胱肿瘤按肿瘤浸润深度分为非肌层浸润性膀胱癌(Tis,T_a,T_1)和肌层浸润性膀胱癌(T_2 以上),非肌层浸润性膀胱癌(non muscle-invasive bladder cancer)又称为表浅性膀胱癌(superficial bladder cancer),占全部膀胱肿瘤的 75%~85%。经尿道膀胱肿瘤切除术(transurethral resection of bladder tumor,TURBT)既是非肌层浸润性膀胱癌的重要诊断方法,同时也是主要的治疗手段。

一、手术适应证

TURBT 适用于表浅膀胱肿瘤、未侵及黏膜下层的膀胱癌患者。

TURBT 有两个目的:一是切除肉眼可见的全部肿瘤,二是切除组织进行病理分级和分期。TURBT 应将肿瘤完全切除直至露出正常的膀胱壁肌层。在肿瘤切除后,最好进行基底部组织活检,以便于病理分期和下一步治疗方案的确定。

二、术前准备

1. **心理护理** 护士应主动与患者沟通,了解其心理活动,对患者及家属进行心理健康指导,并请同病室患者现身说教,降低患者及家属的焦虑与紧张。耐心讲解疾病相关知识、注意事项及预后,让患者与家属有充分的思想准备,术后仍应继续进行心理疏导和护理。

2. **个人护理** 术前1天应沐浴、更衣、修剪指甲等,做好个人卫生工作,术晨协助患者备皮。去除义齿、首饰、眼镜等个人物品。

3. **肠道准备** 术前行肠道准备,一般术前一天晚上及术晨行开塞露纳肛。术晨 0:00 之前可进食非油炸的肉类或蛋类;凌晨 2:00 前,可进清淡饮食,如软米饭、面条、馒头、馄饨等;早晨 6:00 前,可进清流质饮食,如白开水、橘子汁(无渣)等,勿饮咖啡、浓茶,饮水总量不超过 10 mL/kg。长期服用降压药的患者于术晨 6:00 前常规服药,糖尿病患者于术晨停止使用降糖药。

三、术后及并发症的护理

1. **监测生命体征** 严密监测生命体征的变化,发现异常及时汇报、及时处理。

2. 术后出血的护理 密切观察尿液的颜色、性质和量,一般为淡红色,24~72小时逐渐转清;如果尿液颜色逐渐加深或出现较多的小血块,应加快冲洗速度,遵医嘱使用止血药治疗。

3. 术后感染的护理 详见第一章第四节。

4. 术后下肢静脉血栓的护理 详见第一章第四节。

5. 膀胱冲洗护理 详见第三章第二节。

6. 膀胱痉挛护理 详见第二章第二节。

7. 导管护理 妥善固定,保持导管通畅,防止扭曲、弯折,经常挤压,及时倾倒。

8. 皮肤护理 勤翻身、清洗,减少皮肤摩擦、受压,保持床单位清洁。

9. 饮食及活动指导 术后禁食、禁水,至胃肠道功能恢复,肛门排气后开始进流质饮食,次日可逐步改为半流质或软食,术后3~4天可恢复普食。可选择高蛋白质、高热量、富含维生素、清淡易消化的饮食,忌烟酒,进食后观察腹胀、排便情况,指导患者床上抬臀运动。

10. 护理安全 做好跌倒、坠床、导管滑脱、压疮、导尿管相关感染等风险评估并及时落实有效的预防措施。与患者多交流,与家属做好沟通,引起重视,做好宣教,掌握患者心理变化,给患者讲述相应的疾病知识。

四、膀胱灌注

(一)定义

膀胱灌注是膀胱癌的重要治疗手段之一,主要作为TURBT后的辅助治疗。膀胱灌注属于腔内化疗的一种。它是指将化疗药物通过导尿管注入膀胱,利用药物自身的毒性作用,达到破坏残留肿瘤细胞、降低肿瘤复发的目的。经尿道膀胱肿瘤等离子电切安全共识建议,所有非肌层浸润性膀胱癌患者进行术后辅助性膀胱灌注治疗。① 术后即刻膀胱灌注化疗:目的是预防肿瘤细胞种植、杀灭肿瘤基底可能残留的肿瘤细胞以及肉眼不可见的膀胱黏膜面微小肿瘤病灶。推荐术后尽早进行(<2小时),最迟在24小时内完成。② 术后早期和维持性膀胱灌注治疗:中、高危非肌层浸润性膀胱癌患者在即刻灌注后应接受维持灌注治疗。其中,中危肿瘤推荐膀胱灌注化疗,高危肿瘤建议行卡介苗灌注免疫治疗。维持灌注化疗时间在1年以内,卡介苗免疫治疗则需维持2~3年。

(二)灌注前准备

患者需要做一些检查,如尿常规、肝肾功能、心电图等,由医生评估身体状况能否接受化疗。灌注治疗时不必禁食。治疗前2小时禁止饮水,以免尿液生成过多,导致提前解小便而缩短药物在膀胱的存留时间,影响治疗效果。

(三)灌注药物的选择及用药注意事项

1. 吉西他滨

(1)药物性质:属于嘧啶类抗代谢药物,其在细胞内通过脱氧胞苷激酶转化成二磷酸腺苷和三磷酸腺苷,后两者通过抑制肿瘤细胞的DNA合成发挥细胞毒性作用。

(2)灌注方法:在经尿道膀胱肿瘤切除术(TURBT)后24小时内即刻灌注吉西他滨1次(1 000 mg/50 mL生理盐水),以后每周1次,连续8次,后改为每月1次,共持续1年。

(3)注意事项:灌注后每15分钟改变1次体位,药物在膀胱内停留1小时后排出。

(4)健康教育:患者在灌注后定时更换体位可以加强药物与膀胱黏膜的接触,协助患者更换体位,灌注结束后鼓励患者多饮水,每日饮水量在 2 500～3 000 mL 为宜,有心脏病和高血压的患者不少于 2 000 mL,可以显著增加尿量,起到生理性膀胱冲洗的作用,减少药物对膀胱的刺激,有效预防尿道炎和膀胱炎。灌注后饮食宜清淡,多食新鲜蔬菜和水果。

(5) 不良反应及护理措施

1) 膀胱刺激征:患者由于膀胱灌注时间长,反复插入导尿管及化疗药物的不良刺激,常于灌注后出现尿频、尿急、尿道疼痛的不良反应,严重的可导致提前排药而影响治疗效果,既增加恐惧心理,又使部分患者对治疗效果和医务人员技术水平产生怀疑,因此合理选择灌注药物,采用正确给药方法,严格执行无菌操作,适当应用抗生素,延长灌注间歇时间,增加导尿的舒适性,可有效减轻膀胱刺激症状,减少并发症及药物不良反应,保证治疗效果。

2) 血尿:多由药物刺激膀胱黏膜引起,指导患者灌注后多饮水,待血尿消失,并延迟一星期(待膀胱黏膜修复后)继续行膀胱灌注治疗,如出现严重肉眼血尿,短期内应避免使用化疗药物膀胱灌注,防止严重并发症的出现。

3) 尿道狭窄:尿道狭窄比较少见,多因反复置管损伤尿道黏膜而诱发。严格无菌操作,注药前务必确定尿管在膀胱内。

4) 膀胱痉挛:灌注后膀胱痉挛多为药物刺激膀胱引起的化学性膀胱炎,使膀胱逼尿肌顺应性降低,膀胱容量减少,严重的可使膀胱固有层和肌肉纤维化导致膀胱痉挛,膀胱痉挛时药物灌入有阻力,患者有明显的疼痛,或有药物灌入后顺尿道口流出的现象,灌入后几天也有可能发生,发现后应及早处理。

2. 表柔比星

(1) 药物性质:属于抗生素类抗肿瘤药。为阿霉素的同分异构体,作用机制是直接嵌入 DNA 碱基对之间,干扰转录过程,阻止 mRNA 的形成,从而抑制 DNA 和 RNA 的合成。

(2) 灌注方法:将 50 mg 表柔比星溶于生理盐水 50 mL,灌注前嘱患者排空膀胱,取平卧位。无菌操作下,经一次性导尿管灌注化疗药物至膀胱,每 10～15 分钟变换体位 1 次(平卧位、左侧卧位、右侧卧位、俯卧位),使药液与膀胱壁充分接触,保留药液在体内 60 分钟左右。术后即刻可行膀胱内灌注化疗,后续每周 1 次,共 8 次;以后每月 1 次,直至 1 年。

(3) 注意事项:记录其治疗的不良反应,包括发热、尿路刺激征、肉眼血尿等症状;开始膀胱内药物灌注化疗后,及时复查。

(4) 健康教育:灌注期间所有患者每 3 个月做 1 次膀胱镜检查,复查血、尿常规和肝、肾功能以及 B 超,并记录用药期间出现的局部或全身不良反应。若复查时发现可疑或复发病变,即刻在膀胱镜下取活检病理检查以明确有无术后肿瘤复发以及肿瘤的恶性程度。

(5) 不良反应:骨髓抑制、肝肾功能受损、胃肠道反应、过敏性休克及神经毒性反应等。

3. 吡柔比星

(1) 药物性质:本药可直接嵌入 DNA 双链间,抑制 DNA 聚合酶,阻止核酸合成,在 G_2 期使细胞不能进行分裂,从而导致肿瘤细胞死亡。

(2) 灌注方法:在行 TURBT 后 24 小时内,采用吡柔比星 30 mg 溶于 50 mL 注射用水,经尿管行膀胱灌注治疗,使药物在膀胱内保留 30～60 分钟左右,每隔一段时间改变 1 次体位(左侧卧位、右侧卧位、仰卧位和俯卧位),每个体位保持相同的时间,保证药物与整个膀胱充分接触。每周灌注 1 次,8 次后改为每月灌注 1 次,灌注总时间为 1 年。

(3) 注意事项：嘱患者卧床休息，注意更换体位，及时告知患者更换体位的方法和意义，确保药液能和膀胱黏膜充分地接触，药物在膀胱内保留 30~60 分钟后再排出。嘱患者在药物排出后尽量多饮水，以达到对膀胱进行生理性冲洗的作用，从而减少药物继续对膀胱黏膜的刺激，也可以起到稀释致癌物质的效果。

(4) 健康教育：由于膀胱灌注后，有些患者出现恶心、呕吐、食欲减退等，嘱咐患者加强营养，饮食方面多食高蛋白质、高热量及高维生素类食物，忌烟酒，并适量活动，以增加机体抵抗力。由于化疗药物会对骨髓产生抑制，嘱其定期复查血常规、肝肾功能等。同时要嘱咐患者对排尿情况、尿液颜色等进行观察，定期复查膀胱镜，第一时间发现肿瘤复发并采取及时有效处理，还要告知患者避免接触橡胶塑料、燃料等工业品，防止外源性物质造成肿瘤复发。

(5) 不良反应及护理措施

1) 膀胱刺激症状：如尿频、尿急、尿痛、血尿等，此为膀胱灌注化疗药物后最常见的并发症，是由于膀胱黏膜被化疗药物灼伤及药物透过膀胱黏膜下层血管进入血液时刺激该处神经所致。因此，要求在配置药物时要充分溶解，严格遵循无菌技术，严格经尿管给药，膀胱内药液不宜保留过长，一般保留 30~60 分钟排出。每次灌注后，要留心观察每位患者的尿色、尿量，询问患者是否有不适症状。如患者有尿频、尿急、尿痛、排尿困难等症状出现，嘱患者多饮水后，一般可自行消失。如果症状无明显改善应及时联系医生，调整灌注时间和灌注药量，必要时更换其他药物。

2) 尿路感染：多由于在操作过程中损伤尿道和膀胱黏膜，或未严格遵循无菌操作原则所致，如患者出现较严重尿路刺激症状，可检验尿常规以确定是否合并尿路感染，必要时给予抗感染治疗。

3) 尿道狭窄、膀胱挛缩：化疗药物损伤黏膜及无菌性化学炎症所致。可以采取多种方法，包括药物治疗、尿道扩张、手术矫正等。对于化疗药物引起的这些并发症，可能需要调整化疗方案或采取其他支持性治疗措施。

4) 骨髓抑制致白细胞、血小板水平降低、肝肾功能改变等。应做到定期监测血常规，及时发现并处理骨髓抑制；保持良好的个人卫生，减少感染风险；合理饮食，保证充足的营养摄入，特别是富含蛋白质和维生素的食物。

5) 恶心、呕吐、食欲不振等胃肠道症状。应避免刺激，避免油腻、辛辣、气味强烈的食物。尝试少量多餐，避免一次性吃太多。选择容易消化的食物，如白粥、面条、蒸蛋等。增加蛋白质的摄入，如瘦肉、鱼、蛋白质补充剂等。遵医嘱使用抗恶心和止吐药物。

6) 过敏性皮炎，偶有过敏性休克的报道。在日常生活中，应注意皮肤护理，避免过度清洁和刺激皮肤，使用温和的护肤品，并保持良好的生活习惯。如果出现过敏症状，应及时就医。

4. 羟喜树碱

(1) 药物性质：羟喜树碱是从蓝果树植物喜树种子中提取的生物碱类物质，被证实属于 DNA 拓扑异构酶 I 抑制剂，其通过与体内拓扑异构酶 I 相结合而抑制 DNA 合成、使 DNA 断裂导致肿瘤细胞死亡。

(2) 灌注方法：羟喜树碱 40 mg 加入 0.9% 氯化钠注射液 40 mL 中，经导尿管灌注入膀胱内，分别保持左侧位、右侧位、仰卧位及俯卧位各 30 分钟，持续时间约 2 小时，化疗间期为 1 次/周，连续 8 次后，再改为 1 次/月。

(3) 注意事项：膀胱灌注完毕，嘱患者注意变换体位，卧床休息 2 小时，自行排出药液。

(4) 健康教育：灌注的药物排出后鼓励患者大量饮水，每日饮水量 2 500～3 500 mL 为宜，以增加尿液达到生理性冲洗膀胱的目的，使尿液中药物的浓度降低，减少对膀胱黏膜的刺激，避免造成化学性膀胱炎，预防尿路感染。

(5) 不良反应及护理措施

1) 尿路刺激征：多在灌注后 5～10 小时发生，以尿频、尿急、尿痛为主。操作中严格遵守无菌操作规程，选择粗细适宜的导尿管，充分润滑，动作缓慢轻柔，防止损伤尿道黏膜。灌注后以生理盐水冲洗尿管内的药液，以免药液刺激尿道黏膜。

2) 血尿：膀胱灌注后，部分患者可出现血尿。原因有：① 化疗药物引起的膀胱反应。② 插管过程中损伤。应指导患者在膀胱灌注后，大量饮水，以增加尿量，起到生理性冲洗尿道的作用。必要时延长灌注间隔时间，给予对症处理。

5. 吡柔比星

(1) 药物性质：吡柔比星（THP）属于蒽环类抗肿瘤抗生素，能够进入肿瘤细胞内，通过抑制核酸合成中止肿瘤细胞 G_2 期增生直到死亡。

(2) 灌注方法及注意事项：术后 6 小时内、术后第 7 天给予 20 mg THP 膀胱灌注；术后第 2 周开始行常规方案膀胱灌注，1 次/周，共 8 次，之后 1 次/月，直至术后 1 年。给药方法为 20 mg THP 溶于 10 mL 注射用蒸馏水，生理盐水扩容至 40 mL，通过导尿管注入膀胱后保留 30 分钟，患者取左侧卧位、右侧卧位、仰卧位、俯卧位及站立位各 6 分钟。

(3) 健康教育：所有患者术后当天开始观察记录血尿情况及持续天数，术后第 2 天复查血常规、肝、肾功能及心电图。连续随访 3 年。随访中定期行血常规、尿常规、肝肾功能等检查，记录每次灌注后的患者全身及局部不良反应。术后第 1 年每 3 个月复查 1 次膀胱镜，第 2、第 3 年每 6 个月复查 1 次膀胱镜，观察肿瘤复发情况，对可疑病变行活检确诊。

(4) 不良反应及护理措施：暂时性的膀胱刺激症状，由药物透过黏膜下层的血管进入到血液，并刺激该处的神经所致。这种刺激可能引起尿急、尿频、尿痛或膀胱排空困难等不适。可以遵医嘱使用一些抗胆碱能药物或 $β_3$ 交感神经激动剂来缓解症状，同时要放松心情，稳定情绪，避免疲劳，保持良好的饮食习惯。

6. 丝裂霉素

(1) 药物性质：丝裂霉素 C 是一种广谱抗生素类抗肿瘤药物，对细胞周期 G_1 期敏感程度最高，与 DNA 形成交联干扰复制，属于细胞周期非特异性药物，广泛用于膀胱灌注化疗。

(2) 灌注方法及注意事项：在常规消毒后放置尿管，排尽尿液后进行灌注，灌注完毕后夹闭导尿管保留 30 分钟，其间分别取仰卧位、左侧卧位、俯卧位、右侧卧位更换体位后，方可拔出导尿管或排尿。于术后 7 天行第 1 次灌注化疗，此后 1 次/周，共 3 个月；然后每 2 周灌注 1 次，共 3 个月；之后再改为 1 次/月，共 12 个月。

(3) 健康教育：① 每次灌注治疗前复查血、尿常规。② 每隔 3 个月行肝、肾功能及心电图检查。③ 每 3 个月进行 1 次膀胱镜检查，连续 24 个月；手术后 24 个月不复发者，每 6 个月进行 1 次膀胱镜检查。术后第 1 年内每 3 个月行影像学检查，第 2 年内每 6 个月行影像学检查，若有怀疑立即行膀胱镜检查，发现可疑病变，即刻取组织送病理检查。

(4) 不良反应：膀胱刺激征，血尿（见上文）。

7. 卡介苗

(1) 药物性质：卡介苗(BCG)与膀胱黏膜接触后非特异性地激活免疫系统并诱导炎症反应，导致中性粒细胞、巨噬细胞和淋巴细胞的渗透，以及大量细胞因子包括白细胞介素、肿瘤坏死因子和干扰素的释放。卡介苗直接作用于肿瘤细胞，导致肿瘤细胞凋亡，诱导肿瘤细胞外基质的改变，这些改变包括成纤维细胞增生与改变、细胞外基质增生和激活巨噬细胞。

(2) 灌注方法：取治疗用 BCG 120 mg 溶于 40~50 mL 生理盐水并充分摇匀，按外科导尿操作规范安置尿管，排空膀胱后，经导尿管注入稀释好的 BCG 混悬液，保持 1~2 小时（其间间歇性变化体位，如左侧卧位、右侧卧位、仰卧位和俯卧位）。每周灌注 1 次，连续 6 次，后续每 2 周灌注 1 次，连续 3 次；维持灌注期为每月灌注 1 次，连续 10 次，共灌注 19 次，治疗周期为 1 年。

(3) 注意事项：卡介苗灌注最好在下午实施，叮嘱患者避免饮水，保持空腹的状态，以确保膀胱的排空，为灌注做好准备。要注意保护患者隐私，灌注时应仅护理人员与患者在场。要避免卡介苗灌注液与患者的皮肤接触，灌注结束后要及时为患者进行血液检测，以防止感染的发生。一旦药物沾染皮肤，应采用大量流动清水冲洗干净，冲洗后的皮肤不能使用润肤剂等涂抹，以免增加药物吸收。如药物不慎沾染到眼睛，则需要用大量的 0.9% 氯化钠溶液冲洗等。注意帮助患者调换卧位的姿势，每隔 15 分钟换一下体位。

(4) 健康教育：膀胱灌注结束后，嘱患者多饮水以增加尿量，有助于尽快将药物排空，避免对膀胱造成不良刺激。患者排出的尿液要单独处理，并及时做好消毒，要消毒完毕后才能将尿液倒掉。出院指导：患者出院在家调养阶段要保证良好的作息，戒烟酒，注意会阴部皮肤的清洁，及时排尿，避免因憋尿引起的膀胱黏膜水肿，避免不良反应发生。

(5) 不良反应：尿路刺激症状、血尿、肉芽肿性前列腺炎、附睾炎、输尿管梗阻和膀胱收缩等，以及系统性副作用，如发热、卡介苗引起的肺部感染、败血症、关节疼痛、皮疹等；免疫复合物性肾小球肾炎、脉络膜炎等眼部反应、肾源性腺瘤、心脏毒性、化脓性淋巴结炎、霉菌性肉芽肿、狼疮和肌肉骨骼病变等。

五、健康教育

(1) 观察尿量、尿色、体温的变化，排尿时注意观察尿线和尿色，出现尿线变细、排尿不畅、尿痛、尿液浑浊，症状加重时及时就诊。

(2) 拔除尿管后，切勿憋小便，以免引起创面出血。

(3) 膀胱灌注后 24 小时内多饮水，促进排尿，起到生理性膀胱冲洗的作用，减少药物对膀胱黏膜的刺激。避免喝浓茶、咖啡、碳酸饮料等，减少膀胱刺激。注意会阴部皮肤清洁，观察有无发热、血尿，并对症处理。遵医嘱定期行膀胱镜检查及膀胱灌注化疗，每周 1 次，共 4~8 周，随后进行膀胱维持性灌注化疗，每月 1 次，共 6~12 个月。

(4) 术后注意休息，避免劳累；2 个月内避免重体力劳动、性生活、剧烈运动、骑跨动作（如骑自行车）、久站久坐、盆浴。

(5) 多饮水，每日饮水 2 000 mL，防止尿路感染；饮食清淡，忌辛辣刺激；作息规律，戒烟限酒；保持大便通畅，如有排便困难，可口服适量缓泻剂[如乳果糖（杜秘克）]。

(6) 锻炼膀胱功能：术后多数患者膀胱功能低下，会出现尿失禁现象，因此需行膀胱功能锻炼。① 进行盆底肌锻炼。有效的盆底肌锻炼对预防尿失禁有积极的作用。术前可在护士指导下进行有效的盆底肌锻炼(详见视频 2-1)。② 白天多饮水增加尿量,防止尿液浓缩,达到内冲洗目的,入夜后减少饮水,保证睡眠充足。③ 禁止喝刺激性、兴奋性的饮品,如咖啡、浓茶等。④ 治疗期间应当记录排尿日记,增强治愈信心。

第二节·全膀胱切除术的围手术期护理

根治性膀胱切除术是治疗复发性膀胱癌、多发性膀胱癌及浸润性膀胱癌的一种经典手术方式,除需要切除整个膀胱,还需切除男性的前列腺、精囊,女性的子宫、部分阴道及尿道,同时还需行盆腔淋巴结清扫术。根治性膀胱切除术是肌层浸润性膀胱癌的标准治疗,可以提高浸润性膀胱癌患者的生存率,避免局部复发和远处转移。该手术需要根据肿瘤的病理类型、分期、分级、发生部位、有无累及邻近器官等情况,结合患者全身状况选择。文献报道浸润性膀胱癌患者盆腔淋巴结转移的可能性为30%~40%,淋巴结清扫范围应根据肿瘤范围、病理类型、浸润深度和患者情况决定。

随着手术技术和随访方式的改进,浸润性膀胱癌患者的生存率有了较大的提高。根治性膀胱切除术围手术期的死亡率为1.8%~2.5%,主要死亡原因有心血管并发症、败血症、肺栓塞、肝功能衰竭和大出血等。患者的总体5年生存率为54.5%~68%,10生存率为66%。若淋巴结阴性,T_2期的5年和10年生存率分别为89%和78%,T_{3a}期为87%和76%,T_{3b}期为62%和61%,T_4期为50%和45%。而淋巴结阳性患者的5年和10年生存率只有35%和34%。

一、手术选择

(一) 手术指征

根据TNM分期法,根治性膀胱切除术的基本手术指征为T_2~T_{4a}、N_0~x、M_0浸润性膀胱癌,其他指征还包括高危非肌层浸润性膀胱癌T1G3肿瘤,卡介苗灌注治疗无效的Tis,反复复发的非肌层浸润性膀胱癌,保守治疗无法控制的广泛乳头状病变等,以及保留膀胱手术后非手术治疗无效的肿瘤复发者和膀胱非尿路上皮癌。

(二) 手术范围及手术方式

根治性膀胱切除术的手术范围包括膀胱及其周围脂肪组织、输尿管远端,并行盆腔淋巴结清扫术;男性应包括前列腺、精囊,女性应包括子宫、子宫附件和阴道前壁。如果肿瘤累及男性前列腺部尿道或女性膀胱颈部,则需考虑实行全尿道切除。对于性功能正常的年轻男性患者,术中对周围神经血管的保护可使半数以上的患者性功能不受影响,但术后需严密随访肿瘤复发情况及PSA变化情况。

手术过程中的淋巴结清扫为预后判断提供重要信息。目前主要有局部、常规和扩大淋巴结清扫三种形式。阳性淋巴结手术中切除淋巴结的比例(淋巴结密度)是患者重要预后指标之一。

目前根治性膀胱切除术的方式可分为开放和腹腔镜两种。手术方式有回肠膀胱造瘘术、输尿管皮肤造口术及原位新膀胱术。与开放手术相比,腹腔镜手术具有失血量少、术后疼痛较轻、恢复快的特点,但手术时间并不明显短于开放性手术,而且腹腔镜手术对术者的操作技巧要求较高。近年来机器人辅助腹腔镜根治性膀胱切除术可使手术更精确和迅速,并减少出血量。

(三) 手术步骤

1. **根治性膀胱切除回肠膀胱造瘘术** 切除膀胱,将两输尿管并列缝合,将支架管固定于管腔内,取一段带系膜的游离回肠,将其近端关闭后与两侧输尿管吻合,远端和皮肤间做乳头外翻缝合,自腹壁造瘘口引出。

2. **根治性膀胱切除输尿管皮肤造口术** 切除膀胱,完全切断输尿管,将输尿管近端引出皮肤外,并将输尿管口与皮肤固定,形成造口。可将两侧输尿管引到同一侧造瘘口,也可分别引出成左右两个造瘘口。

3. **原位新膀胱术** 原位新膀胱术通常是用回肠手工缝合成一个膀胱。这种原位新膀胱术的特点是,手工缝合成的新膀胱是截取患者本身的一段小肠,把它缝合之后,放在原来膀胱的位置。最大的优点是患者手术之后不需要挂尿袋,小便还可以从原本的尿道口排出。但术后最常见的并发症是尿失禁,原位新膀胱手术的把握和适应证也是有讲究的,需要根据患者的病情和医生的综合评估,来考虑患者是否适合原位新膀胱术。

二、全膀胱切除术围手术期护理

(一) 术前护理

1. **心理护理** 向患者解释手术的治疗方法及效果,使其积极主动配合做好各项术前准备。给予心理疏导,使其树立战胜疾病的信心,指导患者看书报、听音乐、与室友交谈等方式分散注意力,请同病种的患者现身说法,保持良好的精神状态,情绪稳定。

2. **个人护理** 为了降低术后发生感染的风险,术前1天患者应沐浴、更衣、修剪指甲等,做好个人卫生工作,术晨护士协助备皮。去除义齿、首饰、眼镜等个人物品,护士协助准备好造口用品(造口底盘、造口袋、防漏膏、护肤粉、医用胸腹带)。

3. **用药指导** 术晨嘱患者用一小口水送服常规降压药,因禁食时间长,为防止术中低血糖的发生,术晨降糖药及胰岛素可暂时停用。

4. **肠道准备** 为防止麻醉后肛门括约肌松弛、粪便排出而增加感染的机会,术前1天18:00冲服复方聚乙二醇电解质散137.12 g,再酌情饮水至1 000 mL,20:00后禁食,22:00后禁水。护士要密切观察患者有无呕吐、腹胀等不适症状;提醒患者喝完泻药后在家属的陪同下穿着防滑鞋在病区走廊内适当步行活动,顺时针按摩小腹,以增加肠蠕动,尽快发挥泻药的作用。及时观察大便的次数、性质和量,护士应主动询问患者有无虚脱、心慌、冒冷汗等不适症状。

(二) 术后护理

1. **监测生命体征** 严密监测生命体征的变化,发现异常及时汇报,妥善处理。术后应每4小时测体温一次,若体温>38℃,应每小时测量体温,汇报医生,遵医嘱给予冰袋或物理降温,直至体温平稳;术后3天内若体温升高但不超过38.5℃,可考虑术后吸收热可能,继续监测。脉搏随体温而变化,术后由于疼痛、吸收热等因素的影响,脉搏出现轻微增高,不超过基础脉搏的10%,若脉搏持续增高,应及时汇报医生,遵医嘱处理。

2. **并发症的观察及护理**

(1) 出血:全膀胱术后应心电监护监测生命体征,为防止有出血倾向,应每小时监测血压,若血压持续下降,低于 90/60 mmHg,患者主诉心慌、头晕不适,需立即汇报医生,遵医嘱做出处理。患者伤口引流管如果在短时间内引流出大量鲜红色血性液体,温热,引流量>100 mL/h 或出血呈持续增加趋势。若出现心率加快,初期血压无明显变化或略上升,失代偿期血压下降,CVP 下降至 6 cmH$_2$O 或测不出。患者出现烦躁不安,面色苍白,皮肤湿冷,主诉口渴、腹胀,查体:腹部膨隆,叩诊移动性浊音、压痛、反跳痛,B 超显示大量积液。若患者伤口周围短时间内有大量鲜红色血性渗液,伤口敷料湿透,局部肿胀,护士应保持镇定,立即通知值班、主诊医生,加快输液速度,必要时建立两路以上静脉通路;病情许可时可采取中凹卧位;继续严密观察生命体征变化,缩短血压测量间隔时间,每 15～30 分钟测量 1 次,必要时留置有创动脉血压监测;遵医嘱急查血常规或血气分析;遵医嘱使用止血药,必要时遵医嘱备血,同时做好二次手术准备;及时书写抢救记录,做好交接班。

(2) 感染

1) 导管相关性血流感染:表现为发热、寒战和血压降低,血管内置管的患者菌血症或真菌血症,血培养阳性。中心静脉导管正压接头使用前用 75% 酒精纱布擦拭不少于 15 秒,2% 葡萄糖酸氯己定乙醇溶液消毒 2 遍;透明敷料每周更换 2 次,如有污染、松散或潮湿,应立即更换透明敷料。

2) 腹腔感染、切口感染:表现为腹膜刺激征阳性,CT 检查有盆腔脓肿,切口红肿,有脓性分泌物,C 反应蛋白升高,白细胞计数、中性粒细胞百分比升高,淋巴细胞百分比下降。护士应每小时观察伤口敷料有无渗血、渗液,如有渗血、渗液,应及时汇报医生,遵医嘱妥善处理。术后患者因身体虚弱往往大汗淋漓,若病员服湿透,应及时给患者更换衣服。

3) 肾盂肾炎:主要表现为发热、寒战、腰背痛,应做尿细菌培养。遵医嘱给予抗生素治疗(如青霉素和头孢菌素类抗生素),如症状未改善,应根据药敏试验结果选用有效的抗生素。

4) 医院获得性肺部感染:详见第一章第四节。

5) 吻合口瘘(包括尿瘘和肠瘘):尿瘘发生于人工膀胱缝合处或输尿管与膀胱连接处,一般在术后 2～10 天出现,与回肠人工膀胱肠黏液分泌及冲洗人工膀胱时压力过大有关,因黏液易堵塞造瘘管,引起造瘘管引流不畅,使人工膀胱出现尿瘘。此外,也与尿囊与后尿道口有一定间隙、术中损伤肠壁等有关。肠瘘发生于回肠的断端吻合处,术后患者高热、腹痛,表现为腹膜炎症状,引流管颜色为墨绿色,且有粪臭味,可通过腹部 CT 检查发现。一般肠黏液分泌在 3 天左右开始,7 天时达高峰,术后第 3 天开始以 5% 碳酸氢钠缓慢低压冲洗,可有效预防尿瘘发生。冲洗时压力要适中,不主张持续冲洗。对已经发生的尿瘘,需维持人工膀胱及盆腔引流管、左右输尿管支架管引流通畅,引流管脱落或不畅时,可致回肠膀胱漏尿而引发盆腔感染、腹膜炎等,故要密切观察引流液的性质、颜色及量,并记录 24 小时出入液量,妥善固定引流管,保持各处连接紧密;定时挤压引流管,以免引流管堵塞。

(3) 肠梗阻:一般因麻醉、术中操作等原因导致胃肠蠕动受抑制或术后肠粘连而引起,临床上表现为腹胀、腹痛、发热和术后长时间不排气等症状,严重可妨碍腹部切口愈合、限制呼吸运动。查体时可表现为腹部肿块、腹部压痛、肠鸣音消失等,故应密切观察腹部症状和体征,如有异常,要立即通知医生做相应处理。

护士协助患者采取半坐卧位,鼓励其多翻身,注意保持胃肠减压管通畅,术后早期即可适当活动(例如:进行床上抬臀运动)以促进肠蠕动恢复。早期活动可使全身各系统的代谢增强,加速胃肠道蠕动功能的恢复。必要时还可采用肛管排气、腹部热敷、新斯的明肌内注射,再辅以胃动力药(吗丁啉等)促进肠蠕动。胃肠功能恢复以前,保持水、电解质平衡,另外维持好血浆白蛋白、血红蛋白也至关重要,且要防止营养不良所致的吻合口瘘等并发症。胃肠功能恢复后按照肠道手术原则指导患者饮食,进食时要注意从清流质、流质、半流质逐渐过渡至普食。肠梗阻严重患者需留置经鼻型小肠减压管(图4-1),保持管道引流通畅,及时将积聚于胃肠道内的气体和液体吸出,以降低胃肠道内压力和张力,也可遵医嘱口服或胃管注入石蜡油,每次 20~30 mL,每天 3 次,

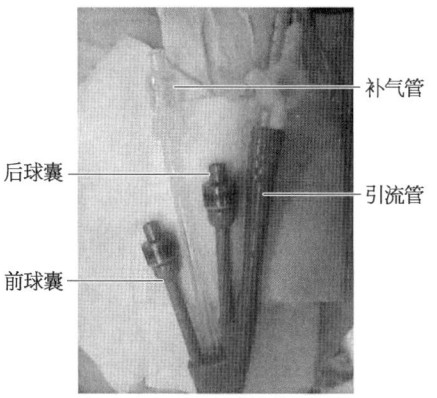

图 4-1 小肠减压管结构示意图

可促进肠蠕动。小肠减压管是凭借肠蠕动运送到梗阻部位,肠管不蠕动引流效果不佳。护士应注意观察患者心理变化,向患者及家属讲解置入小肠减压管的目的、置入方法及置入后的注意事项。床上翻身时勿用力过猛,避免造成气囊移位或破裂,勿自行拔管。护士要每天测量患者生命体征,每班记录小肠减压管长度、腹部体征情况。顺时针方向按摩腹部、热敷、理疗、芒硝外敷等,咀嚼口香糖,通过咀嚼运动神经传导,把信息传给大脑,大脑反射刺激肠壁促进肠蠕动。

(4)切口裂开:一般表现为患者突然腹部用力后,随之切口疼痛并有血性渗出,有时甚至能听到切口崩裂的响声。严重时,有内脏由裂开的切口脱出,常见为大网膜和小肠袢,可发生休克。首先,要教会患者保护伤口,使用腹带,咳嗽或打喷嚏时一定要捂住伤口,不要因腹压过大而影响伤口。其次,如果发生切口裂开,安慰患者,保持镇定,切勿盲目地将肠内容物回纳,而应用无菌生理盐水纱布覆盖,立即通知医生及早清创缝合。

(5)下肢静脉血栓:鼓励患者术后早期活动(详见第一章第四节)。

(6)造口相关并发症:注意观察造口的情况,正常的造口乳头血运丰富,呈樱桃色,如在家清洗造口的过程中发现造口乳头发黑、发紫说明血运不通畅,为防止缺血、坏死应及时就医;观察造口乳头有无出血情况,如果有肉眼可见的鲜血,出现血流不止应及时就医,如果少量出血可涂造口护肤粉后再观察,清洗时应用软毛巾或棉球轻柔擦拭,如果出血症状不缓解应及时就医;手术后初期如出现造口肿大呈淡粉色、半透明状,一般可自行恢复,若水肿持久不退,综合评估患者情况是否有低蛋白血症等,可给予 25% 硫酸镁或 10% 氯化钠湿敷,每天 2~3 次,每次 30 分钟。

(7)其他并发症:手术虽然采用了吸收能力较差的中段回肠,但肠壁具有特殊的分泌与吸收功能,大面积的肠壁与尿液相接触,会吸收尿液中的电解质、尿素氮、肌酐等,就有可能发生高氯性酸中毒、低钠血症及肾功能不全,而肾功能不全加重了水、电解质的紊乱,故术后需定期复查电解质及肾功能情况,密切观察患者是否有虚弱、厌食、呕吐等症状,并准确记录 24 小时尿量。

(三)出院指导

1. 生活方面

(1)饮食规律,注意食品卫生,鼓励多饮水(2 000~3 000 mL/d),宜进食高蛋白质、高热

量、高维生素、易消化的食物,增强机体抵抗力。戒烟、酒,忌辛辣、刺激性食物及饮料。对密切接触致癌物质者,加强劳动保护,以防止或减少膀胱肿瘤的复发。

(2) 生活规律,保证充足的睡眠,注意休息,加强锻炼,劳逸结合,不宜过度疲劳,术后3~6个月不宜重体力劳动。

(3) 定期门诊复查,如出现无痛性血尿、尿频、尿急、尿痛等症状,请随时就诊。

2. 造口方面 教会患者清洗造口及更换造口底盘的方法,使其能够掌握。注意观察,及时发现造口的一些常见并发症,如不能解决可至有造口门诊的医院就诊。可以扫码观看视频4-1,了解造口观察、清洗及底盘更换等具体内容。出院后对于泌尿造口患者给予一定的生活指导。

视频4-1
泌尿系造口护理

(1) 衣着:适当宽松些,避免腰带压迫造口。

(2) 饮食:在胃肠道功能恢复的情况下,可恢复术前的饮食规律与习惯,但尽量少食辛辣、刺激性、易产气、易激惹的食物,多食酸性食物。

(3) 沐浴:可佩戴造口袋淋浴,尽量不要在浴缸中浸泡;在需要更换造口袋时,可除下造口袋直接淋浴,淋浴结束后再贴上新的造口袋。

(4) 工作:在身体状况恢复的情况下,泌尿造口者可重返工作岗位,但要避免重体力活,以免形成造口旁疝或造口脱垂等。

(5) 运动:避免剧烈运动及有身体接触的体育项目。

(6) 外出活动或旅行:鼓励造口患者外出活动或旅行,但在出行前要将造口用品准备充足;指导造口患者在外地如急需造口处理或造口用品时,如何寻求帮助。

(7) 性生活:造口患者在身体康复的状况下可恢复性生活,但在性生活前双方除了要做好心理准备外,造口者还要做好检查工作,确保造口袋贴稳妥、不渗漏。

(8) 社交活动:鼓励造口者参与各种社交活动,保持乐观心态,改善造口者的生活质量。

(9) 原位新膀胱患者术后需要形成定时排尿的习惯,由于新膀胱容量小,没有尿控神经支配,不会有明显的腹胀感,所以要养成定时排尿的习惯。由于新膀胱没有逼尿肌,主要靠增加腹压和同时放松尿道括约肌来协同排尿,所以建议患者选择蹲位或坐位,双手轻轻按压下腹来排尿。出院后患者需通过提肛训练和蹲立运动来锻炼盆底肌肉,从而改善尿控。新膀胱内的黏液主要是肠道分泌的,不是尿路感染,通常肠道分泌的黏液量会随着时间的延长而减少。一般出院后可遵医嘱给予碳酸氢钠片口服,起到碱化尿液的作用,减少肠道黏液的分泌量。出院后需指导患者定期复查,早期发现不良反应,保证新膀胱功能和避免并发症的出现。

3. 心理护理 患者术后需终生携带造口,心理上需要一个接受过程,因而需要做好心理护理,使患者渡过排斥期,从而正确接受这个事实。教会患者及家属正确地清洗造口及更换底盘,了解常见造口并发症的护理,为后续的出院居家护理做好准备。

第五章
肾脏、输尿管疾病的诊疗与护理

第一节·肾囊肿的手术与护理

肾脏是维持人体新陈代谢、保证人体内环境稳定的重要器官,它生成尿液,清除代谢产物,同时保留水分、电解质等维持机体平衡,肾脏的健康值得大家关注。随着体检的普及以及B超和CT的广泛应用,肾囊肿的检出率显著提高,已成为临床常见的一种肾脏疾病。

一、概述

(一) 定义

肾囊肿(renal cyst)是成年人肾脏最常见的一种结构异常性疾病,又称之为肾囊性病变,是肾脏内出现与外界不相通的囊性病变的总称。囊肿可有单个或多个,内含液体或半固体碎片,多为遗传性,也可为后天获得性。

(二) 分类及病因

肾囊肿可以根据其产生的原因分为单纯性肾囊肿、成人型肾囊肿及获得性肾囊肿。

单纯性肾囊肿可能是一种先天性异常,是单侧或双侧肾极有一个或数个大小不等的与外界不相通的圆形囊腔,多数是单侧,故称单纯性肾囊肿(图5-1)。随着年龄的增长,单纯性肾囊肿的发生率越来越高,在30~40岁人群中,单纯性肾囊肿的发生率为10%左右,到80岁时,单纯性肾囊肿的发生率达到50%以上。

成人型肾囊肿是一种先天遗传性疾病,肾脏实质内充满数不清的大小不等的与外界不相通的圆形囊腔,内含有液体,小的肉眼看不到,大的可有数厘米,常被称为多囊肾(图5-2)。

获得性肾囊肿主要在尿毒症或透析治疗

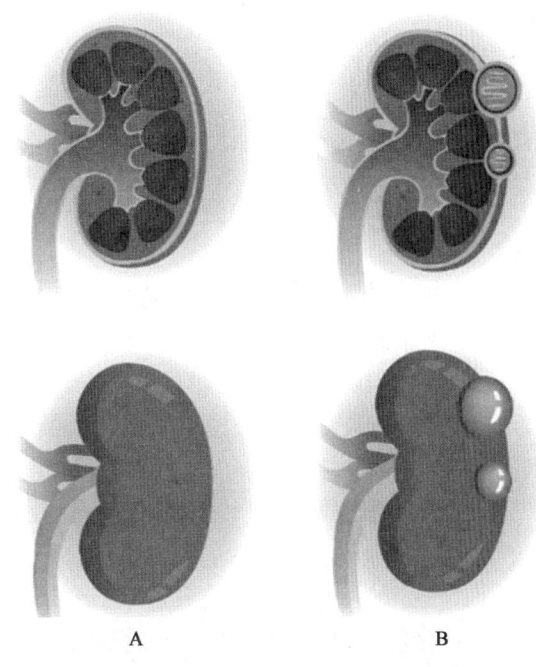

图 5-1 正常肾脏(A)和单纯性肾囊肿(B)

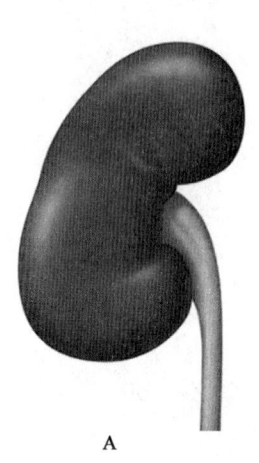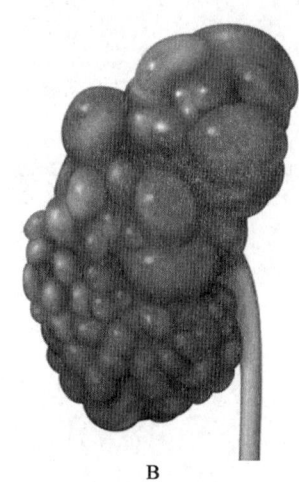

图 5-2 正常肾脏(A)和多囊肾(B)

后发生。与年龄无关,而同血液透析的时间有关。据文献报道,肾脏原本没有肾囊肿,透析时间超过 3 年,大多数患者会出现囊肿,而且一个肾内至少有 4 个囊肿,直径多为 2~3 cm,有些囊肿可以发生感染,甚至癌变,B 超或 CT 检查可确诊。

二、诊断

(一) **临床表现** 多数患者无明显自觉症状,常在影像学检查时偶然发现,仅极少数患者在囊肿压迫引起血管闭塞或尿路梗阻时可出现相应表现,如腰腹胀痛、血尿、腹部肿块、蛋白尿、血压升高等。

1. **腰腹胀痛** 疼痛的特点为隐痛、钝痛,固定于一侧或两侧,向下腹部及腰背部放射。
2. **血尿** 可表现为镜下血尿或肉眼血尿。
3. **腹部肿块** 有时为患者就诊的主要原因,60%~80% 可触及肿大的肾脏。肾脏越大,肾功能越差。
4. **蛋白尿** 一般尿中蛋白质含量不多,24 小时尿内不会超过 2 g,故不会发生肾病综合征。
5. **高血压** 囊肿压迫肾脏,造成肾缺血,使肾素分泌增多,引起高血压。

(二) **辅助检查**

肾囊肿的诊断主要依靠影像学检查。

1. **超声检查** 病灶呈圆形或类圆形低回声区,边缘清晰光滑,囊壁呈强有力的回声反射的弧形影。
2. **静脉肾盂造影** 当肾囊肿较小时,往往难以发现;囊肿较大时,可见肾脏受压变形,其边缘光滑锐利,受压肾盏远侧可出现积水扩张征象。
3. **CT 检查** 病灶呈圆形或类圆形的均匀水样密度;有出血、感染或蛋白样物质含量高时呈高密度,囊内容物和囊壁有时可见钙化,一般在超声检查不能确定诊断时,结合 CT 检查。

三、保守治疗

肾囊肿的治疗一般根据囊肿的体积来判断,由于肾囊肿一般无症状,对周围组织和肾功能无影响,直径<4 cm 的囊肿可以进行观察,每隔半年至一年医学随访一次。

四、手术治疗

单纯性肾囊肿直径>4 cm 时考虑手术治疗,多囊肾也可行手术治疗,但手术治疗不能处理掉全部的囊肿,也不能从根本上遏制囊肿的产生,只能减轻肾脏内压、延缓肾功能恶化。手术治疗包括 B 超引导下经皮肾囊肿穿刺术和肾囊肿去顶减压术。

(一) B超引导下经皮肾囊肿穿刺术

1. 适应证

(1) 巨大的单纯性肾囊肿、肾盂周围囊肿及肾周围假性囊肿压迫肾实质,影响肾功能或引起尿路梗阻者。

(2) 上述疾病临床疑为合并恶性肿瘤存在者,需对囊肿穿刺抽液进行生物化学分析和细胞病理学检查者。

(3) 临床上需要对囊肿内注射对比剂进行 X 线造影检查者。

2. 术前准备　穿刺点皮肤清洁,清理毛发、提前沐浴。穿刺时按外科手术皮肤消毒穿刺点。如合并感染存在,术前使用抗菌药物治疗。

3. 手术方式　患者在局麻下行穿刺手术(图 5-3):① 超声定位穿刺点;② 穿刺囊腔;③ 抽吸囊液;④ 注入硬化剂。

4. 术后护理及健康教育

(1) 术后先以卧床休息为主,如无不适即可下床行走。

(2) 注药后患者可觉肾区轻微胀痛,可对症处理。

(3) 术后若出现肉眼血尿时卧床休息或对症处理。

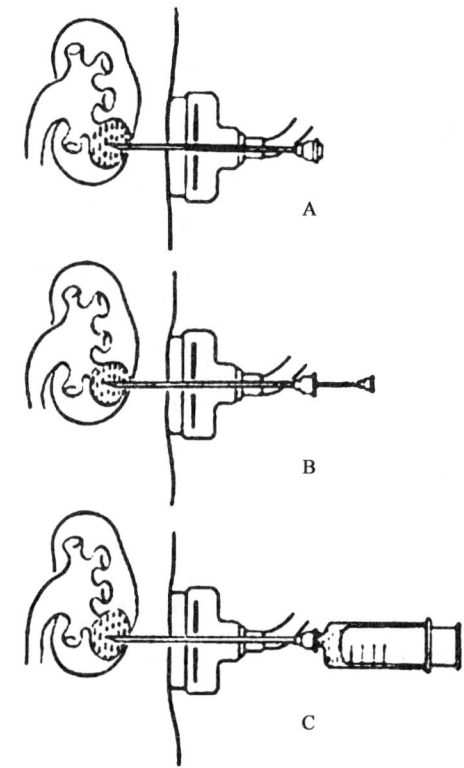

图 5-3　B超引导下经皮肾囊肿穿刺术步骤
A. 穿刺囊腔;B. 抽吸囊液;C. 注入硬化剂

(4) 无须禁食禁饮,建议进食易消化食物,忌辛辣刺激、生冷饮食。

(5) 加强随访,定期复查。

(二) 肾囊肿去顶减压术

1. 适应证

(1) 巨大的单纯性肾囊肿、肾盂周围囊肿及肾周围假性囊肿压迫肾实质影响肾功能或引起尿路梗阻者。

(2) 上述疾病临床疑为合并恶性肿瘤存在者。
(3) 经保守治疗无效的血尿、高血压患者，并伴发囊内感染积脓、肾功能减退等。
(4) 巨大肾盏囊肿或囊肿合并感染、出血、结石者。
(5) 肾包虫病囊肿。

2. 术前准备

(1) 心理护理：患者的心理状况是决定手术成败及效果的重要因素，对患者认真讲解肾囊肿相关知识和手术步骤及预后，让患者保持乐观向上的思想，积极地配合医生治疗，树立战胜疾病的信心。

(2) 皮肤及胃肠道准备

1) 术前1天应沐浴、更衣、修剪指甲等，做好个人卫生工作，术晨备皮。

2) 胃肠道准备：为避免手术时损伤肠管，减轻和预防术后肠胀气。术前1天进食易消化的饮食，术前1天20:00后禁食，22:00后禁水，手术当天禁食、禁水。

3. 手术方式　目前，以腹腔镜下微创手术为主。

4. 术后护理

(1) 一般护理：全身麻醉术后患者意识清楚，无恶心、呕吐症状者可稍抬高床头；有恶心、呕吐者去枕平卧，头偏一侧，保持呼吸道通畅，防止呕吐物误吸。严密监测生命体征，注意有无麻醉并发症发生，若有异常及时汇报医生。观察手术切口有无红肿、渗血等。麻醉清醒、术后生命体征平稳6小时后协助取半卧位，鼓励患者早期下床活动。

(2) 伤口及导管的护理：术后留置导尿管及伤口引流管，拔管前应保持导管通畅，观察引流液及尿液的颜色、性质和量，并妥善固定导管，观察伤口有无渗血渗液、有无感染。引流管每2~3小时挤压一次，防止引流管堵塞，引起肾周血肿形成。在观察中若发现伤口引流管引流出血性液体，且短时间内明显增加，同时监测发现心率加快、血压持续下降，应考虑有血管损伤出血或肾实质出血的可能，及时报告医生。留置导尿管者应做好尿道口及会阴护理，用氯己定(洗必泰)会阴冲洗2次/日，鼓励患者多饮水(2 000 mL/d)，可起到冲洗尿道的作用，减少泌尿系统感染的发生。引流管一般留置1~2日即可拔除，拔除后观察伤口愈合情况，有无出血、渗液、伤口胀痛，更换伤口敷料需行无菌操作。导尿管一般留置1天即可拔除，拔除导尿管后观察患者排尿情况和肾功能恢复情况，避免膀胱功能恢复慢引起尿潴留，对再次留置导尿管者应严格执行无菌操作。

(3) 饮食及活动指导：遵医嘱合理进食，循序渐进。肛门排气后改半流质饮食，排便后改普食。因腹腔镜未完全破坏肾周支持组织，麻醉清醒、术后生命体征平稳者，术后4小时即可床上翻身活动、抬高床头，24小时即可下床活动，同时协助老年人床上肢体活动，以减少腹胀和深静脉血栓的形成。

5. 并发症的观察及护理

(1) 出血：可能因肾脏血流量大，术中缝合不当，或患者本身凝血机制差引起，一般术后48小时内易发生术后出血。临床表现为烦躁不安、面色苍白、四肢冰冷、低血压，若出血过多，则会引起失血性休克；引流液由暗红变为鲜红或者量由少变多、血压下降、心率增快等情况时提示有出血征象，应引起重视。

预防和护理：① 密切监测生命体征。② 密切观察患者的面色、四肢的温度，患者有无烦躁不安、低血压,若出血过多,则会出现失血性休克。③ 注意患者术后引流袋中的液体颜色、性状和量。④ 密切注意患者血常规检测结果。⑤ 积极配合医生做好补液、升压、输血、止血等抢救工作。

(2) 感染:详见第一章第四节。

(3) 皮下气肿:腹腔镜气腹手术皮下气肿的发生率为2.7%,因注气时腹腔高压的CO_2气体溢出,进入腹膜外潜在的间隙,沿着皮下间隙向周围钝性剥离疏松的皮下组织,压之有捻发音或握雪感,重度者皮肤肿胀明显。通常皮下气肿对患者不会造成严重影响,可自行康复,一般无须特别处理,可给予按摩、勤翻身,24~48小时可自行吸收。

(4) 高碳酸血症:详见第二章第二节。

6. 健康教育

(1) 保持乐观向上的思想情绪,积极地配合医生治疗,树立战胜疾病的信心。

(2) 用药指导:遵医嘱服药,禁止自行停止用药和增减药量。

(3) 饮食指导:禁食过咸(如腌制类)、辛辣刺激类(如辣椒、酒类等)、被污染(如腐烂变质,剩饭剩菜等)、烧烤类食物,而肾功能不全或发生尿毒症者还应注意禁食豆类及其制品、限制动物类高蛋白质食品、油腻类食品等。

(4) 生活指导:注意休息,避免剧烈的体力活动,肾脏肿大比较明显时宜用吊带代替腰带,以免引起囊肿破裂;一般半年复查一次,包括血压、尿常规、肾功能和B超;避免一切肾毒性药物;建议亲属(父母、兄弟姐妹和子女)同做B超检查。

第二节 · 肾癌根治性切除术的围手术期护理

肾肿瘤(renal tumor)是泌尿系统常见的肿瘤之一,仅次于膀胱肿瘤。而95%的肾肿瘤为恶性,我们称之为肾癌,对肾脏损害较大,不仅会造成肾功能损伤,还严重威胁患者生命,需要及时治疗。

一、概述

(一) 定义

肾癌(renal carcinoma,RCa)是起源于肾实质泌尿小管上皮系统的恶性肿瘤,学术名词全称为肾细胞癌,又称肾腺癌,简称为肾癌。包括起源于泌尿小管不同部位的各种肾细胞癌亚型,但不包括来源于肾间质的肿瘤和肾盂肿瘤。

(二) 病因

肾癌的病因未明,但已经明确的与肾癌发病相关的因素有遗传、吸烟、肥胖、高血压及抗高血压治疗等。

肾癌占成人恶性肿瘤的2%~3%,占成人肾脏恶性肿瘤的80%~90%。世界范围内各国或各地区的发病率各不相同,总体上,发达国家发病率高于发展中国家,城市地区高于农村地区,男性多于女性,男女患者比例约为2∶1,发病可见于各年龄段,高发年龄为50~70岁。据全国肿瘤防治研究办公室统计显示,我国肾癌发病率呈逐年上升趋势,现已经跃居我国男性恶性肿瘤发病率前10位。

二、诊断

(一) 确定诊断

诊断肾癌需要进行实验室检查、影像学检查和病理学检查。

1. **实验室检查** 实验室检查包括对患者术前一般状况、肝肾功能及预后判定的指标,主要包括尿素氮、肌酐、肝功能、全血细胞计数、血红蛋白、血钙、血糖、红细胞沉降率(血沉)、碱性磷酸酶和乳酸脱氢酶等。目前,尚无公认的可用于临床诊断肾癌的肿瘤标志物。肾癌的临床诊断主要依靠影像学检查,确诊则需病理学检查。

2. **影像学检查** 常用的影像学检查项目包括腹部超声(B超)、CT扫描、磁共振成像(MRI)、静脉肾盂造影(图5-4～图5-7)。B超是最快速、经济、普及的检查,对早期无症状

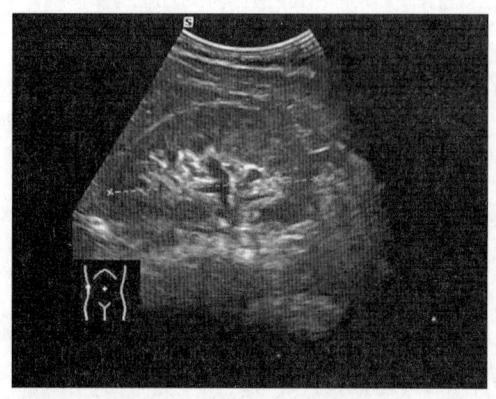

图 5-4 肾脏超声检查

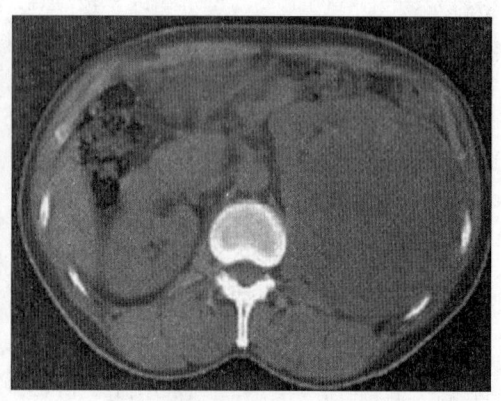

图 5-5 腹部CT扫描

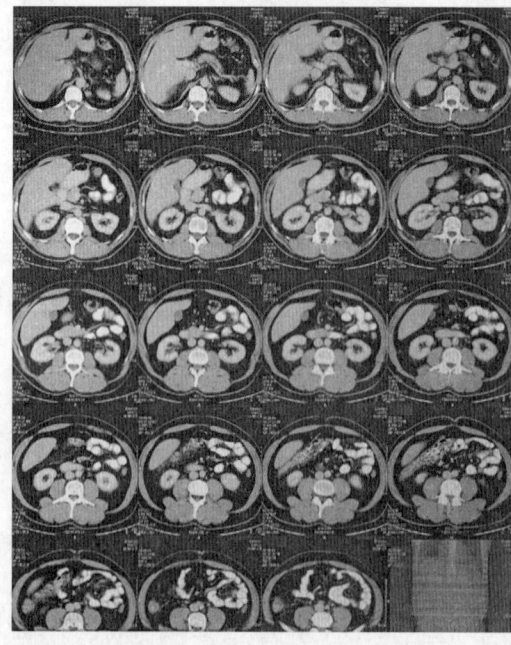

图 5-6 腹部MRI

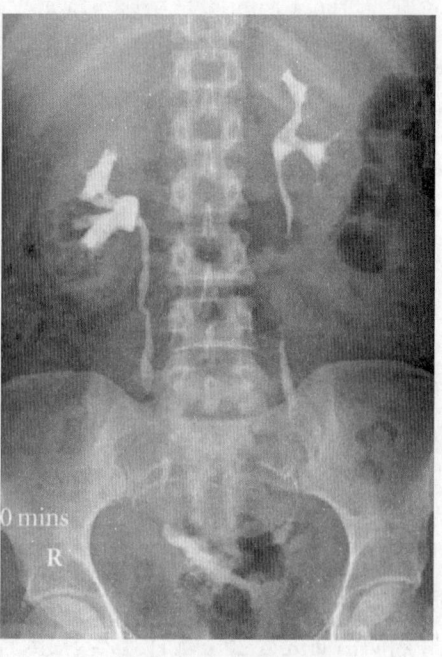

图 5-7 静脉肾盂造影

肾肿瘤的检出有重要作用。腹部 CT 检查是肾脏肿瘤最主要的检查方法，肿瘤的检出率及准确率可达 95% 以上，对肾脏小肿瘤的诊断、鉴别有重要作用。

对胸部 X 线片上显示肺部有可疑结节或临床分期≥Ⅲ期的肾癌患者应进行胸部 CT 扫描检查。对有头痛或相应神经系统症状的肾癌患者还应该进行头部 MRI、CT 扫描检查。

3. 病理学检查　由于影像学检查诊断肾癌的敏感性及准确率高，而肾穿刺活检病理检查诊断肾癌的价值有限，所以通常不做肾穿刺活检。但对影像学诊断难以判定性质的小肿瘤患者，可选择行保留肾单位手术或定期（1～3 个月）随诊检查。对年老体弱或有手术禁忌证的肾癌患者或不能手术的晚期肾癌且需能量消融治疗（如射频消融、冷冻消融等）或化疗的患者，治疗前为明确诊断，可选择肾穿刺活检获取病理诊断。

（二）临床表现

1. 血尿　常为无痛性间歇发作的肉眼可见的全程血尿，间歇期随病变发展而缩短。无痛性血尿也称无症状血尿，即除血尿外无其他不适。血尿可分为肉眼血尿（图 5-8）和镜下血尿，肉眼血尿指凭肉眼就可以看到尿液中有血，根据血尿和排尿的关系又可分为全程血尿、初始血尿和终末血尿，初始血尿指排尿开始时为血尿，终末血尿指排尿结束时才出现的血尿，而全程血尿指排尿的全程尿中带血；镜下血尿指尿液外观变化不明显，通过收集尿液，将尿液通过离心沉淀后，显微镜下镜检时每高倍视野红细胞平均>3 个，血中红细胞随同尿液一起排出体外的现象，肾癌有时可表现为持久的镜下血尿。在肾癌出血多时也可能伴肾绞痛，常因较大血块通过输尿管引起。肾癌血尿的血块可能因通过输尿管形成条状。血尿的程度与肾癌体积大小无关。

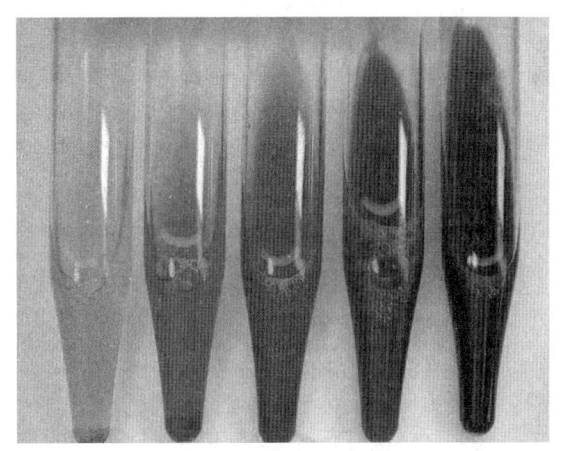

图 5-8　肉眼血尿

2. 疼痛　疼痛见于少数病例，属于晚期症状，系肾包膜或肾盂为逐渐增大的肿瘤所牵扯，或由于肿瘤侵犯压迫腹后壁结缔组织、肌肉、腰椎或腰神经所致的患侧腰部持久性疼痛。

3. 肿块　肿块为相对常见症状，肾癌患者就诊时可发现肿大的肾脏。肾脏位置较隐蔽，肿块在达到相当大体积以前很难被发现。一般腹部摸到肿块已是晚期症状。

4. 其他症状　不明原因的发热，或刚发觉时已转移，有乏力、体重减轻、食欲不振、贫血、咳嗽等肺部症状。

（三）肿瘤分期

根据 2010 年美国癌症联合委员会（AJCC）肾癌的 TNM 分期标准，T 是指原发肿瘤，N 是指是否伴有区域淋巴结转移，M 是指是否有远处转移。通常将Ⅰ、Ⅱ期称为肾癌早期，Ⅰ期肾癌即 T_1 期无转移的肾癌，Ⅱ期肾癌是 T_2 期无转移的肾癌，Ⅲ期肾癌称为肾癌中期，Ⅳ期是晚期。T_1 期指肿瘤局限于肾脏，最大直径≤7 cm（图 5-9～图 5-11）；T_2 期指肿瘤局限于肾脏，最大直径>7 cm（图 5-10）；T_3 期指肿瘤侵及肾静脉或除同侧肾上腺外的肾周围组织，但未超过肾周围筋膜（图 5-11）；T_4 期指肿瘤侵犯肾周筋膜，包括侵及邻近肿瘤的同侧肾上腺。N_0

指肾门淋巴结、腔静脉周围淋巴结、主动脉周围淋巴结和肾周的腹膜后淋巴结等区域淋巴结无转移，N_1 指单个区域淋巴结转移，N_2 指 1 个以上的区域淋巴结转移。M_0 指无远处转移，M_1 指有远处转移。

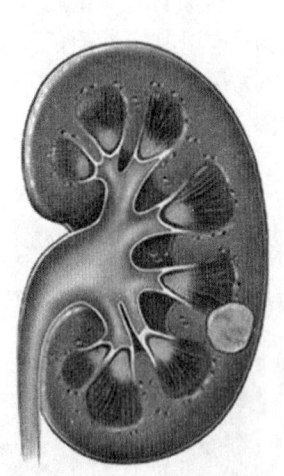
图 5-9　T_1 期肾肿瘤

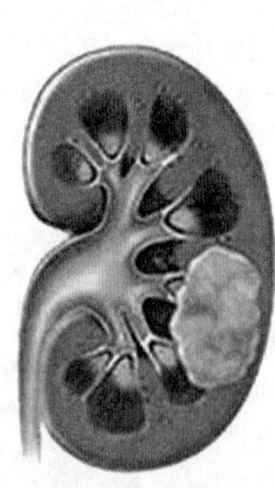
图 5-10　T_2 期肾肿瘤

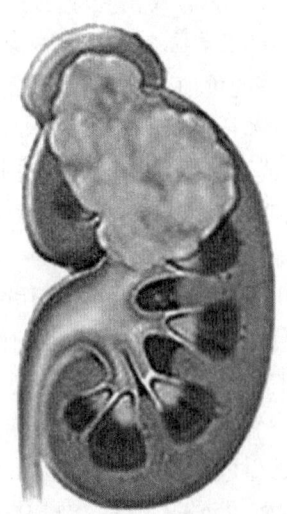
图 5-11　T_3 期肾肿瘤

三、手术治疗

外科手术通常是治疗肾癌的首选方法，也是目前被公认的可治愈肾癌的手段，可采用腹腔镜手术或传统的开放性手术。

（一）肾癌根治性切除术适应证

肾脏恶性肿瘤，无严重出血倾向、无血液疾病、无多器官严重功能障碍、非晚期恶病质者。

（二）术前准备

1. 心理护理

（1）口头宣教，配合多媒体、书面材料讲解手术必要性、手术方式及注意事项，鼓励患者表达自身感受。

（2）疏导患者，减轻其内在的压力。教会患者自我放松的方法。树立和增强其战胜疾病的信心，积极配合手术。

（3）鼓励患者的家属和朋友给予患者更多的关心和支持。

2. 完善各类检查　如静脉肾盂造影、腹部 B 超、CT、ECT、IVP、胸片等检查，查看患者的各项术前检查结果，注意肾功能和电解质的指标。

3. 外科常规术前准备　常规肠道、皮肤准备，备血，术前禁食、禁水等。

4. 术前指导　防止受凉和呼吸道感染，进行卧床排便锻炼和有效咳嗽锻炼。

（三）手术体位

肾癌根治性切除术常规取健侧卧位，抬高腰部，压低头脚（图 5-12）。

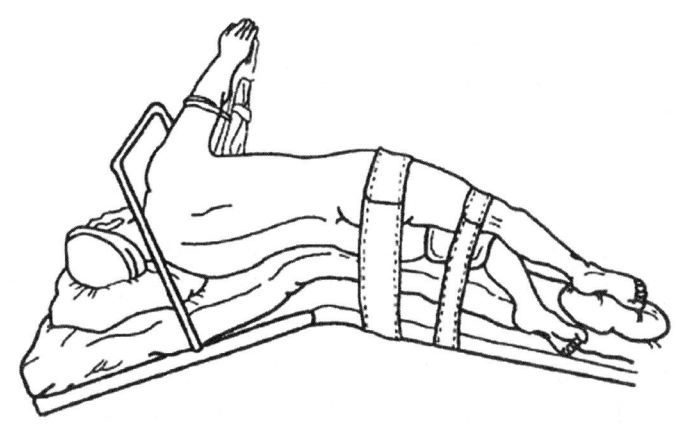

图 5-12 肾癌根治性切除术体位

(四) 术后护理

1. **一般护理** 全身麻醉术后患者意识清楚,无恶心、呕吐症状者可稍抬高床头;恶心、呕吐者去枕平卧,头偏向一侧,保持呼吸道通畅,防止呕吐物误吸。严密监测生命体征,注意有无麻醉并发症,若有异常及时汇报医生。观察手术切口有无红肿、渗血等。麻醉清醒、术后生命体征平稳 6 小时后协助取半卧位,鼓励患者早期下床活动。

2. **保持大便通畅** 防止腹内压增高而引起继发性出血。鼓励患者一旦有便意应及时排便,正常饮食后建议患者多摄入谷类、水果、蔬菜、豆类和坚果。增加液体的摄入量,保证每日摄入液体 1 500~2 000 mL。

3. **肾功能监测** 了解肾功能情况。对于肾癌根治性切除术患者,应关注对侧肾功能情况,注意尿量、血压、血肌酐水平、尿素氮水平、胱抑素 c 的变化。肾功能不全一般表现为 24 小时尿量<1 000 mL 或 6 小时无尿,血压升高,血肌酐水平>110 μmol/L,尿素氮水平>7.14 mmol/L,胱抑素 c>1.09 mg/L,或伴有四肢水肿等症状。若出现上述情况之一,及时报告医生,以便尽早行利尿保肾治疗。

4. **导管护理**

(1) 保持各导管固定妥当并引流通畅,保持各引流管无扭曲、受压、脱出;定时挤压导管,以免血块凝结堵塞导管引起引流不畅,翻身后注意观察是否受压。

(2) 注意引流液颜色、性质和量的变化。

(3) 引流袋高度低于耻骨联合下方,以防尿液逆流而引起尿路感染。

(4) 留置中心静脉导管患者需行导管维护护理。严格无菌操作,预防感染;贴膜及时维护与更换,妥善固定;保持静脉穿刺点干燥,做好穿刺点周围皮肤护理;拔管之前监测患者血小板计数,保证血小板计数>50×10^9/L;拔管时患者取平卧位,拔管后应在静脉切开处施加压力并置闭合性敷料,以免出血及空气栓塞。

5. **预防感染** 感染分为伤口感染、血行感染、尿路感染。关注体温变化、伤口情况,伤口敷料污染或浸湿需及时更换,严格遵守无菌操作;协助患者翻身活动,病情允许的情况下抬高床头,协助患者有效咳痰,痰液黏稠者,遵医嘱化痰治疗,预防肺部感染;留置导尿管期间定期行会阴护理,及时清理尿道口分泌物,妥善固定导尿管及尿袋,防止逆行感染,可进食后嘱患者饮水量达 2 000 mL/d,预防尿路感染。

6. 伤口护理　密切观察伤口,如果有渗血渗液,伤口处敷料污染,及时消毒伤口并更换敷料。

(五) 并发症的观察及护理

1. 继发性出血

(1) 原因:与肾脏血流量大、手术缝合技术有关。

(2) 临床表现:患者烦躁不安、面色苍白、四肢冰冷、低血压,若出血过多可能引起失血性休克;引流液由暗红变为鲜红或者量由少变多、血压下降、心率增快等情况时提示有出血征象,应引起重视。

(3) 预防和护理:① 密切观察患者血压、心率、尿量等生命体征变化。② 吸烟患者术前2周停止吸烟;停用阿司匹林等抗血小板药物2周。③ 密切注意患者的面色、四肢的温度,患者有无烦躁不安、低血压等。④ 注意伤口敷料有无渗血,腰腹部有无肿胀饱满,甚至瘀血表现。⑤ 密切观察引流液的颜色和量,如患者突然出现引流液由暗红变为鲜红,或者量由少变多、血压下降、心率增快等情况时提示有出血征象,应引起重视,立即通知医生,并遵医嘱行止血治疗。开放静脉通路,补充血容量,查血常规、血型鉴定、交叉配血,做好输血准备,必要时做好再次手术准备。

2. 感染　详见第一章第四节。

3. 肾功能不全

(1) 原因:其发生可能与缺血导致肾集合系统损伤有关。

(2) 临床表现:患者小便减少,肌酐升高,严重者可出现水肿。

(3) 预防和护理:密切观察患者小便情况,出现异常及时汇报医生。

4. 深静脉血栓　详见第一章第四节。

5. 压力性损伤　详见第一章第四节。

6. 医院获得性肺部感染　详见第一章第四节。

7. 高碳酸血症　详见第二章第二节。

(六) 健康教育

1. 活动指导　注意保护伤口,避免突然转身、大幅度扭腰、患侧提重物等动作。适当活动,循序渐进。

2. 饮食指导

(1) 食物多样化,建议清淡易消化的高蛋白质、高维生素饮食,注意选用优质蛋白质,避免过量高蛋白质饮食,加重对侧肾脏负担。尽可能选择禽肉和鱼肉,减少豆制品摄入。

(2) 清淡饮食,摄入盐<6 g/d。

(3) 忌吃霉变和变质的食物,不吃烧焦的食物、不吃烤肉和腌制的食物。

(4) 多饮水,每日保证 2 000~3 000 mL。饮绿茶,忌浓茶、咖啡等刺激性饮料。

3. 调整生活方式

(1) 严格戒烟,禁饮酒。

(2) 积极监测、控制血压及血糖。

(3) 适当锻炼,控制体重。

(4) 术后两周内避免剧烈运动,不要提重物、久站。

(5) 心情开朗,积极参加适宜的体育锻炼。

4. **注意保护肾脏功能** 避免使用肾毒性强的药物,如非甾体类抗炎药、某些抗生素等,减少对肾脏的损伤。定期复查肾功能,观察尿量变化,注意有无水肿等症状,肾癌根治性切除术后患者定期复查健侧肾脏功能,1年内进行腹部超声或CT,3年内每年进行1次胸部CT或骨扫描,检查有无复发及远处转移。

5. **随访** 常规腹部和胸部CT,时间间隔取决于肿瘤分化及转移的危险程度。建议高危患者每3~6个月复查1次CT平扫,低危患者每年复查1次CT平扫,遵医嘱行后续治疗。

6. **靶向治疗** 晚期肾癌以靶向治疗为主,通过阻断肿瘤的血管生成来抑制肿瘤的生长和转移。目前用于晚期肾癌的主要靶向治疗方案有:① 抗血管生成治疗,代表药物有阿昔替尼、索拉菲尼等。② 哺乳动物雷帕霉素靶蛋白抑制剂,代表药物有依维莫司、替西罗莫司等。

第三节·腹腔镜保留肾单位的肾切除手术的改良与护理

肾脏肿瘤手术治疗有肾肿瘤根治性切除术和保留肾单位的肾切除术两种方式。一般来说,保留肾单位的肾切除手术保留了肾单位,在切除肿瘤的前提下,尽可能地保护患者的肾脏功能,最大限度上减少患者的痛苦,提高患者生活质量。

一、手术方式选择

(一) 适应证

保留肾单位的肾切除手术(partial nephrectomy, PN)近年来已成为肾脏肿瘤的主要术式之一。肾脏肿瘤的传统治疗方式为肾脏根治性切除,较小的肿瘤或者其他因素必须保留肾脏者,可行保留肾单位的肾切除手术。其适用于:肾肿瘤<7 cm,孤立肾癌、双侧肾癌、对侧肾功能不全或无功能肾,而合并氮质血症患者,在肾全切除后可能需要透析治疗的患者也视为绝对适应证。

(二) 手术方式

开放手术创伤大、出血多,患者恢复慢。因手术需要切断一侧腰部的肌肉组织和筋膜,给患者恢复劳动能力带来一定影响,而腹腔镜手术与传统的开放手术不同,只需在患者的腰部、下腹部建立三个小孔,以实施腹腔镜或机器人辅助腹腔镜手术。它的优点是患者创伤小、恢复快、出血少、视野清,多倍放大局部,肿瘤边界更清楚、更容易被切除干净。

二、术后护理

1. **一般护理** 全身麻醉术后患者意识恢复,无恶心、呕吐症状者可稍抬高床头。恶心、呕吐者去枕平卧,头偏向一侧,保持呼吸道通畅,防止呕吐物误吸。密切观察患者生命体征,每小时测量血压、脉搏、心率及血氧饱和度,每4小时测量体温一次,并详细记录。

2. **活动指导** 按照快速康复理念并根据患者个人情况,术后12~24小时可进行床上翻身等被动及主动活动,24~48小时后依次进行坐位、床边站立、病室内行走、走廊内行走,循序渐进地增加活动时间及次数。2周内避免大幅度运动,3个月内避免剧烈活动,避免术侧手臂提重物。

3. **饮食指导** 评估患者对纤维素含量逐渐增加的耐受度,逐渐增加饮食中的纤维素含量直至推荐的量,增加纤维素含量的同时,应增加液体的摄入量,保证每日摄入液体1 500~2 000 mL。患者麻醉清醒后如无腹胀、恶心呕吐情况,4小时后可少量进食清水;术后12~24

小时听诊闻及肠鸣音后,可进食米汤;术后 24～48 小时如无不适,可进食流质或半流质,并逐渐过渡到普食。正常饮食后建议多摄入谷类、水果、蔬菜、豆类和坚果类食物,鼓励患者一旦有便意应及时排便,防止腹内压增高而引起继发性出血。

4. 肾功能观察　尿量是术后观察肾功能的重要指标,尤其要观察第一次排尿的时间、性质和量,详见第五章第二节。

5. 导管护理　详见第五章第二节。

6. 预防感染　详见第五章第二节。

7. 伤口护理　详见第五章第二节。

三、并发症的观察及护理

1. 继发性出血　详见第五章第二节。

护理措施:一旦发生术后出血,可首先选择保守治疗,如绝对卧床、静脉输血输液、应用止血药物等。静脉性出血经保守治疗后一般会好转。如保守治疗无效,出血较为严重,临床上多采用手术治疗,如二次手术止血或切除整颗肾脏等。随着介入放射学的发展,微导管的使用使得超选择性肾动脉栓塞作为一种新的方法开始应用于临床。该方法能够准确诊断肾动脉出血,同时行超选择性肾动脉栓塞术而迅速有效止血,最大程度地保留肾实质和正常肾功能,是一种安全、有效的方法,目前已成为治疗急性肾出血的首要选择。

2. 感染　详见第一章第四节。

目前已有循证证据表明早期拔除导尿管可降低患者留置导尿管相关感染发生率,提高患者舒适度,护士应与医生协同,根据患者术后情况执行:① 肾部分切除术后患者在午夜(22:00—24:00)拔导尿管;② 肾部分切除术后留置导尿管患者 7 日内拔除导尿管;③ 护士主导评估导尿管拔除时机;④ 拔除导尿管前给予单剂量 α 受体阻滞剂预防尿管重置,增加拔管成功率和促进正常排尿。

3. 肾功能不全　其发生可能与缺血肾集合系统损伤有关,机器人辅助腹腔镜下保留肾单位的肾切除手术后肾功能不全的发生率为 4.2%。其预防和护理措施详见第五章第二节。

4. 深静脉血栓　详见第一章第四节。

5. 压力性损伤　详见第一章第四节。

6. 院内获得性肺部感染　详见第一章第四节。

7. 气胸

(1) 原因:由于局部粘连,术中易损伤胸膜、膈肌等,术后患者可能出现气胸。

(2) 临床表现:患者术后出现胸闷、气促等临床表现时,应考虑到并发气胸的可能。胸部听诊多数情况下可以提示气胸的存在。

(3) 护理措施:对于胸壁肥厚的患者,应尽早行胸部 X 片检查确诊。对于肺压缩体积 30% 的患者,予以创伤较小的胸腔穿刺置入深静脉管,经负压瓶吸引治疗,多在 2 日内拔管。对于胸闷、气促严重、听诊高度怀疑并发气胸的患者,可在未行胸部 X 片检查时先试行在锁骨中线第 2 肋间胸腔穿刺,有助于危急患者的抢救。

8. 肠瘘

(1) 原因:术后腹腔感染、吻合口裂开、肠管血运不良等。

(2) 临床表现：① 患者出现腹痛、腹胀、肌紧张和反跳痛；② 伤口引流液颜色和气味变为褐色黏稠臭味液体，引流液量骤增，送检引流液结果可能提示胆红素、脂肪酶、淀粉酶升高。

(3) 护理措施：① 禁食并持续胃肠减压，可减少胃内容物对吻合口的刺激，减轻胃动力，促进吻合口的愈合。妥善固定胃管，防止滑脱，保持一定的负压吸引。注意观察胃液颜色、性质及量，并准确详细地记录；② 通过双套管持续中心负压吸引灌入腹膜透析液，冲洗速度根据医嘱相应调整。灌入的腹膜透析液可以稀释吻合口周围脱落的坏死组织及漏出的肠内容物，减轻漏液对周围组织的刺激，降低感染的发生率，缩短吻合口的愈合时间；定时观察引流液的颜色、性质和量，保持双套管中心吸引通畅，引流管不扭曲，妥善固定，协助患者翻身时注意预防引流管滑脱。每日更换引流瓶，严格无菌操作，防止逆行感染。③ 肠瘘患者易发生水电解质、酸碱平衡紊乱，营养消耗增加，加之禁食、禁水，机体处于一种高分解状态，不利于瘘口的愈合，因此营养支持十分重要，在给予静脉高营养液的同时可适当给予白蛋白静脉滴注。

9. 腹腔镜并发症　一般表现为皮下气肿、肩背部酸痛，大多数可自行缓解。

四、健康教育

1. 活动指导　需循序渐进，术后 3 个月内不可做剧烈运动，患侧避免提重物。
2. 饮食指导　食物多样性，清淡易消化的高蛋白质、高维生素饮食，注意选用优质蛋白质，避免过量高蛋白质饮食，加重对侧肾脏负担。尽可能选择禽肉和鱼肉，减少豆制品摄入。清淡饮食，用盐<6 g/d。忌吃霉变和变质的食物，不吃烧焦的食物、不吃烤肉和腌制的食物。饮绿茶，忌浓茶、咖啡等刺激性饮料。
3. 调整生活方式　严格戒烟，忌饮酒，保持心情开朗。
4. 注意保护肾脏功能　避免使用肾毒性强的药物，如非甾体类抗炎药，一代头孢、庆大霉素、卡那霉素等抗生素，减少对肾脏的损伤。定期复查肾功能，观察尿量变化，如 24 小时尿量少于 500 mL 时，应关注有无水肿等症状，需警惕脱水或肾功能衰竭。

第四节·输尿管癌根治性切除术的围手术期护理

输尿管癌是指发生在肾盂、肾盏、输尿管被覆上皮来源的恶性肿瘤。占泌尿系统肿瘤的 5%，男女比为 2∶1，40～70 岁占 80%，平均发病年龄为 55 岁。导致肿瘤发生的可能因素有：吸烟、职业接触致癌物、服用镇痛药物、环磷酰胺、尿路感染及结石等。

一、概述

(一) 定义

输尿管癌(carcinoma of ureter)指发生在肾盂、肾盏、输尿管的恶性肿瘤，多为尿路上皮癌，偶见鳞状细胞癌、腺癌等。

(二) 临床表现

血尿为最常见初发症状，具有肉眼可见、间歇性、无痛的特点；有血块通过输尿管时可引起肾绞痛；有虫样血条时可表现为腰部钝痛。

多数输尿管肿瘤患者无明显的阳性体征，但有 7% 左右表现为恶病质，是晚期病例。有

5%～15%可摸到增大的肾脏,可能有脊肋角压痛。有研究表明长期服用镇痛药物、使用环磷酰胺药物治疗和先天性马蹄肾的患者,肾盂移行细胞癌发病率增高。

二、诊断

肾盂输尿管癌以往只有 50%能够在术前诊断,原发性输尿管癌更困难,有 50%误诊、误治率。现在术前诊断率高达 90%。

(一) 尿细胞学检查

上尿路肿瘤的尿细胞学检查阳性率低于膀胱癌,如肿瘤细胞分化差,即高级别癌细胞容易在尿中被找到。有的输尿管癌没有任何症状,仅能在细胞学检查中发现。分化良好的肿瘤细胞学检查常阴性。

(二) 尿路造影

尿路造影是输尿管癌诊断的基本方法(图 5-13),无论是排泄性或上行性尿路造影都可发现充盈缺损。据统计,上尿路上皮肿瘤 50%～70%可发现充盈缺损,形态不规则,与集合系统管壁相连。肾盂内肿瘤有时发生肾盏不显影,有 10%～30%上尿路肿瘤引起梗阻,使集合系统不显影,这是肿瘤有浸润的表现。检查上尿路肿瘤时必须双侧同时检查,尤其应注意对侧有无可疑病变,对决定治疗方案有重要参考价值。在上行性尿路造影时,造影剂应稀释为 1/2～1/3 浓度,过浓的造影剂可掩盖充盈缺损。尿路造影发现充盈缺损须警惕尿结石的存在。

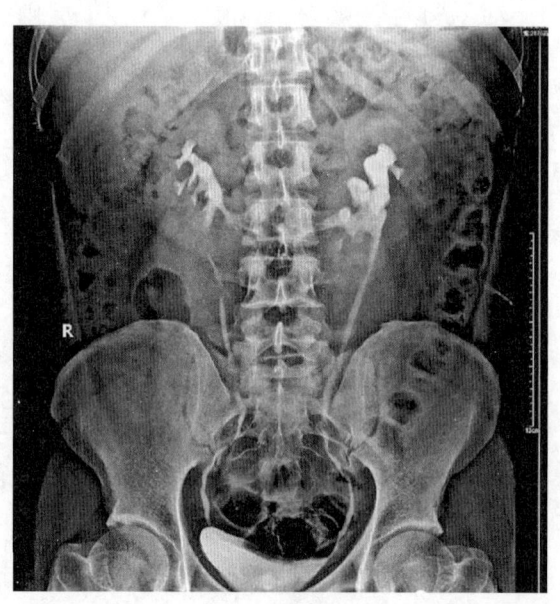

图 5-13 尿路造影

(三) CT

可用于诊断和分期,尿酸结石有时可在 X线平片不显影,但在 CT 则易于鉴别。

三、肾盂和输尿管癌的分期

根据 Beahrs、Henson 等人编写的《癌症分期手册》(Cancer Staging Manual),肾盂和输尿管癌 TNM 分期,如表 5-1 所示。

表 5-1 肾盂和输尿管癌 TNM 分期

原发肿瘤(T)	淋巴转移情况(N)	远处转移(M)
T_X:原发肿瘤不能被评估	N_X:局部淋巴结不能被评估	M_X:远处转移不能被评估
T_0:无原发肿瘤证据	N_0:无局部淋巴结转移	M_0:无远处转移

续　表

原发肿瘤(T)	淋巴转移情况(N)	远处转移(M)
T_a：乳头状非浸润癌	N_1：单一淋巴结转移，最大径≤2 cm	M_1：远处转移
Tis：原位癌	N_2：单一淋巴结转移，最大径＞2 cm 但≤5 cm，或多个淋巴结转移，最大径均≤5 cm	
T_1：肿瘤浸润上皮下结缔组织	N_3：淋巴结转移最大径＞5 cm	
T_2：肿瘤浸润肌层		
T_3：肿瘤浸润至肌层，外达肾盂周围脂肪或肾实质		
T_4：肿瘤浸润邻近器官或达肾周脂肪、淋巴结		

根据 TNM 分期将肾盂和输尿管癌分为 5 期，如表 5-2 所示。

表 5-2　TNM 分期将肾盂和输尿管癌分为 5 期

0 期	Tis	N_0	M_0
	T_a	N_0	M_0
Ⅰ期	T_1	N_0	M_0
Ⅱ期	T_2	N_0	M_0
Ⅲ期	T_3	N_0	M_0
Ⅳ期	T_4	N_0	M_0
	任何 T	$N_{1\sim3}$	M_0
	任何 T	任何 N	M_1

肾盂和输尿管癌就诊时，Ⅰ、Ⅱ期占 40%，Ⅲ期占 30%，Ⅳ期占 30%。

四、输尿管癌治疗方法

输尿管癌治疗原则根据肿瘤的分期和分级而定。低分期、低级别肿瘤无论保守手术还是根治性手术疗效都好，中等分化肿瘤根治性手术效果好，高分期肿瘤不论选择保守还是根治，都预后不良。

(一) 根治性肾输尿管全切除术

根治性肾输尿管全切除术是传统的基本的治疗方法，手术切除范围包括肾、输尿管和输尿管膀胱出口。如果手术切除时只切除肾脏，肿瘤在残留的输尿管或膀胱开口内的复发率可达

30%～75%。切除肾上腺、淋巴结清除术,可将肾输尿管切除术患者的5年生存率从5%提高到84%。一般认为如果上尿路肿瘤已有淋巴结转移,往往会存在远处转移灶,行淋巴结清除术,可能无效。但对高分期分化不良的肾盂输尿管癌的患者,淋巴结清除手术有效。肾输尿管全切除术的5年生存率:Ⅰ期可达91%,Ⅱ期43%,Ⅲ期只有23%。

(二) 保守手术

保守治疗主要适用于低级别、低分期肿瘤,有时局部复发还可行局部切除术。如果是输尿管病变可节段切除再吻合,下段输尿管可行切除后输尿管膀胱再吻合术。孤立肾或双肾病变有时仅能采用保守手术,尽可能保留肾脏功能。

(三) 输尿管镜治疗

输尿管镜活检是诊断早期输尿管癌最可靠的方法。输尿管镜对肿瘤小、其他检查难以明确诊断者有较高的诊断价值,不仅可以直观地观察全段输尿管及其病变,还可进行活组织检查以定性诊断,取得术前病理诊断。且输尿管镜电切治疗输尿管低级别、低分期肿瘤是一种安全、有效的术式,对高龄、身体条件差、不能耐受大手术的早期患者亦可采用。

方法:常规硬膜外麻醉,截石位,采用输尿管硬镜,生理盐水持续低压冲洗下直接经尿道进入膀胱,找到输尿管口后先插入输尿管导丝,沿着导丝将输尿管镜进入输尿管,边进镜边向上观察,正常的输尿管黏膜平滑、有光泽,可看到细的血管走向。至肿瘤段可见输尿管壁上海藻样、绒毛样组织,多为嫩红色,表面有血管样物,肿瘤在镜下呈菜花状或乳头状,单发并窄基,突向输尿管腔内。切除肿瘤及周围1 cm正常输尿管组织,切除深度至肌层,切除的瘤体直接用异物钳夹出体外。最后沿导丝放置双J管。

(四) 药物灌注

上尿路多发表浅肿瘤或原位癌、肾功能低下者,可从肾造瘘灌注药物,因输尿管的解剖学部位比较特殊,其上端连接于肾脏、肾盂,下端连接于膀胱,也可行膀胱灌注治疗。灌注药物有丝裂霉素、羟喜树碱、吡柔比星等。丝裂霉素和羟喜树碱灌注后嘱患者平卧15～20分钟,然后按照左侧卧位、右侧卧位、俯卧位、头低足高位、坐位顺序,每20分钟变换体位1次,共保留2小时,让药液充分接触黏膜的各个部位,以便增加疗效。吡柔比星灌注时间为30分钟,其间嘱患者按仰卧位、左右侧卧位及俯卧位顺序,每5分钟变换体位1次,直至30分钟后排尽尿液。体位更换完毕后,立即排空膀胱,并饮水1 000 L。注意休息,3天内给予清淡易消化饮食,忌烟、酒、咖啡,忌辛辣、刺激性食物,多饮水,每日2 500 mL左右饮水量,注意个人卫生,保持会阴部清洁,勤观察排尿情况及尿液颜色、性状。若发现异常,及时诊治。每周灌药1次,持续1年,然后每2周灌注1次,持续2年。

(五) 放射治疗

有浸润性的高级别肿瘤,术后配合放射治疗(放疗),可能提高生存率。放疗有全尿路放疗及局部靶向放疗两种形式。全尿路放疗范围包括患侧肾区、输尿管及全膀胱区域,采用15VX线前后野SSD照射。局部靶向放疗仅限肿瘤临床灶,采用SAD照射。

(六) 全身化疗

为防止肿瘤细胞全身转移和局部转移的发生,或在有淋巴结转移或脏器转移的情况下,无法手术时采用全身化疗。

化疗方案选择主要包括蒽环类药物,如表柔比星、吡柔比星等,代谢类药物如吉西他滨、羟喜树碱等,部分患者也可以采用铂类药物联合化疗,如顺铂等。

五、手术治疗及护理

(一) 术前护理

1. 心理护理　解释手术必要性、手术方式及注意事项,鼓励患者表达自身感受。疏导患者,减轻其内在的压力。向患者讲解有关机器人手术的相关知识和优点,积极配合手术。减轻患者对手术的恐惧,为患者创造一个安静整洁、舒适的住院环境。

2. 监测生命体征　测血压、体温、脉搏及血糖变化,控制在正常或接近正常水平。

3. 落实术前检查　落实检查并做好相关指导,如尿脱落细胞学检查、心电图、胸片、B超、肾脏CT平扫+增强等。

4. 术前功能锻炼　术前指导深呼吸、有效咳痰、床上肢体锻炼、深静脉血栓的预防等。有吸烟者术前应戒烟2周以上,减少呼吸道的分泌物,为手术做好准备。

5. 肠道准备　术前避免进食牛奶、淀粉、豆制品等易产气的食物,手术的前1天口服缓泻剂清洁肠道。

6. 外科常规术前准备　详见第一章第四节。

(二) 术后护理

1. 一般护理　按全麻术后常规护理,术后24小时密切观察生命体征变化,持续心电监护,监测血压、脉搏、呼吸和血氧饱和度,给予低流量吸氧。生命体征平稳后,协助和鼓励患者深呼吸,有效咳嗽、排痰,防止肺部感染;指导患者床上活动,观察易受压皮肤,防止压疮的发生;肠蠕动恢复,肛门排气后,进流质饮食,如无腹胀不适,可逐渐过渡到半流质或普食,多食蔬菜、水果,保持大便通畅,给予高热量、高蛋白质、高维生素、易消化的食物,提高机体抵抗力,促进伤口愈合。

2. 加强病情观察　保持各引流管的通畅,避免受压、扭曲、弯折,密切观察引流液的颜色、性质和量,观察伤口有无渗血和是否有出血、吻合口瘘或感染的存在。每日必须进行会阴护理2次,每周更换尿袋2次。术后伤口发生出血,如引流液血色深且量大,需观察有无腹痛、腹胀、腹膜刺激症状,注意监测患者的生命体征,若出现面色苍白、脉搏细速、血压下降等症状,考虑可能存在失血性休克,提示手术创面渗血较多或有出血发生,应及时汇报医生,积极止血治疗及补充血容量。患者在卧位、翻身或下床活动时,注意勿使引流管和尿管脱出、弯折、堵塞或尿液逆流。

3. 膀胱冲洗护理　详见第三章第二节。

4. 并发症的观察及护理

(1) 出血:因为盆腔解剖结构复杂,术中易损伤血管造成出血。术后需严密观察生命体征变化,若出现心率增快、血压下降,则考虑出血可能;同时,还要密切观察伤口敷料情况,保持伤口引流管的通畅,观察引流液颜色、性质和量,发现异常立即汇报医生,遵医嘱进行处理。

(2) 膀胱痉挛:详见第二章第二节。

(3) 吻合口瘘:导致吻合口瘘的原因有很多,如手术医生经验不足、输尿管与膀胱吻合不佳、尿管引流不畅、膀胱过度痉挛、营养不良等。一旦发生吻合口瘘,首先我们应安慰患者,解释发生原因,做好心理护理。同时,还应保持引流管和膀胱冲洗通畅。若是膀胱过度痉挛,可给予解痉药物治疗,以减轻膀胱内压力。还要加强患者营养,有利于吻合口愈合。

(4) 感染:详见第一章第四节。

(5) 下肢深静脉血栓:详见第一章第四节。

六、健康教育

1. 心理指导　疾病恢复期应学会自我调节,保持心理健康,可多听些轻松愉悦的音乐,适当参加社会活动;适当阅读有关疾病的报刊、书籍,增加自我保健意识。

2. 饮食指导　进食营养丰富、易消化、高蛋白质、高维生素饮食,注意荤素搭配,多食新鲜蔬菜、水果,如苹果、绿叶菜、香蕉、鱼类,可多喝鱼汤、肉汤;避免辛辣、刺激性食物,避免吃人参、鹿茸等峻补食物,以防止增加肾脏负担;戒烟,以防止肿瘤的复发。

3. 用药指导　出院后应遵医嘱按时服用药物,并注意服药后有无不良反应,切勿在医生未批准的情况下随意断药,并且在出现不良反应(如发热或呕吐等症状)后应立刻就医,避免使用肾毒性药物,同时主动配合免疫调节的药物治疗,以降低肿瘤的复发。

4. 调整生活方式　术后3个月内避免重体力劳动及剧烈运动,劳逸结合,避免劳累,按时起居,生活规律,可散步、打太极拳,要注意天气变化,预防感冒。导尿管一般留置5~7天,大多数情况下,对于术中没有发生并发症的患者,1周之后可基本上完全恢复正常生活。导尿管留置期间将导尿管妥善固定,保持引流通畅,定期更换尿袋,注意引流袋勿高于膀胱水平,尿袋不要拖地、注意清洁,注意会阴部清洁卫生,可在拔除导尿管前行膀胱灌注治疗。

5. 术后随访　按医生要求定期到门诊进行复查,术后1年内每3个月复查1次,第2年每6个月复查1次,往后每年复查1次。检查内容包括膀胱镜、超声、腹部CT、血清肌酐等,以便及早甄别有无转移病灶或者复发的肿瘤。

第六章
泌尿系结石的诊疗与护理

第一节·泌尿系结石概述

泌尿系结石是泌尿外科的常见病之一,结石的发病率取决于地理环境、气候、种族、饮食习惯和遗传因素。患病率从1%～20%不等,过去的20年里,在某些发达国家,肾结石的患病率超过10%。部分地区近20年来发病率增幅超过37%。我国泌尿系结石患病率为1%～5%,南方地区高达5%～10%;其中1/4的患者需住院治疗。近年来,我国泌尿系结石的发病率也呈增加趋势。

一、常见结石的种类

泌尿系结石可按照大小、部位、X线特征、形成原因而分类,详见图6-1。

二、病因与发病机制

泌尿系结石形成的原因比较复杂,众多学者意见不一,常见的理论有饱和结晶学说,结石形成的促进物与抑制物学说等。目前认为结石形成是多种因素综合作用的结果,受社会环境、个体因素、基因及泌尿系局部因素的共同影响。

(一) 流行病学因素

年龄、职业、性别、社会经济地位、饮食成分和结构、水分摄入量、气候、代谢和遗传等都是结石形成的影响因素。男性患者多于女性,主要是由于男性尿钙、草酸和尿酸的排泄比女性多;女性尿道短而直,发生尿潴留比例低;且雌激素能增加尿中枸橼酸排泄,减少结石形成的机会。但近年来女性结石患者有增加趋势。

(二) 环境因素

1. 自然环境 结石夏秋季发病率高于冬春季,可能是由于夏季体液散失多,导致尿液减少,或尿液在膀胱内滞留的时间相对较长,尿液浓缩,不仅导致结石盐的过饱和,还可以引起尿中结石形成的促进物的聚合,向结石的基质转变,容易产生结石。另外,日照时间增长,体内维生素D活性增强,促使胃肠道对钙质的吸收。

2. 社会环境 社会生产水平对结石的影响在国内外流行病学调查中都得到证明,经济条件好、生活水平高的地区,上尿路结石较多;反之,下尿路结石较多。

(三) 代谢异常

1. 尿液酸碱度 正常尿液偏酸性,含钙结石及尿酸结石易形成,感染性结石则在碱性尿液中形成。

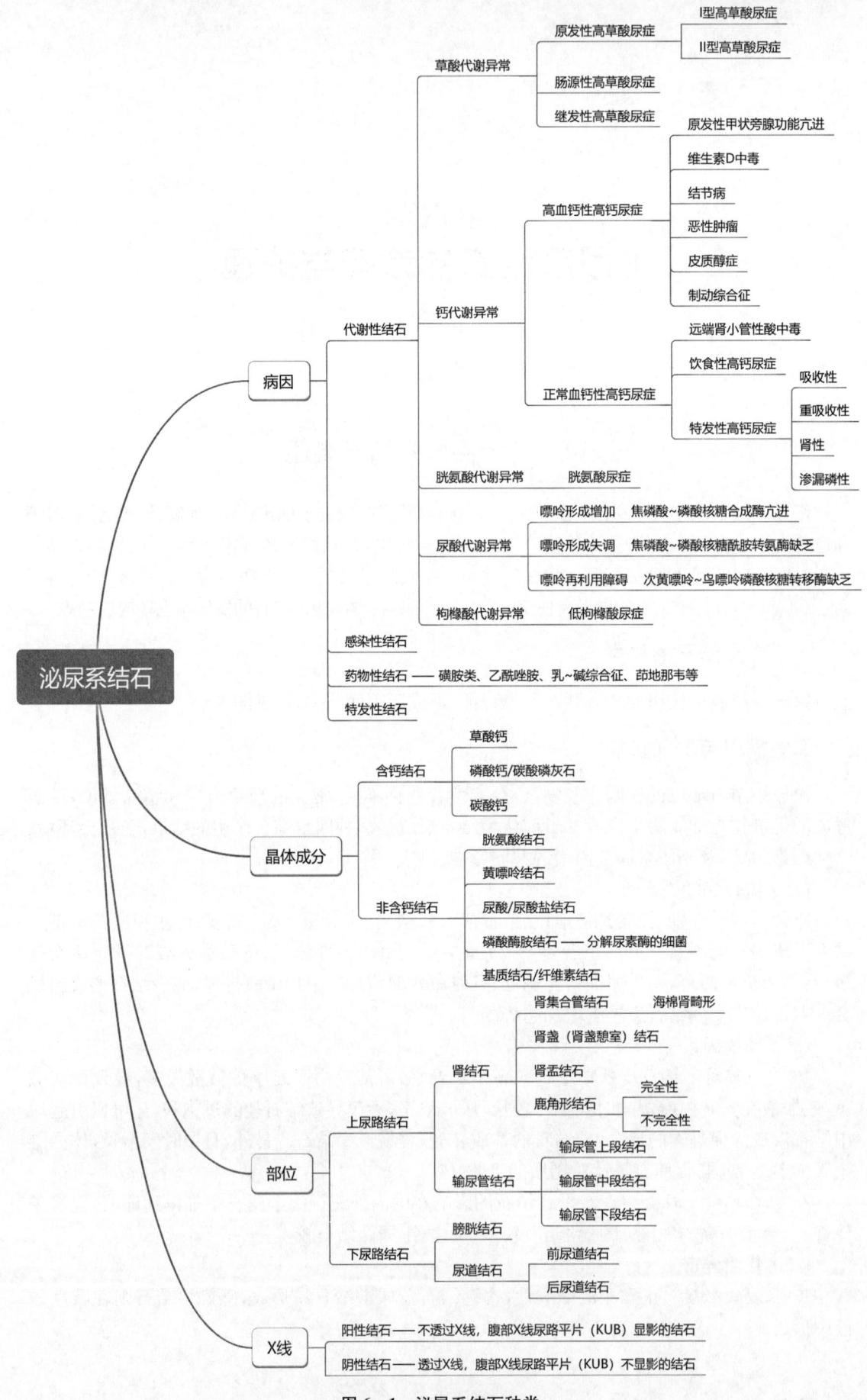

图 6-1 泌尿系结石种类

2. **高钙血症** 引起高钙血症的常见疾病包括甲状旁腺功能亢进症、乳碱综合征、结节病或类肉瘤病、维生素 D 中毒、恶性肿瘤等。

3. **高钙尿症** 原发性高钙尿症分 3 型：吸收性高钙尿症、肾性高钙尿症和重吸收性高钙尿症。此外，一些病因明确的代谢性疾病也能引起继发性高钙尿症及尿路含钙结石的形成。

4. **高草酸尿症** 原发性高草酸尿症很少见。继发性高草酸尿症的原因有：过量摄入包括维生素 C、草酸及其前体物质，或饮食中钙的摄入减少、肠源性高草酸尿症和维生素 B_6 缺乏等。

（四）局部病因

梗阻、感染和尿路中存在异物是诱发结石形成的三大因素，三者往往循环往复，加重病情进展。

（五）药物相关因素

药物引起的结石占 1%～2%，分为两大类，一类药物本身就是结石的成分，另一类为能够诱发结石形成的药物，这些药物在代谢过程中导致了其他成分结石的形成。

（六）结石的性质及形状

1. **感染性结石** 占 10%～20%，主要由磷酸镁铵组成，有时混合碳酸磷酸钙和尿酸铵。结石大小差别较大，呈污灰色，部分易碎结石表面为泥灰状或浮石样结构（图 6-2）。结石中经常存在大量基质，硬度较低。感染性结石是由产尿素酶的细菌感染尿路所致。感染性结石通常为 X 线阳性结石（X 线平片检查时，可显示的尿路结石）。

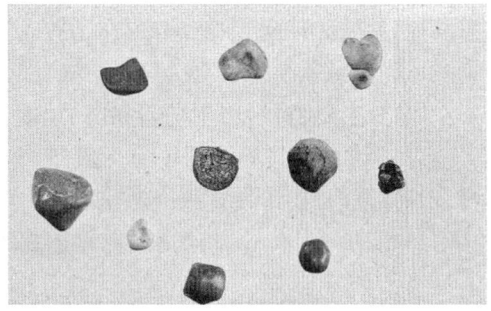

图 6-2 感染性结石

2. **尿酸结石** 占 5%～10%，由游离尿酸组成。75%～80% 的尿酸结石由纯尿酸组成，其余由尿酸和含钙结石混合而成。结石呈圆形或卵圆形，颜色为黄色或棕色，表面光滑平坦，有时呈细颗粒状（图 6-3）。尿酸结石常为多发，硬度较低。在 X 线平片不显影，为 X 线阴性结石。

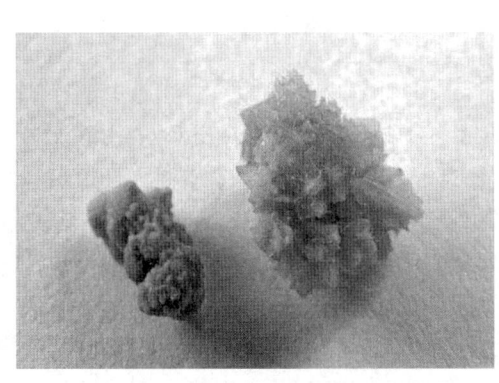

图 6-3 尿酸结石

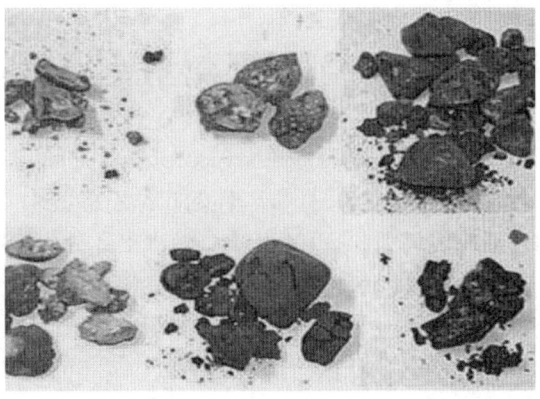

图 6-4 含钙结石

3. **含钙结石** 占 70%～80%，由草酸钙或磷酸钙组成，更常见为草酸钙＋磷酸钙的混合结石（图 6-4）。纯草酸钙远较纯磷酸钙常见。① 草酸钙结石：较小的草酸钙结石表面有多个小的突起,部分呈尖锐突起,如星芒状;较大的结石上布满疣状物,如桑椹样。草酸钙结石的硬度高于尿酸和磷酸钙结石,在X线平片可显示清晰阴影,为X线阳性结石。② 磷酸钙结石:呈灰色至白色,质脆易碎,表面粗糙,切面常有薄壳结构,硬度较低。

4. 胱氨酸结石　少见,约占1%。结石为黄色,呈蜡样外观,表面光滑或颗粒状,切面有向心性分层或放射状条纹(图6-5)。高发年龄在20~30岁,为X线阳性结石。

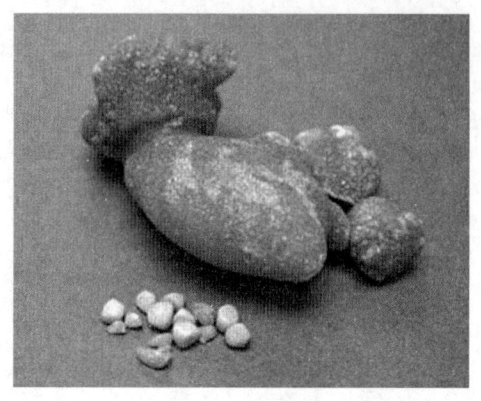

图6-5　胱氨酸结石

三、症状及诊断

尿路结石作为一种常见的泌尿系结石疾病,不仅会危害患者的身心健康,还会诱发一系列并发症,如尿路梗阻、尿路感染、尿道损伤,严重时还会损害肾脏功能,尿道黏膜长期受结石的刺激可能导致癌变。

尿路结石可进行以下项目检查,以明确诊断。

1. 尿常规　可检查尿中有无红细胞,可从尿中发现较多草酸盐或磷酸盐结晶;如果有结石合并感染时,还可发现尿有脓细胞。

2. 腹部平片　这是诊治尿路结石最有价值的检查,大约有95%的结石患者能在X线片上显影。必要时,进一步做静脉肾盂造影,以了解肾功能和肾积水情况。

3. B超　经济简便,对X线阳性结石和X线上不能发现的隐性结石都可做出诊断,其缺点是对输尿管的中下段结石显示度不太满意。

4. CT检查　它可用于X线片上不能显影的结石患者,但费用较昂贵,不列入常规检查。

5. 膀胱镜检+逆行造影　这种方法主要适用于静脉肾盂造影(IVP)不够理想的患者或对造影过敏的患者。

第二节·体外冲击波碎石

体外冲击波碎石术(extracorporeal shockwave lithotripsy, ESWL),又称体外震波碎石术,是一种非接触性、非侵入性治疗结石的技术,其原理是利用冲击波在体外将肾及输尿管的结石粉碎成粉末状,再随尿液自然排出体外。ESWL已应用于临床20余年,随着临床经验的积累和碎石技术的发展,对ESWL的适应证、治疗原则及并发症的认识有了新的改变。由于ESWL具有创伤小、并发症少、无须麻醉等优点,因此,成为目前治疗直径≤20 mm或表面积≤300 mm^{2}的肾结石的标准方法。采用ESWL治疗巨大肾结石的缺点是出血及需要反复多次的治疗,并且治疗后容易发生结石碎片的残留。在进行ESWL前需对患者充分评估。

一、评估内容

体外冲击波仪通常由波源发生系统、定位系统、水系统、三维运动系统和辅助系统组成。

通过经过聚焦的具有高能量的压力脉冲对结石的应力作用,引起结石的开裂和破碎。冲击波在发生形式上可以分成压电式、液电式和电磁式,产生的压力脉冲波在患者体内碎石。冲击波发生源是体外冲击波碎石机的心脏部分,由其产生的冲击波必须具备下列特性,才能安全有效地进行体外冲击波碎石术治疗:① 携带足够大的能量,当它通过人体作用到结石上时,所产生的内应力必须超过结石的强度极限;② 要求在合适的介质中传播,耦合进入人体时的衰减比较小;③ 具有很好的方向性,即聚焦特性;④ 能够连续不断地产生特性稳定的冲击波压力脉冲;⑤ 对人体组织所产生的损伤应尽量小或者无损伤。

(一) 禁忌证

1. 全身状况　有以下情况时不宜行 ESWL 治疗。

(1) 全身出血性疾病。

(2) 糖尿病患者血糖控制不佳者。

(3) 传染病的活动期。

(4) 妊娠期妇女。

(5) 新发生的脑血管疾患、心肌梗死、心力衰竭、严重的心律失常及带有心脏起搏器的患者。

2. 泌尿系统局部情况

(1) 结石以下尿路有器质性梗阻,在梗阻解除前不宜行 ESWL 治疗。因为 ESWL 治疗后结石无法排出且结石碎屑堆积会加重梗阻,所以,应解除结石以下尿路梗阻后再行 ESWL 治疗。

(2) 急性尿路感染不宜行 ESWL 治疗,必须先控制感染后再行 ESWL 治疗,否则容易发生感染扩散甚至菌血症。慢性炎症可在应用抗生素的基础上行 ESWL 治疗。

(二) 肾功能情况

(1) 功能正常的患者,只要严格掌握适应证、禁忌证以及碎石时的冲击波能量和冲击次数,一般不会造成不良影响。

(2) 孤立肾患者,治疗前要充分考虑到 ESWL 对肾脏的微小损伤,避免加重肾脏负担。

(3) 由结石梗阻造成肾功能不全的这类患者要积极行 ESWL 治疗;如果肾功能不全是由肾脏本身病变所致(如肾小球相关疾病),而非结石梗阻造成,不宜行 ESWL 治疗,以避免肾功能进一步损害。

(三) 结石本身情况

结石的大小、位置、成分和结构、停留时间均影响碎石。

1. 结石的大小　结石较小时可一次性粉碎,结石较大时不宜一次性粉碎,否则易形成"石街"而造成新的梗阻。

2. 结石的部位　肾盂结石较输尿管结石容易粉碎,这是由于位于肾盂内的结石周围有空隙,易于结石碎片的排出。

3. 结石的成分和结构　感染性结石最容易粉碎,其次是草酸钙结石、尿酸结石,最不容易粉碎的是胱氨酸结石。结石为粒晶状结构容易粉碎。

4. 停留时间　在泌尿道停留时间过长的结石不易被粉碎,这是由于结石刺激引起局部炎症、水肿、增生导致炎性肉芽肿,甚至纤维包绕。结石在泌尿道停留时间过长可诱发鳞状上皮癌。

(四) ESWL 疗效的相关因素

1. 结石的大小　结石越大,需要再次治疗的可能性就越大。直径<20 mm 的肾结石应首选 ESWL 治疗;直径>20 mm 的结石和鹿角形结石可采用经皮肾镜取石术(percutaneous nephrolithotomy, PNL)或联合应用 ESWL。若单用 ESWL 治疗,建议于 ESWL 前插入双 J 管,防止"石街"形成,完全闭塞输尿管。

2. 结石的位置　肾盂结石容易粉碎,肾中盏和肾上盏结石的疗效较下盏结石好。对于下盏漏斗部与肾盂之间的夹角为锐角、漏斗部长度较长和漏斗部宽度较窄者,不利于 ESWL 后结石的清除。

3. 结石的成分　磷酸铵镁和草酸钙结石容易粉碎,尿酸结石可配合溶石疗法进行 ESWL,草酸钙和胱氨酸结石较难粉碎。

4. 解剖异常　异位肾、马蹄肾(图 6-6)和移植肾结石等肾脏集合系统的畸形会影响结石碎片的排出,可以采取辅助的排石治疗措施。

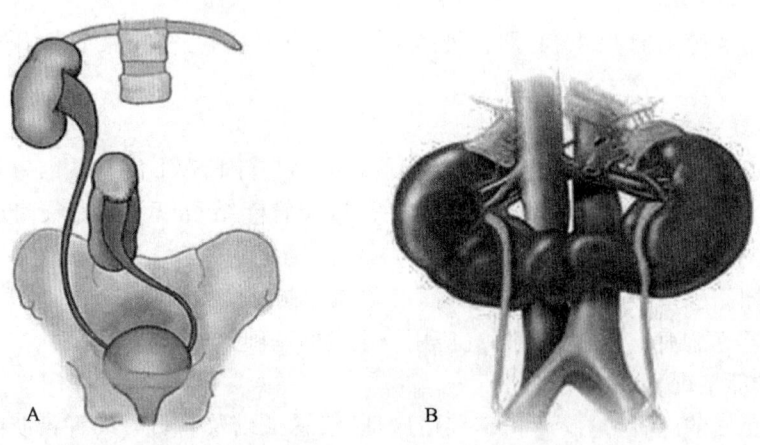

图 6-6　异位肾(A)和马蹄肾(B)

5. ESWL 治疗次数和治疗间隔时间　推荐 ESWL 治疗次数不超过 3～5 次(具体情况依据所使用的碎石机而定),否则,应选择手术治疗,如输尿管软镜碎石,或经皮肾镜取石术。治疗的间隔时间目前无确定的标准,但多数学者通过研究肾损伤后修复的时间认为,治疗间隔的时间以 10～14 天为宜。

二、治疗前的准备

(1) 向患者详细介绍治疗原理及可能出现的并发症,解除其恐惧心理。

(2) 术前一晚应用缓泻剂,术晨禁食。

(3) 手术当日携带血尿常规、肝肾功能、凝血酶原时间及活化部分凝血活酶时间(prothrombin time, activated partial thromboplastin time, PT+A)、心电图、泌尿系腹部平片(KUB)和静脉肾盂造影(IVP)的检查报告。

(4) 泌尿系感染时应先应用抗生素(喹诺酮类、头孢菌素类和大环内酯类)控制感染。

(5) 根据患者的具体情况制订针对性治疗方法。

三、手术治疗

利用液电式高位放电产生的巨大能量,经过车轮球金属及反射体聚焦于经B超定位的结石上,经过连续多次放电冲击,将结石粉碎,然后排出体外,它适用于肾、膀胱、输尿管结石的治疗(图6-7)。

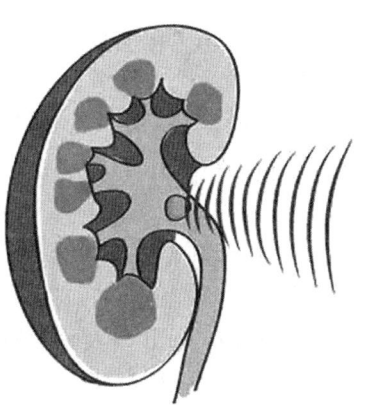

图6-7 体外冲击波碎石

四、术后护理

1. **休息** 根据碎石量的多少来决定碎石后休息多久,如结石较大,量多,碎石后3日内应卧床休息,尽可能减少下床活动,并采取患侧卧位,使碎石颗粒尽可能减缓排出的速度,避免或减少形成"石街"的可能。

2. **活动指导** 除上面所讲的情况外,均应嘱患者多活动,以利于结石的排出。指导患者做排石操,有助于结石排出。可以扫码观看视频6-1,了解排石操的具体内容。

3. **饮水量** 多饮水可增加尿量,尿液的冲洗是帮助排石的最好方法,可减少排尿的不适,每天饮水可以控制在3 000 mL左右。

4. **排石** 不同部位的结石可采用不同的体位以协助排石,肾盂、肾上盏、肾中盏、输尿管、膀胱和后尿道结石均可不采用特殊体位。肾下盏结石宜采用

视频6-1 排石操

头低脚高体位排石,效果则会更好。遵医嘱服用排石药,如排石颗粒、肾石通颗粒等,加速结石排出。

5. **复查** 对于简单的结石,一般排石比较顺利,不必急于复查腹部平片,通常1～2周复查即可。对大的复杂的结石,嘱患者密切注意,如无结石排出,或出现梗阻不适症状者应马上复查腹部平片或B超,以决定是否处理。

五、并发症的观察及护理

1. **血尿** ESWL治疗后血尿的发生率较高,尤其是肾脏结石。一般持续1～2天就会自行消失,如血尿严重,应及时进行B超、CT检查以明确是否有肾损伤,如发现肾损伤时,应绝对卧床休息,输血并应用止血药等保守治疗,严重者可考虑肾周引流及肾修补术。

2. **肾绞痛** 多见于肾脏结石的患者,应予以解痉镇痛,常用药物有硫酸阿托品和山莨菪碱(654-2)及黄体酮等,术后饮水2 000～3 000 mL,减少其发生率。

3. **发热** 多由碎石堆积引起尿路梗阻或尿路感染未被控制所造成。应积极予以抗感染治疗并解除梗阻。

4. **输尿管内"石街"形成** 肾结石过大未分次行ESWL,易发生输尿管内"石街"。对无症状的输尿管内石街,应严密观察其排石情况,如超过1周仍无变化,应对石街进行碎石治疗;如仍无效时,可考虑行经皮肾镜或输尿管镜下气压弹道碎石术。

5. **肾脏实质损害及肾周血肿** 多见于肾脏结石较大、工作电压较大、冲击次数过多、间隔时间较短的患者。因此,ESWL治疗时,应严格掌握工作电压、冲击次数、间隔时间(治疗时冲

击次数及工作电压应根据结石的大小、位置、成分和结构、停留时间而定,一般肾结石每次冲击次数≤3 500 次,工作电压≤9 kV;输尿管结石每次冲击次数≤4 500 次,工作电压≤9 kV,两次治疗间隔时间≥7 天。孤立肾、异位肾结石及小儿肾结石两次治疗间隔时间应>10 天)。如出现 ESWL 后腰部持续性疼痛,严重的血尿,应及时行 B 超、CT、MRI 检查,一旦发生应绝对卧床休息、输血并应用止血药等保守治疗,必要时可行手术治疗。

6. 消化道并发症　ESWL 后,部分患者出现恶心、呕吐、腹痛、黑便,多为体外冲击波碎石时肠道内积气太多所致,多不需要特殊处理即能自愈。

7. 咳血　多出现在治疗肾上盏结石,肾上盏接近肺部,在对肾上盏结石碎石治疗时由于呼吸运动可导致冲击波波及肺底部,患者术后有轻微咳血或痰中带血,一般几天即可恢复。

8. 皮肤损伤　表现为少量散在的皮下瘀斑,无须治疗,1～2 天可自愈。严重的皮肤损伤应预防感染,给予对症处理。

第三节·输尿管软镜碎石治疗与护理

输尿管软镜碎石损伤介于体外冲击波碎石和经皮肾镜取石术两者之间。随着输尿管镜和激光技术的发展,逆行输尿管软镜配合激光治疗肾结石(<2 cm)和肾盏憩室结石取得了良好的效果。

目前多种激光技术运用于泌尿外科领域,常见的有钬激光、绿激光、半导体激光和铥激光。其中钬激光中的"摩西"钬激光碎石在术中将结石粉碎成<1 mm 的碎片,可提高碎石效率,配合吸引鞘,可增加灌流率,平衡肾盂内压,有效改善术中视野清晰度,加快碎石主动排出速度,减少因肾内压增高而可能带来的并发症,是目前正在发展并广泛使用的新技术。

一、概述

(一) 钕激光

钕激光波长 1 064 nm,组织穿透深度达 1 cm,常引起深层组织凝固性坏死和周围组织的热损伤。术后引起水肿导致刺激性下尿路症状(LUTS)和尿潴留的发生比率较高。

(二) 钬激光

钬激光波长 2.1 μm,为脉冲式激光,其产生的能量可使光纤末端与结石之间的水汽化,形成微小的空泡,并将能量传至结石,使结石粉碎成粉末状。钬激光对人体组织的穿透深度很浅,仅为 0.4 mm,且水吸收了大量的能量,减少了对周围组织的损伤。因此,在碎石时可以做到对周围组织损伤最小,安全性极高。

(三) 绿激光

绿激光是当激光穿过碳酸钛氧钾晶体时产生波长为 532～556 nm 的激光,其能量优先被氧合血红蛋白所吸收,因此有利于血管的凝固和组织的汽化,热损伤深度为 1～2 mm。二极管半导体激光波长从 980～1 470 nm,能量可被水和血红蛋白吸收,因此,具有良好的止血能力和汽化效果,术后膀胱刺激征和附睾炎等并发症的发生率较高。

(四) 铥激光

铥激光是微量元素钇-铝-石榴石晶体激发产生的连续激光,有 1.92 μm 与 2.01 μm 两种波长,因此常统称为 2 μm 激光。由于其波长接近于水的能量吸收峰值,因而能发挥有效的组织汽化、切割和凝固作用。研究表明,经尿道前列腺铥激光切除术中出血量明显减少,术后疗效(最大尿流率、术后 IPSS 评分的改善)与 TURP 相似,但远期疗效仍有待循证医学证据支持。

二、适应证与禁忌证

(一) 适应证

(1) ESWL 定位困难的、X 线阴性肾结石(<2 cm)。
(2) ESWL 术后残留的肾下盏结石。
(3) 嵌顿性肾下盏结石,ESWL 治疗的效果不好。
(4) 患者极度肥胖、严重脊柱畸形,经皮肾镜取石术通道困难。
(5) 伴盏颈狭窄的肾盏憩室内结石。

(二) 禁忌证

(1) 不能控制的全身出血性疾病。
(2) 严重的心肺功能不全,无法耐受手术。
(3) 未控制的泌尿系统感染。
(4) 严重尿道狭窄,经泌尿系统自然腔道路径手术无法解决。
(5) 严重髋关节畸形,截石位(输尿管软镜手术患者需取截石卧位)困难患者,无法进行正常手术进程。

三、术前准备

1. 评估患者情况
(1) 生命体征测量:体温、脉搏、呼吸、血压、疼痛情况。
(2) 完善术前检验、检查:如血常规、肝肾功能、出凝血时间、尿常规、PSA、中段尿培养等检验,做好获得性免疫缺陷综合征(艾滋病)、梅毒和乙肝的筛查以及 ECG、X 线检查并查看异常结果。
(3) 皮肤状况:查看患者全身皮肤,有无红、肿、破损,尤其注意手术区域皮肤有无破损或感染等。
(4) 营养状况:结合 BMI 指数、白蛋白、血糖、血红蛋白来综合评估患者营养状况,及时纠正营养不良。
(5) 关注术前女性患者月经来潮日期及患者的情绪等。
2. 心理护理　关注患者术前的心理状态,查看患者既往有无精神、心理疾患,及时缓解患者焦虑、抑郁情况。
3. 药敏试验　术前常规遵医嘱完成青霉素等药物的过敏试验。
4. 健康教育
(1) 一般教育:术前 2 周停止吸烟,遵医嘱使用抗凝、降压及降糖药物。教会患者深呼吸、有效咳嗽等。
(2) 疾病相关知识:采用口头、书面、视频等多种形式,为患者讲解疾病、手术、康复等相关的健康知识,告知患者及其家属手术后存在一定的结石残留率,残留结石可结合 SWL 和中药排石,如金钱草、海金沙、鸡内金等,无意义残石可定期复查。

5. **肠道及皮肤准备** 术前 8 小时禁食,术前 2～4 小时禁水,术前一天沐浴、剃须、剪指甲、更衣。术晨按手术部位做好会阴部皮肤准备。

四、手术麻醉方式和体位

一般选择全身麻醉,取截石位(图 6-8)。

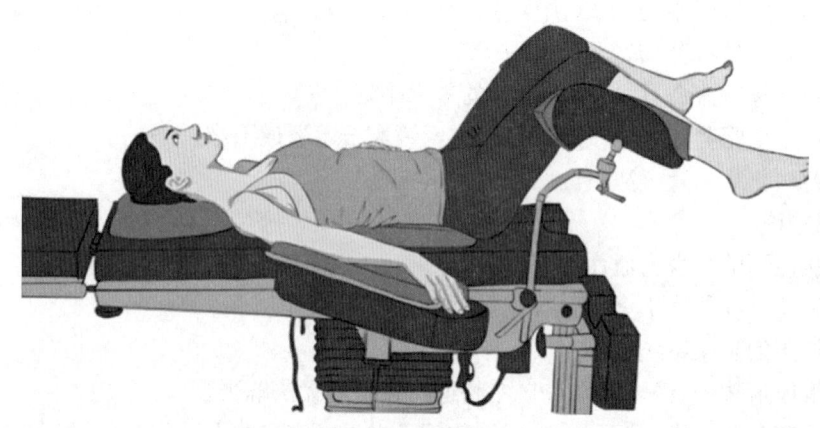

图 6-8 截石位

五、术后护理

1. **安全交接** 护士应正确转运患者至病床,检查全身皮肤情况,确保导尿管及输液通道畅通、注意保护患者隐私和保暖。与手术室人员交接班,了解术中情况。

2. **一般护理** 按全身麻醉术后常规护理,患者清醒后采取头部垫枕或抬高头部 15°～30°的低半卧位,未清醒者去枕平卧、头偏向一侧,连接心电监护,监测生命体征、吸氧。术后第一天行腹部正位片检查,了解双 J 管放置位置及结石残留情况。排气后,遵医嘱给予清淡易消化饮食,少食多餐。注意根据结石成分调节饮食结构。

3. **病情观察**

(1) 监测生命体征,注意体温和血压变化。如血压低、脉搏快、呼吸急促,注意是否为出血引起的低血压,及早发现感染征象。

(2) 保持导尿管妥善固定且引流通畅,注意尿液的颜色、性质和量,观察排石情况。保持会阴部清洁,减少尿道分泌物对会阴部的污染。如果突然出现尿液由暗红变为鲜红或者量由少变多、血压下降、心率增快等情况时提示有出血征象,应引起重视。

(3) 并发症的观察及护理

1) 输尿管穿孔:常见于术中导丝留置不到位、勉强或暴力推送软镜镜鞘、激光损伤等。在手术视野中若见到淡黄色脂肪或灰白色网样组织,应意识到可能发生输尿管穿孔。一旦输尿管穿孔,应尽量寻找正确的输尿管管腔,跨过穿孔处插入导丝,穿孔程度不严重的可以继续手术或者留置双 J 管待行二期手术。对穿孔较大、外渗较多、不能逆行留置双 J 管和(或)结石大部分未粉碎者,以留置肾造瘘待行二期手术或转为开放手术。通过采用管径较细的软镜镜鞘,精确控制碎石器发射能量和距离,以及随着术者软镜手术经验的增加,会降低输尿管穿孔的发生率。

2) 出血:术中出血常见于手术操作不当、输尿管口狭窄或视野不清的情况下暴力进镜,特别是壁内段容易损伤出血,或非直视下插输尿管导管/导丝/光纤损伤肾盂、输尿管黏膜,或输尿管通道鞘置入过深损伤肾盂壁或肾实质导致的出血。

预防输尿管软镜碎石出血,要特别注意患者的呼吸节律和光纤伸出的长度,在碎石过程中,操作者应根据患者的呼吸节律调整碎石节奏,避免伤及尿路上皮黏膜导致出血等。术后出血常与术中操作手法不当有关,集合系统减压后也可能出现集合系统黏膜渗血。一般而言,肾盂及输尿管黏膜下无大动脉走行,术后出血多为静脉出血,多数患者可自行痊愈。对于少数术后长期出血的患者,必要的止血支持治疗可加快其痊愈过程。严重出血应及时行 DSA 造影或手术止血。

3) 尿源性脓毒血症:尿源性脓毒血症即由于尿路感染引起的脓毒症。高危因素包括术前有高血压、糖尿病、心肺功能不全等合并症、手术时间长、结石负荷大。

有效的预防措施是术前控制感染,控制手术时间不要过长。术后严密监测患者生命体征,注意监测有无尿源性脓毒症的发生,及时处理。有效的脓毒症预警指标包括血常规(术后 2 小时内)、CRP、降钙素原、血乳酸等。根据患者情况进行动态监测,复查感染指标。脓毒症发生时,先排除有无梗阻需要引流的情况,抗感染治疗建议阶梯用药,先行使用高级别敏感抗生素,例如碳青霉烯类,将感染控制有好转趋势后再降级使用敏感普通抗生素。出现脓毒性休克者,必要时转 ICU,积极进行抗休克治疗。

4) 输尿管狭窄:输尿管镜碎石操作过程中输尿管损伤的远期并发症主要是输尿管狭窄,激光的热损伤是医源性输尿管狭窄重要的原因之一,此类热损伤术中很难及时发现,往往在拔除双 J 管之后发现。

预防措施是术中激光激发碎石时持续灌注水达到降温效果,激光碎石要视野清楚,避免与输尿管黏膜直接接触或者距离较近。输尿管穿孔、撕裂等机械损伤也是远期输尿管狭窄的重要原因,术中如果发生明显的输尿管损伤,可延长输尿管支架管留置时间(6~8 周)。如果已出现输尿管狭窄,可采用内切开后留置双 J 管,常获得成功。也可选择气囊扩张后留置双 J 管。如果内镜治疗失败,必要时行腹腔镜或者开放手术。

4. 留置双 J 管护理

(1) 向患者宣教双 J 管(图 6-9)的存在和作用。术中输尿管黏膜均有不同程度水肿、出血、黏膜脱落,留置双 J 管不但能起到引流支撑、防止输尿管粘连的作用,还有助于结石排出。

(2) 及时评估患者患侧腰部是否出现胀痛不适的感觉;鼓励患者多饮水,以达到内冲洗的作用;嘱患者不要憋尿,防止尿液逆流;预防便秘;指导患者置管期间不做伸懒腰动作,勿做剧烈运动及增加腹压的运动,防止双 J 管移位。

(3) 留置时间视术中情况而定,一般于 1 个月

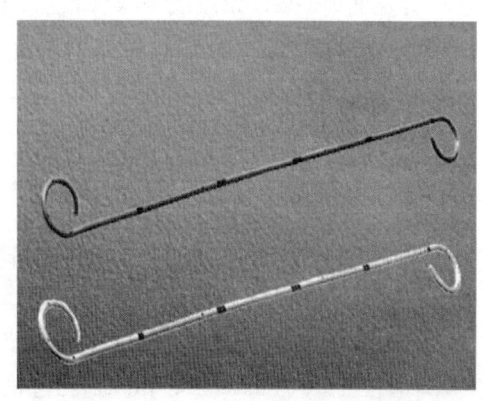

图 6-9 双 J 管

左右复查腹部 X 线平片后拔管。

六、健康教育

1. 休息与活动　生活规律,保持心情愉快,适当活动,避免劳累,保证充足的睡眠。每日饮水量 2 000 mL 以上,可有效地降低结石复发率,但应避免饮用红茶和咖啡,饮水后适当运动,如跳绳、排石操等可预防结石发生。

2. 饮食与营养　肛门排气后,从流质逐渐过渡到半流质、普食。根据结石成分分析结果合理选择饮食,如草酸钙结石患者宜少食草酸含量高的食品,如菠菜、西红柿、马铃薯、草莓等。多饮水,多食高纤维素食物以保持大便通畅。

3. 心理卫生保健　学会自我调节,保持心理健康。适当参加社会活动,增加自我保健知识。

4. 个人卫生　注意会阴部清洁卫生,防止泌尿系统感染。

5. 遵医嘱按时服药,定期随访　通常选用 α 受体阻滞剂,如坦索罗辛、特拉唑嗪等,该类药物能松弛输尿管平滑肌、促进结石排出、缩短排石时间。术后 1～2 日后复查 KUB 了解双 J 管位置及残余结石的情况。双 J 管长期留置会增加结石生长风险和感染概率,留置双 J 管 2～4 周为宜。建议患者每 3～6 个月行常规血、尿化验及影像学检查,长期随访。

第四节·经皮肾镜取石术的围手术期护理

经皮肾镜取石术(percutaneous nephrolithotomy,PNL)是将肾镜通过皮肤穿刺进入肾盂、肾盏所做的一个通道,进行体内的碎石和取石的泌尿外科微创手术。PNL 在肾与输尿管结石的治疗中正发挥着越来越重要的作用。

一、适应证

(1) 所有需要开放手术干预的肾结石,包括完全性和不完全性鹿角结石、≥2 cm 的肾结石、有症状的肾盏或憩室内结石、体外冲击波难以粉碎及治疗失败的结石。

(2) 输尿管上段第 4 腰椎以上、梗阻较严重或最大径>1.5 cm 的大结石;或因息肉包裹及输尿管迂曲、ESWL 无效或输尿管置镜失败的输尿管结石。

(3) 特殊类型的肾结石,包括小儿肾结石梗阻明显、肥胖患者的肾结石、肾结石合并肾盂输尿管连接部梗阻或输尿管狭窄、孤立肾合并结石梗阻、马蹄肾合并结石梗阻、移植肾合并结石梗阻,以及无积水的肾结石等。

二、禁忌证

对具有以下疾病的患者,不建议进行经皮肾镜取石术。

(1) 未纠正的全身出血性疾病患者。

(2) 严重心脏疾病和肺功能不全,无法承受手术者。

(3) 控制不佳的糖尿病和高血压患者。

(4) 盆腔游走肾或重度肾下垂患者。

(5) 脊柱严重后凸或侧弯畸形、极度肥胖或不能耐受俯卧位者亦为相对禁忌证,但可以采用仰卧、侧卧或仰卧斜位等体位进行手术。

(6) 服用阿司匹林、华法林等抗凝药物者,需停药 2 周,复查凝血功能正常才可手术。

三、术前准备

术前准备包括一般情况评估、患者教育、感染控制和结石定位等。

1. 一般情况评估 术前应评估患者接受麻醉与操作的风险,予以纠正,术前充分告知患者手术流程及可能发生的并发症等。术前还需评估尿路感染情况,感染控制后方可手术。术前需行影像学检查,确认结石位置,手术需配备 X 线和超声。因实施手术时需取俯卧位,术前 3 天开始体位训练,以适应术中体位需要,避免术中因不能耐受体位而出现呼吸困难导致手术终止。

2. 围手术期感染评估及预防 术前感染的控制遵循"2017 年上尿路结石围手术期感染控制的专家共识",将患者按 HALF 分类法分为以下 4 组。

(1) 高危组(high risk,H 组):包含以下两组。① 术前尿培养阴性、术前无发热,但存在发生感染性并发症的高危因素,如结石负荷大(结石直径≥2 cm)和(或)中、重度肾积水。② 近期有发热史、尿常规提示有感染存在、长期留置尿路引流管、糖尿病、免疫力低下患者(器官移植或干细胞移植接受免疫抑制治疗者)。围手术期抗生素应用方案:术前抗生素选择需要结合当地细菌谱及耐药情况、选择尿中能达到有效浓度的抗生素,如左氧氟沙星、磷霉素氨丁三醇,疗程 1 周,手术中应用第一代、第二代头孢或氟喹诺酮类等药物预防,术后如无感染性并发症,原则上应用不超过 48 小时。

(2) 无症状菌尿组(asymptomatic bacteriuria,A 组):术前尿培养阳性或术前尿常规显示亚硝酸盐阳性,但无感染症状,也称为无症状尿路感染。围手术期抗生素应用方案:依据药敏结果选择口服或静脉滴注抗生素,疗程 1 周;术后无感染性并发症,原则上应用不超过 48 小时。

(3) 低危组(low risk,L 组):术前尿培养阴性,患者无寒战、发热,结石直径<2 cm,无梗阻或不完全梗阻,无或轻度肾积水,包括短期留置输尿管支架管的患者。围手术期抗生素应用方案:使用第一代、第二代头孢菌素或氟喹诺酮预防感染,术后如无感染性并发症则总疗程≤24 小时。

(4) 发热组(fever,F 组):泌尿系结石合并梗阻,并出现寒战、发热等感染症状。治疗方案:① 症状较轻,需抗菌治疗并密切监测病情;② 出现全身炎性反应,需积极进行外科引流,引流方法包括放置输尿管支架管及行经皮穿刺造瘘。术后留取标本进行细菌培养,结果没有出来之前使用广谱抗生素,后期根据药敏结果调整,一期不建议碎石,二期手术抗生素选择可根据最近一次尿培养结果,如尿培养与血培养结果不一致,则以血培养为准。

四、手术方式

麻醉方式:一般选择气管插管全身麻醉、腰硬联合麻醉、椎旁神经节阻滞等。

可选择的体位有俯卧位、仰卧位、侧卧位等。俯卧位是常用的经典手术体位,但该体位时患者胸、腹部受压,导致膈肌上抬及胸廓扩张受限,引起胸内负压降低及血液循环受阻,进而影响患者的心率、血压,胸廓扩张受限也会引起通气阻力的增加,对于高龄或合并有呼吸功能衰退的患者,可导致肺不张或低氧血症等并发症,从而加大手术风险。仰卧位对患者的呼吸循环功能影响较小,能增加患者的手术耐受力,但仰卧位时手术区域暴露受限,手术难度较大。侧卧位是正常的生理体位,手术区域暴露充分,兼具了俯卧位和仰卧位的优点。

五、术后护理

1. **安全交接** 护士应正确转运患者至病床,检查全身皮肤情况,确保导尿管、肾造瘘管及输液通道畅通、注意保护患者隐私和保暖。与手术室人员交接班,了解术中情况。

2. **活动指导** 经皮肾镜取石术后24～48小时绝对卧床,指导患者适当进行床上四肢活动及有效咳嗽。术后24～48小时行腹部正位片检查,了解双J管放置位置及结石残留情况。

3. **病情观察**

(1) 监测生命体征,注意体温和血压变化。如血压低、脉搏快、呼吸急促,注意是否为出血引起的低血压。关注伤口渗液情况,及早发现感染征象,应更重视对发热的监测和控制,避免单纯降低体温,以免抑制机体自然的炎性反应。

(2) 确保导尿管妥善固定、引流通畅,注意尿液的颜色、性质和量,观察排石情况。经皮肾镜手术患者导尿管常规于术后5天左右拔除。保持会阴部清洁,减少尿道分泌物对会阴部的污染。

(3) 观察经皮肾镜手术患者肾造瘘管的引流状态,标识清楚,妥善固定,低位引流。注意引流液量,观察有无肾脏再出血。如果突然出现引流液颜色由暗红变为鲜红,或者量由少变多,同时血压下降、心率增快等情况时提示有出血征象,应引起重视,立即通知医生,遵医嘱行止血处理。

(4) 保持肾造瘘管周围敷料清洁干燥,肾造瘘管常规于术后5～7天拔除,拔除肾造瘘管后,嘱患者健侧卧位,勿剧烈运动。

4. **留置双J管的护理** 详见本章第三节。

六、并发症的观察及护理

术后近期并发症包括出血、感染及肾周脏器损伤,远期并发症主要是双J管移位、肾功能丧失、肾周积液、复发性尿路感染、集合系统狭窄、输尿管狭窄和结石复发等。

1. **出血** 若术中出血较多,则需停止操作,并放置肾造瘘管,择期行二期手术。当肾造瘘管夹闭后,静脉出血大多可以停止。临床上持续的、大量的出血一般都是由于动脉性损伤所致,往往需行血管造影继而进行超选择性栓塞。若出血凶险难以控制,应及时改为开放手术,以便探查止血,必要时切除患肾。迟发性大出血多数是由于肾实质动静脉瘘或假性动脉瘤所致,血管介入超选择性肾动脉栓塞是有效的处理方法。

(1) 临床表现:患者烦躁不安、面色苍白、四肢冰冷、低血压、心率增快,甚至出现休克症状。

(2) 预防和护理:① 嘱患者卧床制动,夹闭肾造瘘管,使肾、输尿管内压力上升,形成压力性止血状态,达到止血目的;② 患者取平卧位,高流量吸氧6～8 L/min;③ 遵医嘱应用止血药物,补充血容量,应用血管活性药物,必要时输血;④ 适时与患者沟通,减轻其紧张、焦虑心理,取得患者配合;⑤ 做好伤口护理,保持无菌状态,定期更换纱布敷料,防止伤口感染。

2. 感染

(1) 原因:① 术前存在感染却未能良好控制;② 感染性结石或术中发现存在脓尿而未能及时终止手术;③ 手术时间久,术中灌注压力过高造成细菌及毒素吸收;④ 术后肾造瘘管或尿管引流不通畅或抗感染治疗不到位等;⑤ 患者合并尿路感染,在取石、碎石过程中,大量的细菌可随着灌洗液进入血液中引起感染。

(2) 临床表现:体温38.5~39.5℃,一般持续2~3天,严重者出现感染性休克。

(3) 预防和护理:① 密切观察患者生命体征;② 了解患者的实验室检查结果;③ 注意体温和血压变化,早期发现有无感染性休克;④ 观察引流液的颜色、性质和量,注意患者的腰部症状及排尿情况;⑤ 严格无菌操作原则,合理应用抗生素;⑥ 及时巡视病房,注意观察辅料有无渗出,加强伤口管理;⑦ 应用SOFA评分量表(图6-10)或者Quick-SOFA评分量表早期评估感染程度,预防脓毒血症。

SOFA 评分

系统	检测项目	0	1	2	3	4	得分
呼吸	PaO_2/FiO_2(kPa)	>53.33	40~53.33	26.67~40	13.33~26.67 且	<13.33 且	
	呼吸支持(是/否)				是	是	
凝血	血小板(10^9/L)	>150	101~150	51~100	21~50	<21	
肝	胆红素(μmol/L)	<20	20~32	33~101	102~204	>204	
循环	平均动脉压(mmHg)	≥70	<70				
	多巴胺剂量[μg/(kg·min)]			≤5 或	>5 或	>15 或	
	肾上腺素剂量[μg/(kg·min)]				≤0.1 或	>0.1 或	
	去甲肾腺剂量[μg/(kg·min)]				≤0.1	>0.1	
	dobutamine(是/否)			是			
神经	GCS评分	15	13~14	10~12	6~9	<6	
肾脏	肌酐(μmol/L)	<110	110~170	171~299	300~440	>440	
	24小时尿量(mL/24 h)				201~500	<200	
备注:1. 每日评估时应采取每日最差值;2. 分数越高,预后越差							

图6-10 SOFA评分量表

3. 双J管移位

(1) 原因:与双J管放置不当或长度选择不合适有关。

(2) 临床表现:腰酸、腰痛,活动后加剧。

(3) 预防和护理：指导患者置管期间勿剧烈活动和避免做增加腹压的运动，如卷腹运动、仰卧起坐等，防止双J管移位。一旦出现脱管迹象，应及时就医处理。

七、健康教育

(1) 出院后卧床休息 2~4 周，3 个月内禁止剧烈运动。

(2) 含钙尿路结石患者的预防措施应该从改变生活习惯和调整饮食结构开始，保持合适的体重指数、适当的体力活动、保持营养均衡，增加富含枸橼酸的水果摄入是预防结石复发的重要措施。在改变生活习惯和调整饮食结构无效时，再考虑采用药物治疗。

(3) 双J管留置期间注意事项：注意观察尿液颜色，出现明显肉眼血尿、高热、剧烈腰痛时及时就诊；避免剧烈运动、重体力劳动及突然下蹲动作，保持大便通畅，防止双J管移位或脱出；保持会阴部清洁，防止感染。双J管一旦脱出，勿自行拔除，及时就医。遵医嘱术后 1~3 个月内拔除双J管。

(4) 术后 1 个月门诊随访，以后 3~6 个月复查排泄性尿路造影，以了解肾功能的恢复情况。行排尿检查、B超检查，观察有无结石复发、残余结石情况及肾积水恢复情况等。

第五节 · 尿脓毒症的病情观察与处理

尿脓毒症，即由于尿路感染引起的脓毒血症，当尿路感染出现临床感染症状并且伴有全身炎症反应征象（发热或体温降低，白细胞升高或降低，心动过速，呼吸急促）即可诊断为尿脓毒症，在脓毒血症中占比 9%~31%。

一、概述

尿脓毒症主要是由革兰阴性菌引起（占比>80%），但近年真菌引起的比率逐渐上升，它是尿路感染到感染性休克这个连续性临床过程中的一个阶段。

尿脓毒症的诊断，需行病史采集、生命体征监测及泌尿生殖系统检查，还需行尿常规、微生物标本的培养及药敏试验和血液检查，必要时可行影像学检查。尿脓毒症的危险因素包括：① 感染性结石、术前或术中尿培养阳性、反复尿路感染或发热；② 术前 ESWL 史；③ 术前应用多种抗生素治疗；④ 基础疾病，如：肾功能不全、糖尿病、神经源性膀胱、截瘫、尿流改道术后；⑤ 术中肾盂压力、手术时间等；⑥ 女性患者。尿脓毒症的早期诊断及治疗对阻止疾病的进展和降低死亡率起着关键的作用。对尿脓毒症患者需要监测血压、心率、呼吸、氧饱和度、中心静脉压、尿量等。

二、病情观察与实验室检查

1. 病情观察

(1) 早期临床表现：患者出现寒战、高热，个别出现体温不升，反而下降的表现，血压正常或偏低，但脉压差小，面色苍白，皮肤湿冷，神志清楚，可有烦躁不安、尿量减少、呼吸浅快等表现。

(2) 中期临床表现：患者出现低血压和酸中毒，血压进一步下降，皮肤湿冷可见花斑，由烦躁不安逐渐转为嗜睡。

（3）晚期临床表现：出现 DIC 和多器官功能衰竭。

2. **实验室检查** 术后血白细胞计数<$2.85×10^9$ 个/L（术后 2 小时内）或血小板异常、凝血功能异常均提示可能存在出现脓毒血症风险。

三、预防与治疗

1. **病情监测** 术后急查血常规和血生化，密切监测体温、血压、脉搏、呼吸、氧饱和度、神志情况、尿量、尿色、血常规、肝肾功能等，常用 SOFA 评分量表评估及预防脓毒血症。

2. **合理使用抗生素** 在血压下降 1 小时内使用抗菌药物的尿脓毒症休克患者的存活率可达 79.9%，每延迟 1 小时使用抗菌药物的患者生存率平均下降 7.7%。及时使用足量碳氢酶烯类抗生素（亚胺培南、美罗培南等）可以有效控制感染。

3. **抗休克治疗** 卧床，维持补液（监测出入液量），合理使用血管活性药物；激素冲击治疗：甲泼尼龙（甲强龙）在 24 小时内使用完成，第 1 小时的前 15 分钟根据每千克体重给予 30 mg 的甲泼尼龙；在第 1 小时内的后 45 分钟，可以暂停静脉滴注并观察情况或给予其他辅助用药；在后续的 23 小时内，每千克体重每小时用微量泵泵入 5.4 mg。

（1）对脓毒症导致组织低灌注的患者采取早期目标导向的液体复苏。在进行初始复苏的最初 6 小时，将下述几点作为复苏目标：① 中心静脉压 8~12 mmHg；② 平均动脉压（MAP）>65 mmHg；③ 尿量>0.5 mL/（kg·h）；④ 上腔静脉血氧饱和度或者混合血氧饱和度>70% 或者 65%。

（2）复苏液体

1）将晶体液作为首选的复苏液体，如 0.9% 生理盐水、林格液等。同时限制氯晶体的摄入量，过高的氯晶体会导致肾脏的损伤。

2）不推荐使用羟乙基淀粉作为复苏液，羟乙基淀粉的使用会导致肾脏损伤。

3）严重的脓毒症休克患者可考虑使用白蛋白，白蛋白对于休克患者的恢复有一定的帮助。

（3）血制品

1）建议对无组织灌注不足且无心肌缺血、重度低氧血症或者急性出血的患者，可在血红蛋白<70 g/L 时输注红细胞。使红细胞维持在目标值 70~90 g/L。

2）当严重脓毒症患者血小板计数<$10×10^9$/L 且不存在出血，以及当血小板计数<$20×10^9$/L 并有出血风险时，建议预防性输注血小板。

（4）血管活性药物的应用

1）使用缩血管药物治疗的初始目标是平均动脉压（MAP）>65 mmHg，有高血压基础的患者，应维持更高的 MAP（80~85 mmHg）。

2）使用去甲肾上腺素组为首选的缩血管药物，去甲肾上腺素能很好地升高 MAP，而对心率的影响较小。

3）需要使用更多的升压药时，建议使用肾上腺素。

4）可考虑在去甲肾上腺素的基础上加用血管加压素升高 MAP。

5）不建议使用低剂量的多巴胺作为肾保护药物。

(5) 控制感染

1) 应用降钙素原对可疑感染患者进行早期诊断。

2) 一旦明确为脓毒症休克后,应在1小时内开始有效的静脉抗菌药物治疗。

3) 抗感染治疗应覆盖所有可能的致病菌。

4) 使用抗菌药物前,应留取血培养标本行病原菌培养。

5) 应用低水平的降钙素原作为脓毒症停用抗生素的依据。

6) 脓毒症患者抗菌药物的疗程为7～10天。

第七章
肾上腺疾病的诊疗与护理

第一节·肾上腺的结构与功能

肾上腺是一个具有内分泌功能的器官,质地柔软,呈淡黄色,分别在两侧肾的内上方,是腹膜外器官。在肾上腺周围有富含脂肪的疏松结缔组织。

一、肾上腺的形态与解剖

左肾上腺与肾上极内侧相邻,前面紧贴腹膜,下内侧与胰尾及脾动脉相邻,后外侧与左肾接触(图7-1)。右侧肾上腺内侧与下腔静脉相邻,没有腹膜的相隔,外侧与肝下缘相邻,后上方与膈肌相接,下方紧贴右肾上极。左肾上腺呈半月形,右肾上腺为三角形。肾上腺平均重约7g。

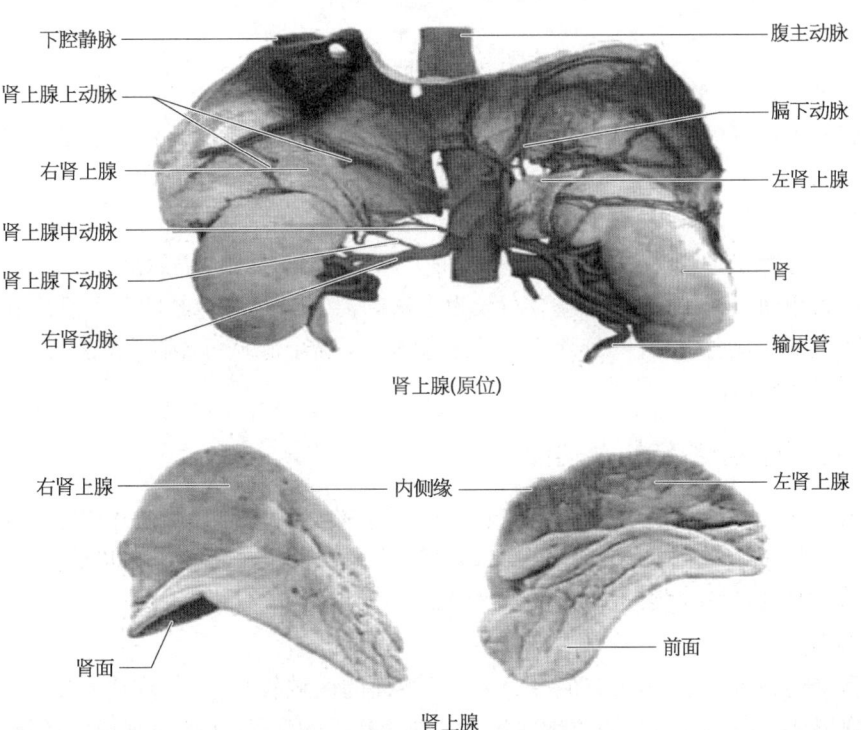

图7-1 肾上腺的形态

二、肾上腺的血管、淋巴管及神经

肾上腺的血管极为丰富,其上动脉来自膈下动脉,中动脉来自腹主动脉,下动脉则起源于肾动脉。但这些动脉个体有一定差异,常分成多支小动脉进入肾上腺,一般肾上腺的前后方无血管分布。肾上腺的静脉左右各异,右侧肾上腺静脉起自肾上腺的尖部,进入下腔静脉的后侧,此静脉短而脆,是右侧肾上腺切除术时最易发生出血的部位。左侧肾上腺静脉起自左肾上腺底部,进入左侧肾动脉,止于肾静脉的部位与左侧精索内静脉相对应。左侧肾上腺静脉常有一分支向上及中线走行进入左膈下静脉(图7-2)。

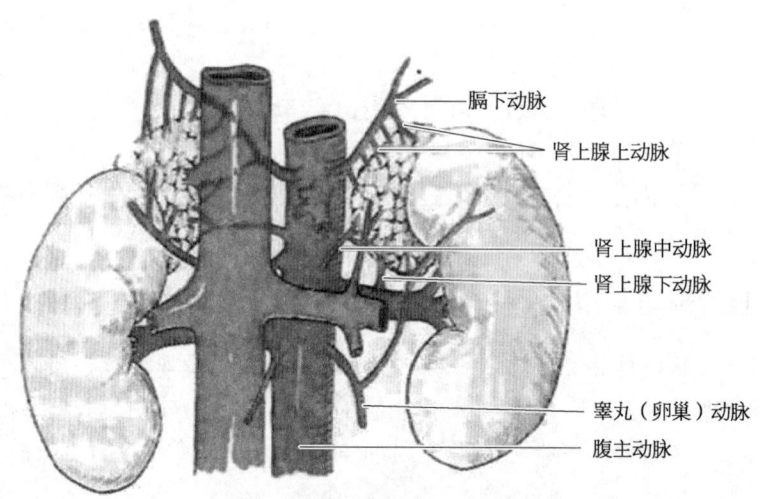

图7-2 肾上腺的动静脉分布

肾上腺的淋巴管极丰富,其被膜深面有毛细淋巴管和淋巴管丛。肾上腺皮质带和髓质间的结缔组织内也有毛细淋巴管网。皮质和髓质毛细淋巴管网发出的淋巴管,至被膜下汇合,沿肾上腺血管斜向内下,注入左右腰淋巴结和中间腰淋巴结;肾上腺的部分淋巴管可上行注入膈下淋巴结。左侧肾上腺的淋巴管有时沿左内脏大神经上行,注入纵隔后淋巴结。

按体积大小而言,肾上腺为神经分布较为丰富的器官。交感神经的节前纤维在肾上腺的内侧构成肾上腺丛,膈丛也有部分神经纤维加入其中。肾上腺丛可能存在神经节,该丛的纤维主要分布于肾上腺髓质。

三、肾上腺的组织结构及功能

肾上腺切面呈黄色,较厚的部分为皮质,中央呈棕褐色为髓质。腺体外周有包含网状纤维的结缔组织被膜,并可分为两层,外层致密,内层疏松。被膜向实质内伸入形成许多纤维隔,血管、淋巴管和神经通过这些纤维小隔进入腺组织。

(一) 皮质

按细胞排列和形态不同,可分成三个区:近表面的区域较窄,约占皮质厚度的15%,细胞集合成椭圆形或不规则的球状团块称球状带。在球状带的深部,细胞排列成索条状,占皮质的78%,称束状带。近髓质部分细胞排列成网状,占皮质的5%~7%,称网状带(图7-3)。

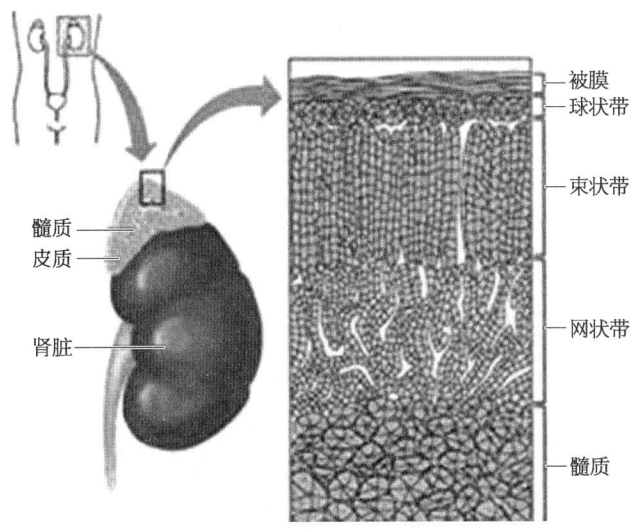

图 7-3　肾上腺的组织结构

1. **球状带**　细胞周围有丰富的窦状毛细血管和网状纤维,细胞呈圆形、卵圆形或低柱状。核着色深,有明显核仁。胞质少,轻度嗜碱。球状带细胞有高度的繁殖能力,经过分裂可呈束状带。此带细胞分泌盐皮质激素,主要代表为醛固酮,起维持体内钠、钾平衡,促进肾脏远曲小管、近曲小管、集合管、胃黏膜唾液腺和汗腺等回收钠和钾的作用。

2. **束状带**　位于球状带的深层,血窦大而丰富。细胞体积较大,呈多边形。细胞核大,着色浅并位于胞质中央,常见双核细胞。此带可分为内外两层,外层占束状带的 2/3,该区细胞内含大量类脂滴和抗坏血酸,后者参与类固醇的合成。束状带内层约占 1/3,胞质内的类脂滴和抗坏血酸含量均比外层少,束状带细胞主要合成糖皮质激素,主要代表为可的松和氢化可的松,可促进糖类、蛋白质和脂肪的代谢,并有保钠排钾、调节水容量等作用。

3. **网状带**　细胞体积较束状带小,呈多边形或低柱状,核密度深而小并偏一侧,核仁明显。胞质内类脂滴少而密度深,呈灰色。网状带细胞主要分泌雄激素,分泌量较少,分泌效力相当于睾丸的 1/5。

束状带和网状带的分泌机能受垂体所分泌的促肾上腺皮质激素调控,促肾上腺皮质激素可促使两带细胞的生长、分化和分泌。

(二) 髓质

髓质位于肾上腺腺体中央,并与网状带紧密相接和交错排列。细胞形态为多边形,着色深并结合成团,排列成索或相互连接成网。髓质细胞内颗粒经铬酸盐氧化呈棕褐色,故称此细胞为嗜铬细胞。肾上腺髓质分泌肾上腺素和去甲肾上腺素,肾上腺素的主要功能是作用于心肌,使心搏加快、加强;去甲肾上腺素的主要作用是使小动脉平滑肌收缩,从而使血压升高。

第二节·肾上腺疾病的种类与治疗方法

肾上腺是一种内分泌腺体,肾上腺疾病为内分泌疾病,在诊断时应尽量从功能学定性诊断、病理学定位诊断和病因学诊断 3 个层次来全面把握病情。肾上腺疾病根据肾上腺的组织结构分为肾上腺皮质疾病、肾上腺髓质疾病和转移癌三大类。

一、肾上腺皮质疾病

(一) 库欣综合征

库欣综合征(Cushing's syndrome，CS)又称皮质醇增多症，是由于肾上腺皮质分泌过量皮质醇引起。垂体依赖性皮质醇增多症主要分为库欣病、异位激素分泌(ACTH)综合征和异位激素释放素(CRH)综合征。垂体非依赖性皮质醇增多症主要分为肾上腺肿瘤和原发性肾上腺皮质增生。库欣综合征的临床表现都很相似，因为主要由高皮质醇血症引起。典型临床表现为满月脸、水牛背、向心性肥胖、高血压、皮肤薄、紫纹、水肿、多毛等(图7-4)。

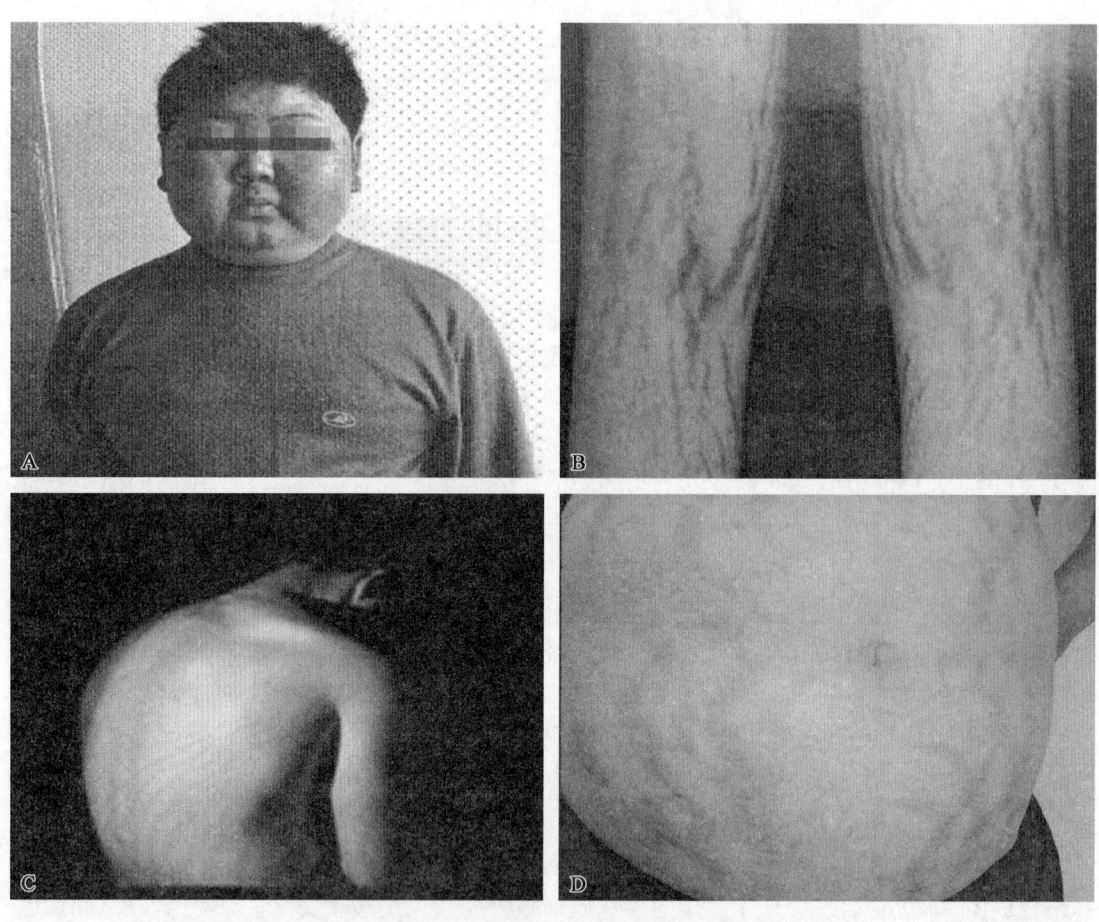

图7-4 皮质醇增多症的典型表现
A. 满月脸；B. 紫纹；C. 水牛背；D. 向心性肥胖

激素测定和功能试验对于诊断很重要，确定病因直接关系到治疗方法的选择。地塞米松抑制试验是诊断CS的重要依据，血浆ACTH测定对于ACTH依赖性CS和ACTH非依赖性CS的鉴别具有重要意义。

治疗方法包括药物治疗、放射疗法和手术治疗。

1. **药物治疗** 常用的药物有两类：抑制皮质醇生物合成的药，如美替拉酮、酮康唑和氨鲁米特等;直接作用于下丘脑-垂体水平,抑制ACTH释放的药物,如奥曲肽、赛庚啶和麦卡角林等。

2. 放射疗法　主要适应证为复发性或持续性库欣病的垂体腺瘤。

3. 手术治疗　垂体手术适用于由垂体肿瘤所致的双侧肾上腺皮质增生,尤其伴有视神经受压症状的病例。肾上腺切除术是治疗库欣病的经典方法。对于异位ACTH或CRH综合征首选原发肿瘤切除,如果诊断明确但未找到原发肿瘤或肿瘤已广泛转移无法切除者也可选用双侧肾上腺全切,或一侧全切另一侧大部分切除以缓解症状。原发性肾上腺皮质肿瘤手术摘除腺瘤并尽可能保留正常肾上腺组织,是首选治疗方法。原发性肾上腺皮质增生患者一般先行病变严重的一侧肾上腺全切术,如症状缓解满意则继续随访观察;如症状仍较严重,再行另一侧肾上腺大部分切除术。

(二) 原发性醛固酮增多症

原发性醛固酮增多症(primary hyperaldosteronism,PHA)即醛固酮症,又称低肾素性醛固酮增多症。临床表现为高血压、低血钾,血醛固酮水平及24小时尿醛固酮排量明显增加,血浆肾素活性和血管紧张素水平低于正常。临床上根据病因和发病位置分为以下几种亚型:① 分泌醛固酮的肾上腺腺瘤;② 分泌醛固酮的肾上腺皮质瘤;③ 原发性肾上腺皮质增生;④ 特发性醛固酮增多症;⑤ 糖皮质激素可抑制醛固酮增多症;⑥ 异位醛固酮分泌腺瘤和癌;⑦ 家族醛固酮增多症;⑧ 单侧肾上腺增生。

醛固酮症的治疗方法包括药物治疗和手术治疗。药物治疗的主要对象为特发性醛固酮增多症型的PHA患者,主要药物是螺内酯,作用机制为减少醛固酮增多引起的血浆容量过多。肾上腺醛固酮腺瘤是醛固酮症最常见的原因,手术摘除腺瘤有很好的效果。分泌醛固酮的肾上腺皮质瘤肿瘤较大,转移较早,手术治疗在早期有效。单侧肾上腺切除效果很好。

(三) 肾上腺性征异常症

肾上腺性征异常症(adrenogenital syndrome)是一种由于肾上腺先天性或后天性疾病引起性激素分泌过多所致的外生殖器及性征异常的一类病症。肾上腺性激素分泌过多可由于先天性肾上腺皮质增生症或肾上腺皮质肿瘤引起。肾上腺皮质肿瘤首选手术切除,如侵犯周围器官可切除或部分切除受累器官。对于恶性肿瘤有明显转移无法手术切除或存在手术禁忌证时,可采用放疗或化疗以改善症状,常用的化疗药物有密妥坦、氟尿嘧啶和酮康唑等。

(四) 慢性原发性肾上腺皮质功能减退

最常见的原因是自身免疫性肾上腺炎和肾上腺结核,前者过去称特发性肾上腺皮质功能低下症。在结核发病率很低的国家,自身免疫性肾上腺炎是最常见的病因。皮质醇和醛固酮分泌低下,平时勉强地维持机体的需要,在应激状态下,肾上腺皮质激素不能随之大幅度上升而出现肾上腺危象:恶心、呕吐、腹痛、低血压、休克、低血糖,甚至死亡。本病一般用肾上腺皮质激素替代治疗,近年来肾上腺移植也取得了一定的效果。

(五) 先天性肾上腺皮质增生症

这是一组肾上腺皮质激素生物合成过程中某种酶的缺陷引起的病,是遗传性疾病,常常出生时即有表现,以21-羟化酶缺陷最常见,其次有11β-羟化酶或17α-羟化酶缺陷。21-羟化酶及11β-羟化酶缺陷时,肾上腺雄性激素的分泌均明显增加,所以都可以表现为女性假两性畸形和男性假性性早熟。所不同的是前者血压正常或偏低,有些还伴有明显失盐脱水,而后者因

11-脱氧皮质酮分泌过多而有潴钠排钾,临床表现为高血压和低血钾。17α-羟化酶缺陷者所有性激素合成都有障碍,并且有高血压和低血钾。先天性肾上腺皮质增生症一般用糖皮质激素治疗,有时也需要进行外阴整形及性腺切除。

(六) 肾上腺偶发瘤

随着影像技术的进步,有一些在健康体检或检查其他疾病时发现肾上腺有占位性病变,而没有明显的相应临床症状,称为肾上腺偶发瘤(adrenal incidentaloma,AI)。AI 直径通常＞1 cm,既包括良性占位,如肾上腺腺瘤、囊肿、嗜铬细胞瘤等,又包括恶性肿瘤,如皮质癌、肾上腺转移癌。根据性质不同,AI 可分为有内分泌功能和无内分泌功能。在有内分泌功能的 AI 中,分泌皮质醇的肾上腺腺瘤是最常见的类型,临床表现包括向心性肥胖、高血压、低血钾、糖耐量下降等。AI 中无内分泌功能肿瘤占大多数,一般缺乏特异性临床表现,可能存在不同程度的代谢紊乱。肾上腺偶发恶性肿瘤中,无功能的肾上腺皮质癌最常见,起病隐匿,多与肿瘤进展有关,如腹痛、低热、恶心、消瘦等。

(七) 肾上腺皮质癌

肾上腺皮质癌(adrenocortical carcinoma),即发生于肾上腺皮质的恶性肿瘤。肾上腺皮质癌非常少见,一般为功能性,发现时一般比腺瘤大,重量常超过 100 g,呈浸润性生长,正常的肾上腺组织被破坏或被淹没,向外侵犯至周围的脂肪组织。肿瘤切面棕黄色,常见出血、坏死及囊性变。镜下分化差者异型性高,瘤细胞大小不等,可见怪形核及多核,核分裂象多见。分化高者镜下类似腺瘤,如果癌体小又有包膜,很难与腺瘤区别,有人认为直径超过 3 cm 时,应多考虑为高分化腺瘤。肾上腺皮质癌常表现女性男性化及肾上腺功能亢进,且易发生局部浸润和转移,常转移至腹主动脉淋巴结或血行转移至肺、肝等处。

二、肾上腺髓质疾病

(一) 嗜铬细胞瘤

嗜铬细胞瘤是肾上腺髓质及其他肾上腺素能系统的嗜铬组织发生的一种较少见的肿瘤。可发生在任何年龄段,多见于 20～50 岁,男女患病概率无明显差异。其家族性、多发性、肾上腺外、双侧性、恶性及其在儿童中的发病率均约为 10%。由于嗜铬细胞瘤引起儿茶酚胺释放,所以高血压是其主要的临床表现,患者可发生持续性高血压或阵发性高血压,并且常伴有严重头痛、心悸、出汗、恶心、呕吐、焦虑和视力障碍等,甚至诱发左心衰竭和脑卒中。手术治疗是早期根治嗜铬细胞瘤的最佳手段。

(二) 肾上腺髓质增生

病因及发病机制并不清楚,手术切除是最佳治疗手段,单侧增生行单侧肾上腺全切术,双侧增生时则增生明显的一侧肾上腺全切除,然后再切除对侧大部分肾上腺。

三、转移癌

肾上腺组织血供丰富,其他部位的恶性肿瘤极易通过血行播散至肾上腺。转移癌多为双侧,来源以肺癌最为常见,还包括肾癌、胰腺癌、肝癌和胃癌等。肾上腺转移癌起病隐匿常无症状,多在已知原发癌的基础上经 B 超或 CT 发现。手术切除是治疗肾上腺转移癌的最有效方法,对于局限在肾上腺包膜内的转移癌且无淋巴结肿大及肾上腺外无转移者均应积极手术治疗,不适合手术者可行放射介入治疗,选择性栓塞转移癌的供应血管,还可向瘤体内注入化疗药物或免疫治疗。

第三节·肾上腺切除术的围手术期护理

肾上腺是体内重要的内分泌器官,肾上腺疾病的围手术期护理有其特殊性。肾上腺疾病诊断明确后拟行手术,术前应纠正机体的各种代谢紊乱,调整水、电解质及酸碱平衡,降低血压,补充血容量,改善心脏、肾脏及肝脏功能,并补充适量的皮质激素。术中应对生命体征及重要器官严密监护。术后继续应用皮质激素,维持机体内环境稳定,加强营养,促进伤口愈合,预防并发症及感染的发生。本节将以腹腔镜下肾上腺切除术这一代表性肾上腺手术为例,详细介绍。

一、定义

肾上腺肿瘤的分类可按其性质分为良性肿瘤和恶性肿瘤。按有无内分泌功能分为非功能性肿瘤和功能性肿瘤;按发生部位可分为皮质肿瘤、髓质肿瘤、间质瘤或转移瘤等。临床上需要手术干预的肾上腺肿瘤通常为功能性肿瘤或高度怀疑的恶性肿瘤。

二、诊断

(一) 实验室检查和影像学检查

1. 皮质醇增多症

(1) 实验室检查:除常规的血、尿检查项目外,还须做血浆皮质醇、24小时尿游离皮质醇、24小时尿17-羟皮质类固醇、24小时尿17-酮类固醇等的测定。

(2) 影像学检查:B超、CT或MRI检查肾上腺肿瘤的大小、性质及其与周围结构的关系,颅骨蝶鞍部位的X线正侧位摄片、断层和三维蝶鞍部位的X线正侧位摄片、CT扫描,磁共振成像诊断垂体腺瘤或微腺瘤的存在与否。

2. 醛固酮症

(1) 实验室检查

1) 测血浆钾、钠浓度和24小时尿钾排出量。低血钾为自发性或易促发者,或低血钾并存者,应高度怀疑本病。

2) 测血浆或24小时尿醛固酮浓度和血浆肾素活性。站立位血浆肾素活性低于2.46 nmol/(L·h),站立位血浆醛固酮浓度与血浆肾素活性比值>20。

3) 醛固酮抑制试验阴性。原发性醛固酮症的醛固酮分泌为自主性,这可排除原发性高血压和继发性醛固酮症。

4) 糖皮质激素分泌和排出正常。

5) 口服氯化钠抑制试验:血浆醛固酮水平在554 pmol/L以上,尿醛固酮值38.8 nmol/24 h以上,尿钠排出量超过200 μmol/24 h,可确诊为原发性醛固酮症。

6) 实验室检验结果,如高血压患者其糖皮质激素分泌正常,其醛固酮分泌增多不能被高钠饮食抑制,伴有自发性低血钾和尿钾排出增多者,可确诊为原发性醛固酮症。

(2) 影像学检查：通过 B 超、CT、MRI 进行鉴别诊断。由于引起原发性醛固酮症的腺瘤可能很微小，CT 扫描应用间距 0.5 cm 的密层扫描可避免将肿瘤遗漏。

3. 肾上腺性征异常

(1) 实验室检查：除常规的血、尿检查项目外，还需查血 24 小时内 17-酮、17-羟、21-羟化酶、11-羟化酶等，必要时行染色体检查。

(2) 影像学检查：通过 B 超、CT、MRI 进行鉴别诊断，必要时行肾上腺扫描，以鉴别其究竟为增生、腺瘤或癌。为查清患者的真正性别，必要时可行剖腹探查。

4. 肾上腺髓质肿瘤　除常规的血、尿检查项目外，一般采用 B 超、CT、MRI 来确诊肾上腺肿瘤、增生、出血、髓质脂肪瘤。

(二) 临床表现

1. 皮质醇增多症　患者以女性居多，多呈躯体肥胖，四肢不胖，即所谓的"向心性肥胖"。头秃，脸圆，面色深红、晦暗、有疮疤，即所谓的"满月脸"。颈后和两肩之间多脂肪，如"水牛背"。皮肤薄、多毛，腋窝、下腹两侧、股部有紫纹。患者多诉全身乏力，腰腿痛。女性患者出现沉默寡言、闭经或月经失调、骨质疏松等典型症状。

2. 醛固酮症　患者多表现为高血压、低血钾和水电解质平衡失调。

3. 肾上腺性征异常　主要表现在女性患者向男性转化，临床表现为生殖器外形异常，而染色体不变。胎儿期发生的所谓"女性假两性畸形"，体内卵巢、睾丸两种性腺皆有，此种病例极少。正常青春前期发病者，其病因多为肾上腺肿瘤引起。主要表现为皮下脂肪消失、体格男性化、阴蒂肥大、声音低沉、乳房及子宫缩小、月经停止、性欲减退等。

4. 肾上腺髓质肿瘤　一般发病于 20~40 岁，男女之比几乎相等。其主要症状为高血压和基础代谢的改变。持续性发作者平时常有头晕、头痛、胸闷、胸痛、心慌、视物模糊、精神紧张、焦虑、怕热等；阵发性发作者表现为突然剧烈头痛、心悸、胸闷、面色苍白、大汗淋漓、呼吸急促，常有濒死的感觉，此时收缩压可高达 200 mmHg 以上，约半小时后可能自行缓解，此后遇到某种刺激会反复发作。随着发作次数频繁，间隔期缩短，情况也会逐渐加重。

三、手术治疗

(一) 手术适应证

1. 原发性醛固酮增多症　原发性醛固酮增多症是最多见的肾上腺肿瘤，腺瘤最大径多在 2 cm 内，肿瘤血管较少，与周围组织界限清楚易于分离，是初步开展腹腔镜手术的良好适应证。原发性肾上腺皮质增生也是手术适应证，手术方式为患侧肾上腺切除术或腺瘤切除术。

2. 皮质醇增多症　皮质醇增多症是肾上腺皮质腺瘤或肾上腺皮质增生所引起的，也是腹腔镜肾上腺切除术的适应证，但多数患者较胖，腹膜后脂肪多，手术难度较大。

3. 肾上腺性征异常症　由肾上腺皮质肿瘤引起的可行患侧肾上腺切除术。

4. 肾上腺嗜铬细胞瘤及髓质增生症　目前，比较普遍的观点认为腹腔镜手术适用于直径 4 cm 以下的嗜铬细胞瘤，瘤体较大时血运通常会很丰富，手术难度加大。

5. 无内分泌功能的肾上腺肿瘤　肾上腺髓性脂肪瘤、节细胞神经瘤等无功能性肿瘤及肾上腺囊肿影像学检查有特殊表现，诊断明确，即使肿瘤较大，也可行腹腔镜肾上腺手术。

6. 肾上腺偶发瘤　有 70%~94% 的肾上腺偶发瘤为无功能性的良性肿瘤，其余为有内分泌功能的肿瘤或恶性肿瘤。无功能性肿瘤直径＞3 cm；或肿瘤直径＜3 cm，但经过随访观察逐渐增大者，是明确的手术适应证。

（二）手术禁忌证

(1) 严重呼吸循环系统疾病，不能耐受全身麻醉和 CO_2 气腹。

(2) 伴有未纠正的严重全身性疾病，如肝肾功能损害或代谢紊乱。

(3) 严重凝血功能障碍未纠正者。

(4) 肾上腺肿瘤巨大、血运丰富，与周围脏器粘连者。

(5) 疑为恶性的肾上腺肿瘤。

(6) 过度肥胖者。

(7) 肾上腺区邻近部位有手术史者。

(8) 肾上腺疾病合并妊娠。

（三）术前准备

1. 心理护理　患者的心理状况是决定手术成败的重要因素之一。肾上腺疾病患者由于内分泌失衡的影响，多数患者会有一些精神症状，如皮质醇增多症患者可表现为抑郁、情绪失控等症状，嗜铬细胞瘤患者可表现为焦虑、易激动等症状，肾上腺性征异常患者多表现为自卑、害羞等。护理人员应主动接近患者，及时疏导患者的心情，对其及家属进行行为和心理健康指导，增强患者对治疗的信心和对医护人员的信任感。向患者及家属耐心地讲解肾上腺切除术的手术效果及相关知识、注意事项，以及术后可能出现的并发症，让患者及家属有充分的思想准备。对于心理负担较重的患者，请同病室相同疾病的病友相互交流，消除患者顾虑，缓解紧张情绪。

2. 预防高血压危象的护理　高血压危象患者多出现神志变化、剧烈头痛、恶性呕吐、心动过速、面色苍白、呼吸困难等症状，收缩压可达 200 mmHg。肾上腺肿瘤可分泌过多激素，直接或间接作用于心血管系统导致血压突然升高。应当避免一切可能诱发高血压危象发生的因素，如情绪激动、过饱过饥、劳累、饮酒、用力排便等，并预防坠床跌倒。

3. 扩容治疗　由于瘤体分泌大量的儿茶酚胺，血管处于收缩状态使血压升高而血容量相对不足，术前应补足血容量，降低手术风险。

4. 皮肤及胃肠道准备

(1) 术前1天应沐浴、更衣、修剪指甲等，做好个人卫生工作，手术备皮范围为自乳头连线至耻骨联合，两侧至腋后线。

(2) 肠道准备：选择于术前晚口服缓泻剂，行肠道准备。

（四）手术方式

肾上腺的手术主要可分成两步：一是选择切口，二是肾上腺的切除。手术有多种入路可供选择，如腰部入路、腹部入路、腹膜后入路等。选择显露手术野好的切口至关重要。主要根据其病变性质及大小，术前定位诊断是否明确而定。术前定位诊断明确，病变范围不大者，可经腰部入路；肾上腺肿瘤巨大或行肿瘤根治性切除手术时，可经胸腹联合切口。

（五）术后护理

1. 一般护理　予以全身麻醉术后常规护理，麻醉未清醒，应去枕平卧，头偏向一侧，待患者清醒后可给予枕头。严密监测生命体征，注意有无麻醉并发症，若有异常及时汇报医生。

2. 导尿管护理　术后通常留置导尿管,应保持导尿管通畅,尿袋高度不超过耻骨联合水平。协助患者会阴护理 2 次/日,观察尿色、尿量。

3. 引流管护理　做好导管标识,保持引流管固定通畅,避免脱出、受压、扭曲、堵塞,每 2~4 小时给予离心方向挤压引流管,密切观察引流液颜色、性质及量的变化并记录。如有异常,及时报告医生处理。协助患者翻身时,动作轻柔,保持引流管足够长度。

4. 饮食指导　术后 4 小时,清醒患者可开始进温开水,观察无呛咳情况下逐渐进清流质,第一次饮水 15 mL,如无腹胀,每小时饮水 10 mL,术后第 2 天逐步过渡至软食,再逐步过渡至正常饮食。鼓励患者多食用高蛋白质、高维生素食物,如虾、牛肉、绿叶蔬菜和水果等。

5. 活动指导　术后 2 小时,给予按摩及活动下肢等被动康复活动,逐渐过渡至平卧床上自主活动,半卧位,活动量逐渐增加,鼓励患者 6 小时后 90°床上坐立。符合早期下床活动的患者,首次下床活动安排在术后 8~24 小时,活动时间为 5~10 分钟,若患者自我感觉良好,术后第 1、2、3 天则可进行适量活动,如第 1 天活动 2 次,每次 10~15 分钟,第 2 天活动 3 次,每次 15~30 分钟,第 3 天活动 3~5 次,每次 15~30 分钟,循序渐进,活动强度以患者不感觉疲劳为宜。

6. 用药指导　肾上腺切除术后血浆皮质醇浓度迅速降低可能出现急性肾上腺皮质功能减退的现象,应用激素替代使血浆皮质醇浓度增高,避免急性肾上腺皮质功能减退的风险:① 应用激素时需要剂量的个体化,密切观察有无肾上腺皮质功能减退的迹象,如出现心率增快、恶心、呕吐、腹痛、血压下降、疲倦等,应立即通知医生并协助处理,给予糖皮质激素补充治疗。② 定期检测血皮质醇和 ACTH 值,以观察肾上腺皮质功能恢复情况。③ 指导患者遵医嘱坚持服药,达到维持剂量后一般需要继续应用 6~12 个月,直到下丘脑-垂体-肾上腺功能恢复正常后停药。④ 长期应用糖皮质激素可能出现较严重的不良反应,应在医生的指导下逐渐减量。糖皮质激素减量过程中必须注意减量的速度,如果剂量不足随时可能发生激素撤退综合征,表现为厌食、恶心、乏力、发热、关节疼痛、皮肤脱屑、嗜睡、体位性低血压、呕吐和体重下降等。

(六) 并发症的观察及护理

1. 神经肌肉损伤　腹腔镜肾上腺手术时多采取侧卧位,如长时间过伸位可造成腰部肌肉或坐骨神经牵拉损伤,患者术后出现腰痛、下肢麻木、疼痛及运动障碍;上肢长时间过伸位可造成尺神经损伤,术后出现尺神经支配区域麻木、疼痛或运动障碍。可对患者进行安慰,指导家属帮助按摩。

2. 出血　肾上腺的解剖位置十分特殊,与肝脏、胰腺、十二指肠等脏器以及腹主动脉和下腔静脉等血管毗邻,术中很容易误伤器官壁膜或血管膜,加之肾上腺血供丰富,常发生术中或术后出血。常见出血原因有:① 肾上腺中心静脉处理不当。② 肾上腺体积过大,分离时腔静脉破裂。③ 肾上腺动脉出血。④ 腰部斜切口时损伤肋间血管。术后做好患者生命体征及引流液的观察,发现异常及时报告医生处理。

3. 疼痛　使用疼痛评估工具对患者进行疼痛评分,安慰患者并遵医嘱给予镇痛药物。

4. 感染　详见第一章第四节。

5. 术后低血压　术后血压低于 90/60 mmHg,一般需要用低浓度去甲肾上腺素维持,根据情况递减或停用。如低血压明显,尿少、心率快、一般情况欠佳,除用去甲肾上腺素维持外,仍需适当补充血容量。如手术中已充分补充血容量,则考虑:① 手术部位止血不佳,尚有出血;② 心脏功能减退。应根据情况妥善处理。

6. 术后高血压　① 高血压和术前相仿,尿儿茶酚及代谢产物排量仍高,有可能尚有残余的嗜铬细胞瘤未切除,需用 α 受体阻滞剂控制症状,经检查后考虑二次手术。② 补液量过多以致血压较高,经适当调整后,很快降至正常。③ 高血压病史长,程度重,已发生肾损害,故血压不能降至正常。或患者同时伴有原发性高血压,在这种情况下,患者血压虽未降至正常,但较术前有所降低,可用一般降压药物。④ 伴发的肾萎缩或肾动脉狭窄所致高血压,或是切除肿瘤时损伤了肾动脉,造成肾血管性高血压。

7. 肾上腺危象　肾上腺危象是指由各种原因导致肾上腺皮质激素分泌不足或缺如而引起的一系列临床症状,病情凶险,进展急剧,如不及时救治可致休克、昏迷甚至死亡。治疗原则为补充肾上腺皮质激素,纠正水电解质紊乱和酸碱失衡,并给予抗休克、抗感染等对症支持治疗。此外还需要治疗原发疾病。具体措施有:① 补充肾上腺皮质激素,使用过程中需仔细观察水钠潴留情况,及时调整剂量。② 纠正水电解质紊乱,补液量及性质视患者脱水、缺钠程度而定,如有恶心、呕吐、腹泻、大汗而脱水、缺钠明显者,补液量及补钠量宜充分。若由于感染、外伤等原因,且急骤发病者,缺钠、脱水不至过多,宜少补盐水为妥。一般采用5%葡萄糖氯化钠注射液,纠正低血糖并补充水和钠。应视血压、尿量、心率等调整用量。③ 对症治疗,低血糖时可静脉滴注或推注高渗葡萄糖。有血容量不足时,可酌情补充全血、血浆或白蛋白。因患者常合并感染,须用有效抗生素控制。④ 治疗原发病,在救治肾上腺危象的同时要及时治疗原发疾病。对长期应用皮质激素的患者需考虑原发疾病的治疗,如有肾功能不全者,应选用适当的抗生素并调整剂量。因脑膜炎双球菌败血症引起者,除抗感染外,还应针对 DIC 给予相应治疗。

(七) 出院指导

(1) 遵医嘱定期复查,发现异常及时就诊。注意肾上腺激素不足的表现,除库欣综合征外,绝大多数患者术后健侧肾上腺功能完全代偿,极个别会出现激素不足的表现,如发热、心慌、乏力不适等,出现上述症状及时就诊。

(2) 如患者有高血压等基础疾病,嘱患者按时服药,严格监测血压,逐步调整血压至正常,忌随意停药。避免引起高血压发作的诱因,如突然体位改变、取重物、咳嗽、挤压腹部、用力排便等。

(3) 指导患者养成良好的行为方式和生活习惯,多吃蔬菜和水果,保持大便通畅。宜进食高蛋白质、高维生素食物,少食多餐,切忌大补,禁烟酒。

(4) 出院后逐渐调整生活节奏,3个月内宜轻体力劳动,活动时循序渐进、避免劳累,注意预防感冒,保持心情愉快。

第八章
肾移植的护理

第一节·肾移植历史与发展

器官移植是20世纪最重大的医学成就之一,被誉为20世纪医学之巅。而肾移植开创了移植先河,是器官移植的"先驱"。随着器官保存技术、外科手术技术、移植免疫学及免疫抑制药物等移植相关学科的全面发展,肾移植已成为终末期肾病患者的最佳替代治疗方法。目前,全球有130余万人接受了器官移植,其中肾移植受者逾百万人,与其他脏器移植相比,肾移植的手术例数和临床效果迄今仍居所有器官移植的首位。

肾移植虽取得了较大成就,但在移植领域仍有许多问题亟待解决,如扩大供肾的来源,缓解日益严重的供需矛盾;研究免疫排斥反应以及移植物功能慢性减退的机制和预防措施,提高患者移植物长期存活率;研发高效、低毒副作用的免疫抑制剂,提高肾移植受者的长期生活质量等。

一、国际肾移植发展简史

在肾脏移植漫长的发展历程中,血管吻合技术奠定了移植外科的基础;新型免疫抑制剂的问世使移植物的长期存活成为可能;器官保存、外科技术、移植免疫、病理学和影像学等相关领域的进步也极大地促进了近代肾移植的发展。

1902年,奥地利医生Ullmann首次用血管套接法实施了犬肾移植到自体颈部的手术,并顺利排出尿液,开创了自体肾移植的先河,并证明了肾脏移植技术的可行性。

1905年,法国医生Carrel创建了血管三点吻合术(图8-1),将供体器官的血管通过缝线吻合到受体血管上,使需要移植的器官成功获得血供。随后,真正意义的器官移植研究工作迅速在肾移植实验中得到应用和推广。

1933年,乌克兰医生Voronoy利用输血的血清定型方法为一位急性肾衰竭的年轻患者实施了世界上第1例尸体供肾人体肾移植,虽然受者术后仅存活48小时,但他强调了应用尸体器官的益处,引导人们开始了移植技术和理论的深入探索。

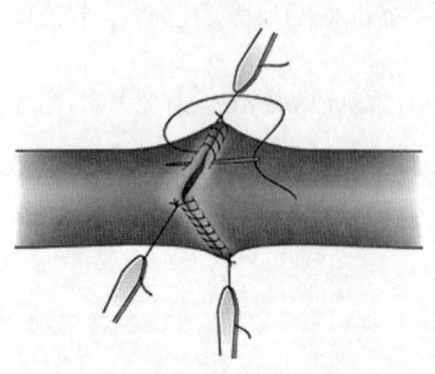

图8-1 血管三点吻合术

1942年，英国的Medawar通过实验观察烧伤植皮的病理变化，发现受体自身的免疫系统会对供体器官组织进行免疫应答，证实机体的免疫系统可特异性针对移植物抗原产生炎性反应，从而破坏移植物，由此建立了近代免疫学"自我非我学说"，即"非我"的成分侵入机体后被免疫系统识别，刺激机体产生一系列免疫应答，例如：当外源的病原微生物进入机体后，机体的免疫系统将它们认定为"非我"的物质，产生免疫应答，从而清除这些外源的致病微生物，保护机体免遭病原体感染。相对应的，机体的免疫系统对"自我"的成分则能维持免疫耐受状态，不产生免疫应答，从而避免对自身组织的损伤及自身免疫性疾病的发生。这一结论揭示了器官移植排斥反应的本质，提出了移植免疫学的概念。

在20世纪50年代，法国医生Kuss等发明了将肾移植到腹膜外髂窝部的异位肾移植术式，该术式被称为Kuss手术，且一直沿用至今。但他施行的9例肾移植受者均发生移植肾排斥反应。Kuss在报道中总结"就目前的认识，在同卵孪生亲属之间肾移植才是可行的"。这个言论在2年后被美国的Murray和Merrill佐证。

1954年，由美国的Murray和Merrill为首的移植小组共同完成了同卵孪生兄弟间的肾移植，患者未用任何免疫抑制的药物，移植肾获得长期存活。受者术后病情明显好转，首次证明肾移植可以挽救生命。

1959年，Murray和法国的Hamburger各自为异卵双生同胞施行了肾移植，受者均接受全身照射作为免疫抑制措施，移植肾获得了长期有功能的存活。

1962年，硫唑嘌呤（Aza）的成功研发及临床应用，使得移植物长期存活成为可能，同时开启了免疫抑制药物的研究序幕。同年Murray施行同种尸体肾移植，并以硫唑嘌呤为免疫抑制剂，受者也获得了长期生存。

随后的20多年，硫唑嘌呤在全世界器官移植术后作为主要免疫抑制剂使用。通过深入探索，移植领域逐步形成了以硫唑嘌呤（Aza）、泼尼松（Pred）加用抗淋巴细胞多克隆抗体制剂的联合用药免疫抑制剂方案。人们注重免疫抑制剂研发的同时，对于造成免疫应答反应的遗传学差异也进行了深入研究。1964年，Paul Terasaki创立微量淋巴细胞毒方法，奠定了交叉配型方法的基础。1966年开始，组织配型被用于供受者的选择。

器官保存，是器官移植领域继外科技术、免疫抑制方案之后兴起的又一支柱学科。随着器官移植的发展，为了充分使用异地切取的器官以及完成移植前受者的选择和准备，对器官保存技术的要求不断增加。既要延长保存时间，又要保证器官活力，确保术后移植物功能顺利恢复。移植初始阶段，主要采用低温的生理盐水、乳酸林格液等液体进行灌注保存。1967年，Belzer尝试用持续灌注法保存肾脏，但因设备复杂未广泛应用。随后相继研制了Collins液、改良Collins液和Euro-Collins液等。然而，初始阶段的保存液仅能保存器官4~6小时，直至1988年UW液的研制，实现了保存供肾72小时。近年来，随着低温机械灌注技术的发展，器官保存质量得到提升，且延长保存时间，同时在器官活力评估中收效甚好。

1968年，美国哈佛大学医学院提出脑死亡概念。到20世纪80年代初脑死亡诊断原则基本完善，得到大多数国家医学界的认可，从此，脑死亡器官捐献成为供肾的主要来源，推动了器官移植的全面发展。

在此期间，新型免疫抑制剂的研发应用使移植生存率得到大幅提高，推动器官移植进入迅速发展阶段。20世纪80年代初,环孢素(CsA)在临床广泛应用,成为与Pred和Aza三联用药的常规免疫抑制剂,大大提高了临床各种类型器官移植的效果。20世纪90年代,他克莫司(FK506)和多种抗增殖药先后被研制出来,吗替麦考酚酯、西罗莫司等新型免疫抑制剂开启临床应用,使临床能更有效地实施多种免疫抑制剂联合使用的个性化治疗方案。

随着移植外科技术、器官保存、免疫抑制方案等不断地完善与成熟,肾移植术后的人/肾存活率都达到了历史较好的水平,肾移植技术已稳步向前发展。

二、我国肾移植发展简史

我国的器官移植同样始于肾移植。从20世纪50年代开始肾移植动物实验,临床肾移植始于60年代,70年代末逐渐开展起来,至80年代形成一定规模,到90年代已形成较大规模(图8-2)。

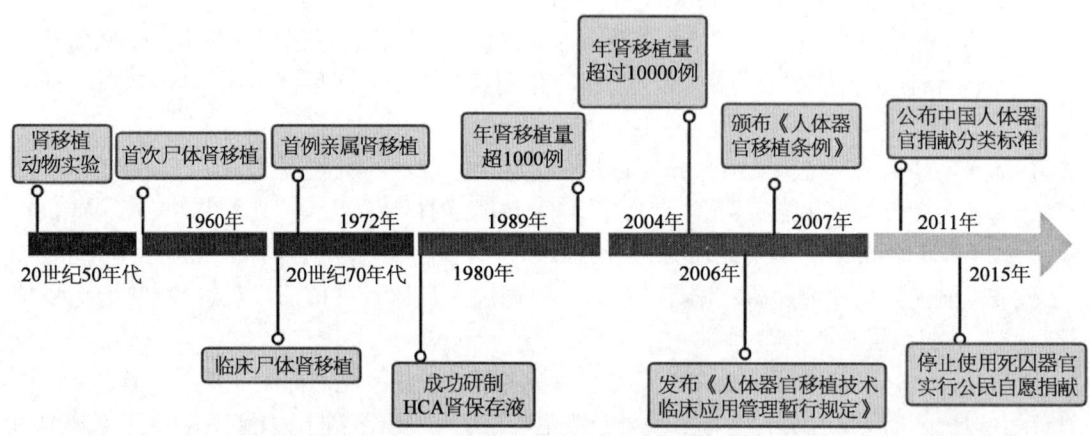

图8-2 我国肾移植发展时间轴

1960年,我国吴阶平院士等在北京医学院第一附属医院(现北京大学第一医院)施行国内首次尸体肾移植,术后早期移植肾排尿,但因对免疫抑制剂认识不足,于术后3～4周终因移植肾功能丧失,切除了移植肾。

1970年,原上海第一医学院附属中山医院(现复旦大学附属中山医院)熊汝成教授开始实施尸体肾移植。

1972年,广州中山大学附属医院梅骅教授与北京友谊医院于惠元教授合作,成功地进行了我国第1例亲属肾移植,受者存活1年余,去世时移植肾功能良好,这标志着我国肾移植领域的新发展。

1980年,原第二军医大学附属长征医院(现海军军医大学第二附属医院)和上海市血液中心联合成功研制出枸橼酸盐嘌呤溶液(HCA)作为肾保存液,填补了我国在器官保存研究领域的空白,推动了我国器官移植的发展。

到20世纪70年代中后期,国内各地陆续成功地开展了同种肾移植。至1989年肾移植每年移植量超过1 000例次,截至1999年年底肾移植累计达29 000余例。

进入21世纪,肾移植得到进一步发展。如2016年我国共完成肾移植9 019例,其中器官捐献肾移植 7 224 例,亲属活体肾移植 1 795 例。就临床大器官移植来说,肾移植始终居于首位,稳步发展。

2006 年 3 月,国家卫生健康委员会发布了《人体器官移植技术临床应用管理暂行规定》开始了规范的法制管理。2007 年 3 月我国正式颁布《人体器官移植条例》,是我国人体器官移植工作的一个里程碑。

2011 年 2 月,中国人体器官移植技术临床应用委员会通过并公布了中国人体器官捐献分类标准(以下简称"中国标准")。中国标准一类(C-Ⅰ):国际标准化脑死亡器官捐献(DBD),即脑死亡案例,经过严格医学检查后,各项指标符合脑死亡国际现行标准和国内最新脑死亡标准,由通过国家卫生健康委员会委托机构培训认证的脑死亡专家明确判定为脑死亡;家属完全理解并选择按脑死亡标准停止治疗、捐献器官;同时获得案例所在医院和相关领导部门的同意和支持。中国标准二类(C-Ⅱ):国际标准化心脏死亡器官捐献(DCD)。中国标准三类(C-Ⅲ):中国过渡时期脑心双死亡标准器官捐献(DBCD)。

2015 年 1 月 1 日起,我国全面停止使用死囚器官,公民自愿捐献成为器官移植唯一合法来源,这是中国器官捐献移植实现"里程碑式"转型的一年。

20 世纪 50 年代以前,因为对免疫排斥反应的一无所知,导致没有肾移植患者能长期有功能的存活。50 年代期间,移植医生一直处于对免疫抑制药物的摸索阶段,直至六七十年代逐步形成以硫唑嘌呤(Aza)、泼尼松(Pred)和抗淋巴细胞球蛋白(ALG)为主导的常规二联或三联用药。该免疫抑制方案虽然对移植物的功能有较好的疗效,但对于移植物功能存活以及患者本身的存活率并没有很大的突破。直至 80 年代,第一代免疫抑制剂环孢素 A(CsA)问世,它与 Aza、Pred 的三联用药使临床同种器官移植的疗效得到迅速提升并获得了有目共睹的疗效。90 年代时,新型免疫抑制药他克莫司(FK506)、吗替麦考酚酯(MMF)、西罗莫司及多种抗增殖药先后被研发应用,临床逐步形成以 Pred、CsA/FK506、MMF 常规三联用药为主导的多种联合用药个体化治疗方案。

近 50 年来,全世界同种肾移植取得长足进步。由于组织配型与肾脏保存方法的不断改进、强有力免疫抑制剂的问世、对移植免疫学认知的进展以及临床经验的不断积累,同种肾移植近期效果明显提高,超急性排斥反应已罕见,急性排斥反应大为减少,移植物近期丢失即早年影响移植效果的主要问题已基本解决,但当前仍面临着长期存活率提高不明显的问题,虽然使用各种诱导耐受的方案,但仍未取得确切的效果。此外,供体器官的严重短缺影响肾移植的开展,所以不得已采用扩大标准的供肾,包括心脏死亡供者肾移植的应用,并选择合适亲属活体供肾和夫妇间供肾进行肾移植。

肾移植在器官移植领域中仍然具有重要的地位,肾移植的各项基础和临床研究对推动其他各种器官移植的发展有着重要作用。

三、展望未来

移植领域亟待解决的问题:目前我国器官移植供需比是 1∶30,制约我国肾移植数量的是供体器官短缺;移植后某些原发病的复发使受者移植物功能丧失,移植物长期存活率低;移植受者长期使用免疫抑制剂出现的副作用使其生活质量下降等。而器官捐献、免疫耐受、异种移植、器官克隆则是我们未来努力的方向。

1. 器官捐献　满足移植的需求,需要有效地推动器官捐献。很多国家着力于完善自身的器官捐献制度,并取得较好的成绩。西班牙早在1979年便颁布了关于器官捐献和器官移植的法案,于1989年专门成立了国家器官移植中心(ONT)统筹管理全国的器官移植获取和分配,并规定所有移植均需要通过ONT,一切未通过ONT的移植均属违法行为。此后,西班牙的器官捐献率由原来的每百万人口的14人上升至35人,成为全世界器官捐献率最高的国家。在美国,1984年也已经通过了《国家器官移植法案》,并且成立了国家器官获取和移植网络(OPTN),其供体器官数量与器官需求量的比例为1∶5。

借鉴于国外的经验,近年来我国加大力度规范器官捐献和器官移植,重视公民器官捐献的普及宣传工作,促进人们对器官捐献的理解与认可。同时移植工作者致力于认真研究改善供体质量的方法,合理应用供体,使之达到最佳的移植效果。我们努力走出了一条具有中国特色的道路,建立属于自己的"中国模式",中国将有望成为器官捐献与移植大国。

2. 免疫耐受　正常人体对各种外来异物具有识别及排异的功能,同时具有免疫稳定及免疫监视功能。如果采取某种方法使受体不能对供体产生排斥反应,移植的器官在受体内长期存活,同时保存受体其他的免疫功能,这就是免疫耐受。免疫耐受诱导成功将会消除排斥反应,使异体移植成为可能,彻底解决供体不足的现状,并且进一步延长移植物存活时间,提高受者生活质量,是最理想的方案。

3. 异种移植　由于人体供体器官缺乏,每年因等不到器官而死亡的患者越来越多,因而人们试图采用与人类遗传差异性较小的灵长目动物作为供体,但由于最根本的障碍——异种移植供受体之间的排斥反应问题无法解决,要成功达到异种移植,必须通过"免疫耐受"技术,消除供、受体之间的排斥反应,使异种移植物在受体内长期生存。虽然除排斥反应外还存在许多其他问题,如动物致命传染病传递给人类,但异种移植仍是今后我们努力的方向之一。

4. 器官克隆　1996年英国科学家"克隆"出了小羊多利,轰动世界,自此克隆技术备受关注。克隆是指复制出与母体完全一样的子体,现有的技术能成功从母体上一个完整细胞克隆出生物学属性完全相同的个体,但现有的科技水平能否保证克隆器官伴随受者健康发育,克隆器官是否符合伦理道德,先天基因的缺陷在克隆时能否及时给予修正……这些问题仍是目前困扰科学家的难点。因此,克隆技术在器官移植中的应用尚处于初探阶段。

在21世纪,伴随着外科技术、药理学、免疫学、遗传学和基因工程技术的发展及器官捐献法制体系的完善,我国迎来了器官移植领域新的机遇与挑战,移植事业将向更为科学化、规范化、法制化快速发展。

值得一提的是,伴随着器官移植技术的发展,专业的移植护理队伍也逐步壮大。20世纪60年代,在肾移植术取得成功的激励下,随着现代器官移植时期的到来,移植护理应时而生。移植专科护士在临床工作中总结经验教训,逐步完善各项护理知识和技能。到20世纪90年代,各类型移植术迎来较快发展,又出现了针对不同移植术的护理常规,且越来越多的护理学者发表相关科研著作。近年来,伴随着国内移植中心的开展,涌现出一大批移植专科护士,与移植相关的护理书籍、杂志也越来越丰富,逐渐将移植护理学发展为一门分支学科。在器官移植术的不断发展与引领下,移植护理迎来了蓬勃发展。

第二节·肾移植围手术期护理

肾移植是终末期肾病最有效的替代治疗方法,与长期透析患者相比,接受肾移植患者生存期更长,且生活质量更高。但患者的原发病性质、机体免疫状态及既往疾病等对移植肾的恢复都存在重大影响,因此,术前对其进行各项筛查与准备意义重大。同样,术后在肾移植受者维护过程中出现的免疫抑制剂使用的不良反应、潜在的并发症及患者的心理压力等因素,都是影响移植肾质量和患者长期存活的关键环节。因此,积极的围手术期护理干预将有利于提高肾移植受者康复疗效及其生活质量水平。

一、术前护理

1. 护理评估 术前详细的护理评估为患者在院期间护理方案的建立提供依据。

(1) 一般情况:了解患者一般情况信息有助于再次评估患者是否符合肾移植手术基本条件,包括性别、年龄、婚姻状况、女性患者月经史、生育史等内容。

(2) 既往史:完善患者既往病史的筛查是评估其外科手术风险及术后移植肾的恢复程度的重要影响因素,也为术后治疗方案提供诊疗依据。评估内容包括:患者有无心肺、泌尿系统疾病,有无高血压、糖尿病、肿瘤及精神疾病等病史;评估患者肾病病因、病程及诊疗情况、透析方法、频率、效果等;有无手术史、输血史等。

(3) 生活状况:评估患者生活状况为术后病情观察提供对照基础。包括询问患者有无吸烟、饮酒等嗜好;评估食欲、睡眠、排尿、排便等情况。

(4) 辅助检查:术前各类辅助检查结果为手术方案的制订提供客观依据,是确定手术适应证的必要条件。包括完善术前相关实验室及影像学检查;评估供、受者相关免疫学检查,如 ABO 血型相容试验、淋巴细胞毒交叉配合试验、群体反应性抗体(panel reactive antibody,PRA)检测、人类白细胞抗原(human leukocyte antigen,HLA)检测等。

(5) 心理及社会支持评估:由于患者术前治疗经历较长,生活质量下降,经济压力较重,加之担忧手术及治疗效果,对患者进行心理及社会支持评估旨在确保其能理解肾移植的基本过程和可能面临的风险,接受术后长期应用免疫抑制剂及随访治疗。其评估内容包括患者的情绪状态、职业、宗教信仰等。除此之外,还应评估患者及家属对肾移植相关知识的了解程度,对手术风险、医疗费用的承受能力等。

2. 护理措施

(1) 一般术前准备:护士在术前须采集患者体重、生命体征等数据,以确定患者身体现状能否耐受手术风险,为术中用药提供依据;术前常规行药物过敏试验和备血;梳理手术相关医疗文件,如影像学检查资料与病历;准备须带入手术室的药品及物品,如人血白蛋白、甲泼尼龙、腹带等。

(2) 个人卫生准备:为防止切口感染,术前1日或手术当日护士应指导或协助患者使用抗菌沐浴用品清洗全身,特别应重点检查腹部皮肤是否清洗干净。另外,指(趾)间隙、肛周、尿道口等部位也须仔细清洗。手术当日由医护人员将术野皮肤的毛发剪除,做好术前皮肤清洁准备。

(3) 纠正贫血：终末期肾病患者贫血时，应尽可能避免输血。输血除本身存在不能预测的风险，如非溶血性发热反应、过敏反应等外，对于移植手术仍有以下不利影响：① 血液中的白细胞含有 HLA 抗原，输血将导致大量针对 HLA 的抗体产生，使群体反应性抗体（PRA）阳性率增高，增加患者的致敏机会，造成严重的急性排斥反应，甚至移植肾的丢失。② 输血会增加巨细胞病毒（cytomegalovirus，CMV）、HIV 感染的机会，以及病毒性肝炎等血液传播疾病的发生。所以肾移植术前患者可选择通过使用促红细胞生成素（erythropoietin，EPO），补充铁剂、叶酸等方式纠正贫血。对于贫血严重，血红蛋白在 60 g/L 以下，可考虑输注洗涤红细胞，尽量避免产生抗 HLA 的抗体及其他输血相关并发症，从而使患者更容易耐受术后治疗。

(4) 透析护理：术前常规透析包括血液透析和腹膜透析。根据患者病情，血液透析患者通常在术前 24 小时增加透析一次，确保水、电解质和酸碱代谢在正常范围内。腹膜透析患者须维持常规透析到手术前，并酌情增加腹膜透析液更换频次，以排出体内过多水分，维持内环境的稳定，提高手术耐受力。

(5) 控制感染：术前关注皮肤、黏膜是否存在感染，对于肝炎活动期、肝功能异常者，病毒、结核感染者近期不宜手术，待感染控制及机体恢复正常后方可接受移植手术。

(6) 术前宣教：指导患者学会有效咳嗽、深呼吸、床上排便等，以防止术后尿潴留和肺部感染的发生。

(7) 胃肠道准备：手术前晚饮食宜清淡、易消化，术晨禁食、禁水，术前遵医嘱清洁灌肠，尽量排尽粪便，以利手术进行。

(8) 病室准备：术前应提前做好病室清洁工作，开窗通风保持空气新鲜。地面、桌面及一切进入室内的物品、仪器设备表面均用 500 mg/L 的含氯消毒液擦拭，床单位采用臭氧消毒器消毒。病室内用紫外线灯照射至少 30 分钟，行空气消毒。

二、术后护理

1. 术后护理评估　患者术后返回病房，护士应对其病情重新评估，全面掌握疾病进展，为制订护理方案收集客观数据，同时也加深护患间的沟通与信任。术后护理评估大致分为患者一般情况、移植肾功能和导管等评估内容。

(1) 一般情况：了解术中生命体征情况，尤其是血压及脉搏变化；血管吻合是否良好；切口处是否平整、干燥，有无渗血、渗液；术中出血量及有无输血治疗；术中补液及尿量情况；疼痛评估、自我护理能力评估、跌倒/坠床高危、压疮高危、营养状况等各项护理风险项目评估。

(2) 移植肾功能：移植肾功能直接体现术后移植肾是否发挥作用。尿量是观察移植肾功能恢复的重要指标，术后须严格测定并记录患者每小时尿量，需要使用精密计尿器，同时观察尿液的颜色、性质。

供体来源主要有亲属肾移植和部分公民逝世后器官捐献（deceased donor，DD）。因受体术前存在不同程度的水钠潴留，血肌酐、尿素氮值增高引起渗透性利尿，术中使用利尿剂，以及供肾因低温保存损害而影响肾小管重吸收作用等因素，肾移植受者可出现多尿期，尿量可达到 400～1 200 mL/h。随着器官捐献和移植转型，DD 肾移植术后移植肾功能延迟恢复（delayed graft function，DGF）的发生率在 50% 左右，因此，DD 肾移植受者术后早期尿量情况可表现为少尿、无尿或尿量正常但未排出肌酐、电解质。同时我们还须关注患者术后血肌酐和电解质的变化,如术后1周内血肌酐未下降至400 μmol/L则可判断为出现了DGF。观察移植肾区局部情况,正常移植肾区皮肤表面较平坦,无膨隆、边界清晰、质地柔软,若移植肾区隆起、胀痛、质地变硬往往是出血或排斥的表现。

(3) 导管评估:术后常规留置4~5根导管,包括鼻吸氧管、静脉输液管、负压引流管、导尿管等,保持各导管妥善固定且通畅,防止发生扭曲、脱落、堵塞等现象。护士须严密观察引流液的颜色、性质和量,经常挤压引流管并保持负压引流状态,如负压引流出血性液体≥100 mL/h,应警惕出血的可能。

2. **保护性隔离措施** 肾移植受者因术前长期透析导致身体基础条件较差,移植手术创伤,水、电解质、酸碱代谢紊乱,加之术后接受免疫抑制治疗抵抗力低下等诸多因素,致使受者术后易罹患各种感染。研究报道肾移植术后医院感染发生率高达35%以上,是肾移植术后的主要并发症和致死原因,其中以下呼吸道感染占首位。因此,术后严格执行保护性隔离措施至关重要。护士应做好工作人员、患者及家属的指导工作,自觉遵守消毒隔离制度;患者不得随意外出,若外出检查、治疗等,须严格佩戴口罩;严禁家属探视(图8-3),有感染性疾病者禁止入室。

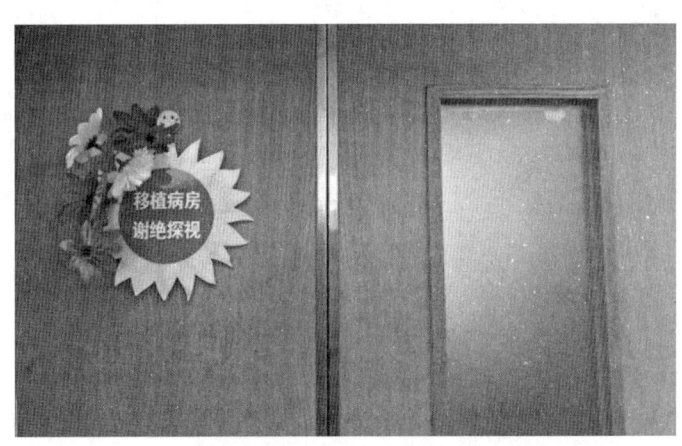

图8-3 移植病房谢绝家属探视

3. **术后一般护理** 全麻术后患者返回病房时取平卧位,清醒后可抬高床头30°,以减轻伤口疼痛,降低血管吻合口张力;给予持续心电监护,监测生命体征的变化;评估神志及疼痛的情况;注意有无麻醉并发症,若有异常及时汇报医生;观察手术切口有无红肿、渗血等现象。

(1) 体温:体温是观察排斥反应及感染的重要指标之一,术后应密切监测体温,体温升高时,需要鉴别术后吸收热、感染或排斥反应。一般术后吸收热体温在38℃以下,且随着病情稳定会自行恢复正常体温。患者术后感染一般表现为持续高热或低热,但查血肾功能指标正常,每天定时段高热、寒战,大量出汗后体温可下降,并且伴有血生化指标改变。患者围手术期的排斥反应主要为超急性排斥反应和加速排斥反应。超急性排斥反应临床表现为移植肾在血液循环恢复后无尿,或开始排尿继而无尿。加速排斥反应常发生在移植后2~5天,发生越早,程度越重,临床表现为全身症状较重,常有高热(≥38.5℃)、畏寒、乏力、腹胀、尿量突然减少或几天内发展为无尿,肉眼血尿多见。

(2) 血压：可提示移植肾的血液灌注，对术后移植肾功能恢复十分重要。术后初期应每小时监测血压，术后血压应控制在略高于术前基础血压 10 mmHg 左右，以利于维持有效的移植肾血流灌注。

(3) 脉搏：脉搏的快慢与血压有一定关系，术后早期若出现脉搏增快且血压下降，应注意有无出血征象。另外，需明确患者是否发生大量出血，若血容量不足，机体出现代偿可导致心率增快。评估患者是否存在疼痛，术后疼痛剧烈可导致心率加快。

(4) 呼吸频率、血氧饱和度：可反映患者是否有肺部感染、肺水肿、肺不张等呼吸道病变或是否出现循环负荷过重影响呼吸状况。

(5) 意识：严密观察患者意识的变化，注意有无意识淡漠等休克早期症状。

(6) 疼痛：术后采用长海痛尺（图 8-4）或疼痛数字量表评估患者疼痛，若评分≥4 分，应及时汇报医生，并给予镇痛处理。

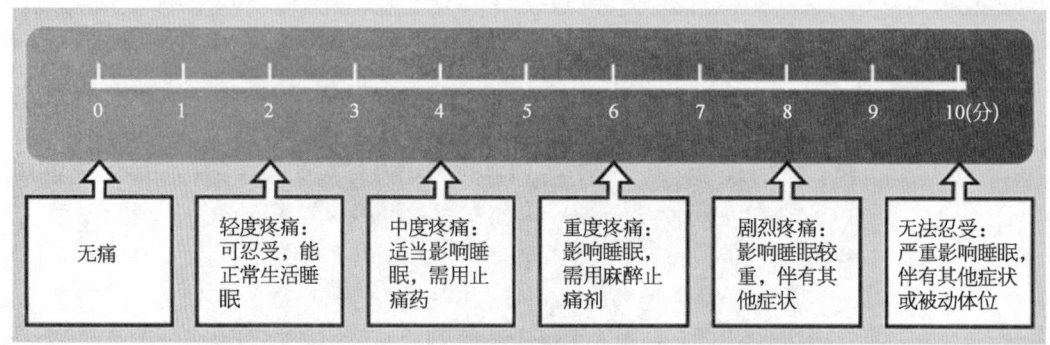

图 8-4 长海痛尺

4. 液体管理 术后早期应严格监测和控制出入量，遵循"量出为入"的原则。补液期间密切观察尿液的颜色、性质和量，如患者出现口干、皮肤弹性减弱、尿量减少等补液不足的表现，可根据中心静脉压、血压、心率进行补液试验，观察尿量是否回升。尿量是观察移植肾功能恢复的重要指标，术后测定并记录每小时尿量，保证每小时的补液均衡，一般患者每日液体需要量＝尿量＋非显性失水量（成人约 30 mL/h）＋额外液体丢失量，同时兼顾患者体重变化情况，维持 CVP 在 6～12 cmH$_2$O。避免因补液过多导致心力衰竭，或是补液不足导致水、电解质紊乱或肾脏灌注不足。

5. 移植肾区伤口观察与引流管护理 密切观察患者的手术切口及引流情况，经常检查负压引流导管是否有效固定且保持引流通畅。如负压引流出血性液体≥100 mL/h，应警惕出血的可能。询问患者移植肾区有无疼痛，注意使用腹带的松紧度与舒适度。

6. 饮食指导 待肠道功能恢复后给予流质，逐渐过渡到半流质饮食、普食。切忌一次进食过饱，须少量多餐，宜高热量、高维生素、优质蛋白（动物蛋白）、易消化饮食，多食蔬菜、水果（关注血钾情况），忌用提高免疫功能的食物及保健品，如甲鱼、鹿茸、人参和蜂王浆等。因葡萄、柚子、柠檬会提高药物在血液中的吸收量，因而增大药品副作用的发生率，因此也应禁忌食用。

7. 用药护理 术后长期口服免疫抑制剂，主要有泼尼松龙（Pred）、环孢素 A（CsA）或他克莫司(Tac)、吗替麦考酚酯(MMF)、西罗莫司(SIR)等。医护人员应向患者做好用药指导，嘱患者口服免疫抑制剂时遵医嘱用药，切勿自行增减药物剂量，向患者介绍各类免疫抑制剂的用药方法、不良反应、注意事项、浓度监测等知识，确保用药安全。

8. 术后活动　术后当日应静卧在床，避免随意翻动、坐起，可左右移动身体。术后第1天可平移身体或稍稍侧睡，适当给予软枕衬垫，促进卧位舒适。之后随着病情恢复，可在床上行翻身、四肢屈伸、坐起等活动以防下肢深静脉血栓形成。3～5天后可下床活动，病室内走动。活动须循序渐进，防止跌倒。

三、并发症的观察及护理

1. 伤口出血或血肿　伤口出血或血肿是肾移植术后早期常见并发症之一。临床表现为伤口渗血，突发性移植肾区剧烈疼痛，移植肾局部肿胀、压痛显著，伴有肌紧张，负压引流管持续引流出大量鲜红血液，患者可出现休克征兆，局部穿刺见新鲜血液。术后须严密观察生命体征变化；关注患者主诉及四肢感觉、皮肤色泽、甲床颜色等；观察尿量变化，尿量<30 mL/h 提示可能肾血流灌注不足；注意切口局部情况，有无渗血、渗液。注意引流液量及性质，如引流液量多且色鲜红应通知医生，及时采取止血措施。

2. 移植肾破裂　移植肾破裂是肾移植术后早期严重的并发症之一，最常见原因有急性排斥反应、供肾损伤、骤然腹压增高等，主要发生在术后2周内。术后须密切观察患者生命体征、伤口敷料、引流液情况、移植肾区有无肿胀和疼痛等现象。术后患者应严格卧床休息，掌握好术后下床时间。术后早期不宜做屈髋、弯腰等易损伤移植肾的动作，咳嗽时应双手按压伤口，必要时给予止咳药。保持大便通畅，必要时给予通便药物，注重患者的主诉。

3. 移植肾功能延迟恢复(DGF)　DGF是肾移植术后常见并发症之一，其发生率在器官捐献肾移植手术中占50%左右，DGF的发生表现为术后早期少尿、无尿或尿量正常但未排出肌酐、电解质，血清肌酐下降缓慢、不降或升高。大多数移植肾功能在10～14天内才恢复，少数受者肾功能在2～3个月内恢复。而肾移植成功与否以移植肾和患者的存活来衡量，大量数据显示DGF与高急性排斥反应发生率和低移植物存活率相关，影响患者预后。因此，术后须严格记录患者的尿量及24小时出入量，注意尿液的颜色和性质。如尿量<30 mL/h，应加强对血压的监测，如发现血压偏低可应用升压药物，保证移植肾灌注良好。及时进行透析治疗也是帮助肾功能恢复的有效方法，主动为患者讲解DGF的相关知识，减轻患者紧张心理，鼓励其积极治疗。

4. 排斥反应　排斥反应是肾移植术后最常见的并发症，其发生率占肾移植受者的40%～80%，是肾移植术失败的主要原因。根据病理、发病机制、发生时间及临床进展的不同，可分为超急性、加速性、急性和慢性4种类型。超急性排斥反应可以称为一种"超级"排斥。它来势凶猛，大多数于吻合血管开放后几分钟至几小时发生，也有人称之为"手术台上的排斥反应"。超急性排斥一旦发生，尚无治疗办法，一经确定诊断应切除移植肾。加速性排斥反应指术后3～5天内发生的排斥反应。排斥反应初期病员需透析，一般开始治疗时有所改善。但停药后复发，全身反应加重，移植肾区持续胀痛，肾功能不见好转时，应尽快切除移植肾。急性排斥反应是临床上最常见的一种排斥反应，多数发生在肾移植后1周至6个月内，医护人员应密切观察,早期发现非常重要。急性排斥反应表现为体温升高、尿量减少、体重增加、血肌酐升高、移植肾肿大压痛等。治疗上首选甲泼尼龙静脉冲击治疗,其间注意用药后精神状态、睡眠、消化系统等方面的不良反应,监测患者肾功能情况,每日观察并记录尿量、体温、体重及移植肾区情况,督促患者遵医嘱服药,加强消毒隔离,防止感染的发生。慢性排斥反应是指排斥反应发生在手术 6 个月以后。"慢性排斥"的发生一般与以下几个因素有关：白细胞血型配合不理想、肾移植后早期发生多次的急性排斥、环孢素剂量长期不足、高脂血症等。主要表现为：内生肌酐清除率下降,以及多尿和低比重尿,甚至无尿。对于慢性排斥反应的治疗措施有调整免疫制剂、短程激素冲击;抗凝、抗血小板聚集;扩张肾血管。

5. 感染　肾移植术后患者需长期使用激素和免疫抑制剂,机体抵抗力低,极易发生各类感染,发生率约为 38.6%。其中肺部感染是肾移植术后最常见和致命的并发症。肺部感染患者表现为持续的高热,并伴有呼吸系统的各种症状,如咳嗽、咳痰、胸闷、呼吸困难等。若不及时控制感染,可诱发移植肾排斥反应,更严重者将危及生命。因此,术后应密切监测患者体温,出现异常时及时汇报医生;严格执行无菌操作,做好手卫生;指导患者深呼吸和有效咳嗽,痰液黏稠者可给予雾化吸入,促进排痰;加强保护性隔离,严禁家属探视,保持病房通风,使用紫外线灯照射进行空气消毒。另外,供体来源感染也是我们预防的重点,术后对灌注液、引流液、尿液等行常规细菌、真菌培养,使用抗菌药物消除潜在的感染灶。

6. 尿瘘　尿瘘为肾移植术后早期并发症,常见部位为输尿管瘘、输尿管-膀胱吻合口瘘,多发生在术后 1 个月内,发生率为 3%～6%。临床上表现为发热、腹部压痛、局部皮肤水肿,患者少尿而负压引流液量显著增多且有尿的气味和成分,切口漏尿或切口不愈合等。护理上密切观察伤口渗液情况,及时予伤口换药;充分引流尿液,保持卫生清洁,预防感染;做好患者心理护理,树立治疗信心。

四、康复期护理

肾移植康复期是指术后尿量恢复正常,肾功能恢复正常,患者自我感觉良好,无并发症或并发症已控制或治愈的阶段。

1. 自我监测　患者须学会排斥反应的自我观察,了解排斥反应的信号,发现异常及时与医生联系,坚持每日填写"肾移植随访手册"。内容包括以下几点。

(1) 体温：每天记录 2 次,以晨起、午睡后为主。

(2) 尿量：分别记录日尿量和夜尿量及 24 小时总尿量。

(3) 体重：每日定时测量体重,最好在清晨排便后、早餐前,穿同样的衣服测量。

(4) 检验结果：记录血常规、肝肾功能、血药浓度等常用检查结果,按日期记录。

(5) 服药种类和剂量：记录免疫抑制剂用量的增减。

2. 排斥反应观察

(1) 体温：以后半夜或清晨不明原因的体温升高为多见(37.5～38.5℃),热型不规律,如感冒和感染,前者有呼吸道症状,后者多能找到感染灶。

(2) 血压：血压升高是较多见的早期表现,常与体温升高同时出现,移植后高血压可直接导致移植物功能减退,甚至失去功能。表现为曾经有效的降压药物失去疗效。平静休息 10～15 分钟后测量血压和脉搏,如血压超过 160/100 mmHg 要及时处理,同时应参考患者原有基础血压的数值。

(3) 尿量：尿量减少是排斥反应的主要指标，早期多表现为尿量突然减少。

(4) 移植肾区症状：移植肾区肿大、疼痛是较为常见的早期症状。局部压痛明显，质地变硬。B超示肾体积增大，皮质和髓质分界不清，锥体水肿，多考虑排斥反应发生。

(5) 全身症状：不明原因的头痛、心动过速、乏力、关节酸痛、腹胀、食欲减退等。

(6) 实验室检查：血肌酐升高和肌酐清除率下降是排斥反应较可靠的指标。若血肌酐超过原测定值的 40 $\mu mol/L$ 或者升高 25% 常预示有排斥反应，连续 2 天血肌酐值均升高 9 $\mu mol/L$ 而无其他原因，应高度怀疑急性排斥反应的可能，因此，须对血肌酐实施连续动态监测，以及早发现与处理。

3. **预防感染** 移植后若感染严重可致移植肾丢失甚至患者死亡，因此，预防感染至关重要。具体措施如下：不吸烟、不饮酒；术后 6 个月内尽量不去人群聚集场所，外出应佩戴口罩，避免交叉感染；注意防寒保暖，预防感冒；讲究个人卫生，勤洗手、勤洗澡（最好是淋浴），勤换内衣裤；避免接触猫、狗、鸡等小动物，以免感染病毒、细菌和寄生虫；勿忽视皮肤小伤口，如擦伤、碰伤、疖肿等，伤口须严格消毒处理；室内经常通风换气，可定期紫外线灯照射消毒。

4. **饮食指导** 宜低盐、低糖、低脂、高维生素和适量优质蛋白质饮食。推荐全天食盐不超过 6 g，每日摄入糖不超过 50 g，最好控制在 25 g 以下，每日烹调油 25～30 g，术后体重最好维持在低于标准体重的 5% 范围内。少吃油腻、油煎、油炸及脂类含量高的食物；少吃甜食及过咸的食物；忌用提高免疫功能的食物及保健品，禁食葡萄、柚子、柠檬等会影响药物浓度的食物。

5. **服药指导**

(1) 指导患者掌握服用药物的名称、作用、不良反应和注意事项，服用时做到严格核查。

(2) 定时定量服用免疫抑制剂，不得随意增减、停药或漏服。

(3) 定期复查血常规、肝肾功能、血药浓度等，根据浓度调整用药剂量，抽血时间需安排在最后一次用药后 12 小时，进食前抽血，以免影响测定结果。

6. **运动指导** 移植肾放置于髂窝内，距体表较浅，表面仅为皮肤、皮下组织及肌肉层，缺乏肾脂肪囊的缓冲作用，在外力挤压时极易受到挫伤，因此，日常生活中应加强对此"重点区域"的保护。活动中注意保护移植肾不受外伤，不做俯卧撑或下蹲运动，以有氧运动为宜，如散步、骑固定自行车、打太极拳等。活动量采取渐进方式，一般不宜从事重体力劳动，做到劳逸结合。术后 6 个月可重返工作岗位。

7. **定期随访** 肾移植患者长期随访至关重要，出院前医护人员应考查患者是否已掌握长期随访相关注意事项。

第三节·肾移植患者的术后随访及管理

肾移植患者顺利出院后，仍需坚持长期随访并维持后续康复治疗。移植术后受者须终身服用免疫抑制药物，在移植后不同的阶段，根据病情变化及药物浓度水平进行相应治疗调整与处理，以预防排斥反应的发生。另外，由于患者服用免疫抑制剂导致免疫力低下而引发的其他相关并发症也须随时加以诊治。因此，移植中心应积极主动地对肾移植受者进行长期有效的沟通、随访工作，以促进移植受者及移植物长期存活，提升生活质量。

一、肾移植术后随访

（一）随访工作的意义

（1）定期随访可动态观察移植肾的功能状况、移植受者的心理状态和用药依从性等情况，对受者用药、保健、心理调适等方面进行指导。

（2）可及早发现和处理肾移植术后各种并发症，如免疫抑制药物剂量不足诱发的排斥反应，甚至移植肾失去功能；免疫抑制过度导致感染与恶性肿瘤的发生。另外，术前长期透析致使患者心血管系统受累，加之术后长期服用激素与免疫抑制剂，因此，针对受者心血管系统及消化系统状况的随访同样不容忽视。规律随访的目的在于提高受者生活质量，延长其生存期。

（3）人类医学发展已由传统生物医学模式转变为生物-心理-社会医学模式，随访是医学模式转变的需要，既弥补了医疗资源的不足，又满足了肾移植术后康复治疗的需求。

（4）在目前我国医患关系紧张的情况下，随访是非常好的医患沟通方式，能增加医患双方的信任度，使医患关系更加和谐。

（5）坚持定期随访能完整地收集受者信息，有利于科研工作的开展和医务工作者业务水平的提升。

（二）随访工作的基本要求

（1）随访工作人员应该是相关专业的医务人员，具备良好的职业道德、语言沟通能力、丰富的专业知识，能耐心解答移植受者的问题。

（2）肾移植术后的长期存活很大程度上依赖于定期随访。近年来，较多移植中心研发和应用移植档案管理软件或其他网络平台进行线上随访，建立肾移植受者电子档案，安排专人专职负责管理并接待移植受者出院后常规事务，如健康指导、出院随访、自我监测、体育锻炼等，并安排固定且经验丰富的移植医生坐诊，收效较好，值得推广。

（3）随访工作人员定期核对、更新移植受者联系方式，以避免受者更改号码或搬迁后造成失访，降低失访率。

（三）随访内容

1. **常规检查项目**　包括血常规、尿常规、血生化、免疫抑制剂血药浓度及相应的影像学检查等，血生化检查包括肝功能、肾功能、血糖、血脂等。

血常规用于评估血液情况，反映是否存在感染、贫血或其他血液疾病。移植成功后有12%~20%的受者仍有贫血。其原因与铁缺乏、叶酸和维生素B_{12}缺乏、促红细胞生成素分泌不足、免疫抑制药物对骨髓的抑制作用等有关。监测尿常规、肾功能用以评估移植肾功能是否异常，特别是血肌酐和尿蛋白结果尤为重要。药物浓度监测用以指导医生为患者维持内环境既不发生排斥且不易引发感染的平衡状态。

评估肝功能情况，如谷草转氨酶、谷丙转氨酶、总胆红素、直接胆红素、间接胆红素、白蛋白等指标变化情况。肝脏是人体主要的代谢与转化器官，对肾移植受者而言，术后长期应用免疫抑制剂等药物,其毒性较大且均须经过肝脏作用方能发挥药效,因此,须定期检测肝功能变化。复查血糖、血脂情况用以评估各种心血管危险因素。如服用免疫抑制剂会影响血脂代谢,易致高脂血症,若形成斑块堵塞血管,则会发生心脑血管并发症。

2. 特殊检查项目　包括T淋巴细胞亚群(CD3、CD4、CD8绝对计数)、免疫球蛋白系列检测、病毒检测(BK病毒、巨细胞病毒、B19病毒、乙型肝炎病毒等)、群体反应性抗体(PRA)、供体特异性抗体(DSA)、肾小管功能检测、糖代谢检测、骨代谢检测和心功能检测等。

T淋巴细胞亚群的变化在很大程度上反映了人的免疫功能状况,肾移植受者因长期服用免疫抑制剂,在细胞免疫、体液免疫及局部免疫反应都将发生变化。因此,定期监测淋巴细胞亚群可对肾移植受者机体起到免疫预示作用,在肾移植受者的临床疾病的诊断及疗效评估中均有重要意义。

病毒检测用以发现受者潜在的感染风险,早诊断,早干预,阻止感染的发生与发展。

PRA和DSA检测可预测移植肾功能状态,预警排斥反应的发生率,对预防和及早诊治排斥反应有重要作用。

3. 肿瘤筛查　肾移植受者由于长期应用免疫抑制药物,免疫监视功能受损,恶性肿瘤的发生率较正常人群高出3～5倍。因此,对长期随访受者要进行肿瘤相关方面的监测,需增加影像学检查,如胸、腹部CT平扫、泌尿系统和甲状腺超声,并进行肿瘤标志物检查,如癌胚抗原、甲胎蛋白等特殊项目检查。女性需进行乳腺和妇科方面体检,男性需进行前列腺特异性抗原检测。

(四) 随访时间

肾移植随访频率根据术后时间长短而定,原则上是先密后疏。一般情况下,术后1个月内,每周随访1～2次;术后1～3个月,每周随访1次;术后4～6个月,每2周随访1次;术后7～12个月,每月随访1次;术后13～24个月,每月随访1次或每季度随访2次;术后3～5年,每1～2个月随访1次;术后5年以上,至少每季度随访1次。对于移植术后肾功能不稳定的受者,可适当增加随访频次。若发生病情变化或检验结果异常时,应立即与移植医生联系,告知病情并立即门诊随访。

(五) 随访的方法

1. 门诊随访　门诊随访是最常见的随访方式,肾移植受者定期到门诊进行复查,接受专业医生的诊治,而随访工作人员可与患者进行多维度沟通,了解受者情况,对用药、康复运动、保健等方面进行指导。

2. 电话随访　鉴于肾移植受者地域分布差异,移植中心的随访人员通过电话沟通,动态掌握受者的各项情况并记录在随访档案中。对不能按时复查或不遵医嘱服用免疫抑制剂等依从性欠佳的受者,随访人员需特别关注,加强电话提醒与监督。

3. 网络随访　目前很多移植中心采用在网络平台上建立网站,开通微信公众号及研发手机应用程序(App)等方式开展随访工作,线上随访提高了工作效率,且逐步构建移植术后患者诊疗信息大数据库,便于医生动态全程回顾患者就诊病史,使医患沟通更为精准、高效。但需要注意的是,对于病情不稳定的受者,仍建议及早门诊随访。

4. 其他方式　短信随访主要用以提醒受者按时到医院进行随访;对于目前失联而保留家

庭地址的受者可采用信访；对于距离较近的特殊类型受者，如术后行动不便者可采取上门家访。

例如，上海长海医院器官移植中心移植术后患者均采用自制的"肾移植随访手册"(图8-5)记录患者院外康复期数据，并作为重要的门诊就诊资料。其内容包括：患者手术方式、免疫抑制方案、术后恢复情况、术后并发症发生与处置效果等；出院后患者每次门诊复诊日的生命体征、体重、尿量、服药情况及检查检验结果也须逐项记录于"肾移植随访手册"中，为移植医生提供全程动态的康复数据，以提高复诊效率。院外随访期间，移植中心的专职随访护士通过门诊现场指导、互联网线上监督与电话沟通提醒等方式动态跟踪与督查患者规律随访情况及相关数据填写质量，大大提高了受者的复诊依从性。

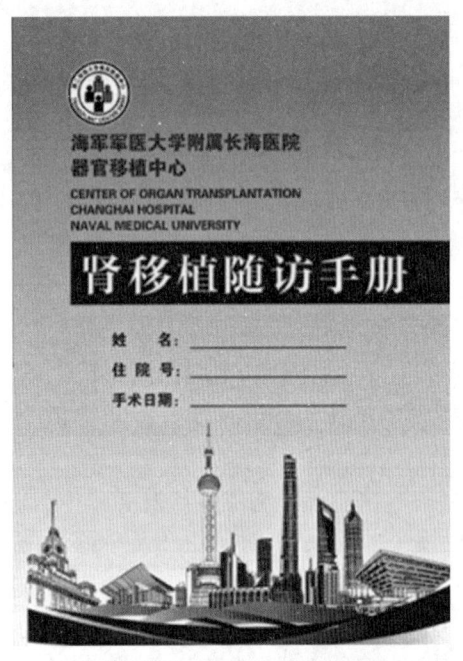

图8-5 肾移植随访手册

二、随访管理

根据肾移植受者疾病康复特点与随访频率要求的阶段性变化，移植医生将术后随访工作划分为早期、中期、远期3个阶段。早期是由住院治疗承接居家康复的过渡期，其间受者病情仍须重点关注，身体衰弱处于恢复期，精神心理状态及自我管理能力仍需重点引导，随访质量对长期预后效果至关重要。中期即术后3~6个月内，受者病情康复趋于平稳，一般身体状况、心理状态调适良好，配合随访的自我管理能力也得到巩固，但受者排斥与感染风险仍较高，相应随访频次也较高。远期即术后半年以后，此时受者病情稳定，重点在于防范其重返工作、学习岗位过程中因疏忽大意或放弃规律随访而引发的严重并发症，同时筛查因长期服药诱发非肾功能受损的其他疾病高危因素。

(一) 早期随访管理

肾移植术后早期随访是指移植术后3个月内的随访。大部分移植后肾功能恢复正常的受者在住院2~3周后即可出院休养。但移植术后受者肾功能恢复良好顺利出院，仅标志着肾移植整个治疗过程刚完成了第一步，如果不能做到定期随访，势必会影响移植肾长期存活，甚至会危及患者生命安全。因此，受者应按时定期进行门诊随访，若有异常，及时与移植医生联系以取得建议和诊治。

患者离院前医护人员及随访工作人员协同考查患者及家属对移植术后患者饮食、服药、运动与休息、预防感染、自我监测等方面的掌握情况，了解患者及家属心理调适能力，随访人员不定期给移植受者提供各种健康指导，通过门诊随访、书面、网络、短信等方式进行健康教育。对依从性较差、掌握知识率低、心理负担重的患者予以标识，注意后期随访时加强督促指导。

(二) 中期随访管理

肾移植受者中期随访是指移植术后3~6个月内。该阶段随访的重点是及时发现和处理急性排斥反应及各种感染(尤其是肺部感染)。该阶段需要加强对免疫抑制剂血药浓度的监测，及时调整药物剂量，制订个体化用药方案，谨防排斥反应和药物中毒，同时加强对免疫抑制剂不良反应的监测,重点关注高血压、高血糖和高血脂等。

对于受者而言,虽然移植肾功能恢复良好,但免疫抑制剂浓度仍处于密集调整期,机体免疫功能仍处于较低水平,发生肺部感染的风险较大,随访时医生须告知患者预防和警惕肺部感染的发生。

(三) 远期随访管理

肾移植受者远期随访是指移植术后半年以后的随访。该阶段免疫抑制剂剂量调整处于维持期水平,患者抵御感染的能力及免疫力逐渐恢复,可逐步恢复正常生活和工作。此期移植受者容易思想松懈,随访医护人员督促其每月来门诊随访,严格遵医嘱服药,禁止自行改药。对于吸烟患者,应劝其戒烟,告知吸烟可诱发心血管疾病,增加肾移植术后发生肿瘤的危险。

在移植受者的长期随访中,医护人员还需监测和预防心血管疾病、感染和恶性肿瘤等并发症的发生,积极处理高血压、高血糖和高血脂等代谢性疾病,调整健康积极的心理状态,才能延长肾移植受者高质量的生存期。

第九章
男科疾病的诊疗与护理

第一节·男性的生殖健康与管理

世界卫生组织人类生殖研究、发展和研究培训特别规划署（World Health Organization Special Programme of Research, Development and Research Training in Human Reproduction, WHO-HRP）在1988年提出生殖健康的新概念，男性生殖健康是指与男性生殖相关的人体完好的结构、健全的功能，以及在生殖行为过程中生理、心理、与社会方面和谐的一种健康状态。

一、男性生殖健康问题

1. **生殖器先天性畸形** 生殖器发育异常是影响男性生殖健康的常见病种，如：包皮过长、包茎、隐睾、阴茎过小、尿道下裂等疾病。

2. **前列腺炎** 前列腺炎是30岁以上男性中一种常见的多发疾病，病程迁延且难以短期治疗恢复，病因调查中除了细菌感染外，还与心情忧郁、精神紧张有着密切关系。前列腺炎会导致患者性功能障碍，影响生育功能和生理上的不适。

3. **男性不育** 近年来，不孕不育家庭的数量呈直线上升趋势，男性不育问题也成为男性生殖健康的焦点问题。环境污染、过度吸烟、酗酒以及化肥、农药等物理、化学因素都是造成男性不育的常见原因。此外，滥用激素类和神经系统的药物会损害睾丸生精功能。

精索静脉曲张（varicocele, VC）是一种血管病变，导致患者疼痛不适及进行性睾丸功能减退，睾丸局部生精环境发生改变，从而影响精子生成，是男性不育的常见原因之一。

4. **性传播疾病** 全球的性传播疾病发病率呈增长趋势，而且由于性观念的逐渐开放和人口频繁流动促使其蔓延。统计资料表明，每年有数百万人感染性传播疾病，主要有淋病、梅毒、HIV、衣原体感染等。衣原体感染会造成男性尿道炎、附属性腺炎、附睾炎等，因症状大多不明显，往往延误诊治，导致不育。

5. **男性生殖系统肿瘤** 男性生殖系统肿瘤主要有睾丸肿瘤和阴茎癌。

（1）睾丸肿瘤：占男性肿瘤的1%～2%，但在15～34岁的男性中发病率是所有肿瘤之首。睾丸肿瘤目前发病机制尚不清晰，但有多种危险因素，与隐睾、睾丸未降、家族遗传史、睾丸损伤和感染、职业和环境以及营养因素都有关系。

（2）阴茎癌：在美国、欧洲比较少见，而在亚洲和非洲发病率比较高，占男性肿瘤的

10%～20%。约80%的阴茎癌最先起源于包皮或龟头,随着病情发展最终可达到整个阴茎,甚至浸润到周围组织和淋巴结,出现远处转移。

6. 睾丸疾病

(1) 睾丸鞘膜积液:鞘膜是包在睾丸外面的双层膜,从腹腔进入到阴囊内,是男性腹膜的延续。正常的睾丸鞘膜腔内含有少量浆液,使睾丸有一定的滑动范围,当鞘膜腔积聚的液体过多就形成了囊肿,形成囊性病变,称为鞘膜积液,见于各个年龄段,是一种临床常见疾病。

(2) 睾丸扭转:该病发病急骤,可发生于任何年龄段,新生儿期与青春期是最常见的两个发病高峰期。常在剧烈运动、外伤、睡眠或晨起时发病。典型临床表现为突发性患侧阴囊部剧烈疼痛,向下腹和会阴部放射,可伴有恶心、呕吐或发热,甚至出现阴囊红肿、压痛。若处理不及时,常常导致睾丸坏死或丧失生育功能,症状出现后最佳手术时间仅为6小时,否则会因睾丸缺血坏死导致睾丸损失。

二、男性生殖保健服务的现状

男性的生殖健康状况无论是对男性本身,还是对女性生殖健康水平的改善,都具有重要的意义。但是,现如今男性生殖保健服务却存在着明显的不足。

男科学是一个多学科领域,逐渐从集中于生育问题的研究上拓展到包括对前列腺疾患、性功能障碍和避孕等问题的研究。从现代医学体系的发展历程看,男科学一直隶属于泌尿外科,直到20世纪70年代才基本形成一门独立学科。然而从目前的综合医院来看,设置的有妇科、产科,却没有男科,由于人员和设备的限制,男科基本还是隶属于泌尿外科系统,而现有的泌尿外科主要侧重于治疗泌尿系统的疾患,同时服务对象还包括女性。

近年来基层计划生育服务机构主动承担了男性生殖健康服务工作,但由于传统上的生殖健康和计划生育服务都是建立在妇幼保健服务的基础上,生殖保健服务的对象多为女性和青少年,在男性疾病方面的治疗经验不足。同时缺少相关专业技术人员,不能满足男性日益增长的生殖健康的需求。

三、促进男性生殖健康的措施

生殖健康促进就是促使人们提高、维护和改善他们自身的性健康和生育健康的过程。关注生殖健康研究和服务的对象不能局限于女性,开展男性生殖保健服务,将成为生殖保健领域一项新的重要任务和工作重点。

1. **加强男性自我保健意识** 在我国很多地区男性的健康意识比较差,缺乏相关知识的认知。因此,普及男性的生殖保健知识,建立科学的生活方式是十分必要的。可以联合社区,针对不同年龄的人群开展相关的生殖健康教育,通过各种平台有组织、有计划地开展健康教育工作,如开通男性生殖健康知识App、提供电话咨询、发放健康教育宣传手册等。多渠道加强男性的自我生殖健康保健知识,纠正不良的生活方式,减少男性生殖系统疾病的发生。

2. **加强性传播疾病的监测和治疗** 性病已成为我国严重的社会公共卫生问题,而且男性是性生理和心理都比较活跃的群体,人口总数大于女性,流动性也比较大,对男性进行正确的性生理指导和健康教育是非常有意义的。为了改变性病诊疗市场的混乱状况,国家卫生健康委员会（原卫生部）也出台了《性病诊疗规范和性病治疗推荐方案》，对性病的诊疗进行了规范化管理。同时可以在各基层医疗单位设置性病咨询和检查服务项目，既有利于疾病的防治，也有利于健康教育工作的开展。

3. 加强男性专科建设　由于缺乏专业技术人员和检查仪器设备，导致男性生殖健康工作进展缓慢。卫生保健部门科学地进行资源配置，针对男性生殖系统疾病的特点，加强对医务人员的培训，建立高质量的男性生殖保健队伍，为男性提供安全的生殖保健服务。

4. 定期开展男性生殖健康检查　可以借助相关法律、法规，把男性生殖健康检查纳入各单位的职工体检项目当中，定期对男性开展健康检查，有利于对相关疾病的监督检查，从而有效地开展男性生殖保健服务工作。

第二节·微创技术在男科学中的应用

随着生活品质的提高，患者需求也在不断提高，不仅追求康复，还希望在治疗过程中痛苦少、住院时间短、切口小、美观等，微创技术随之应运而生。随着科学技术的迅猛发展，现在微创技术已广泛应用于各科临床，男科微创技术在治疗男性不育、前列腺疾病领域有着重大突破，越来越多的男科医生会选择微创技术处理男科疾病。

一、梗阻性无精子症

男性不育症是男科疾病中的常见难题，一直缺少有效的治疗手段。随着外科技术的发展，梗阻性无精子症（obstructive azoospermia，OA）的患者检出率增高，临床治疗技术也逐渐多样化，自20世纪90年代，随着显微外科及精道内镜技术的出现，微创治疗技术全方位应用于全精道梗阻的治疗。

1. 输精管梗阻　显微镜技术可以更加清晰、直观、全面了解输精管、附睾及其周围的精细解剖结构，吻合口对位更加严密，尤其是一些复杂性的梗阻性无精子症，如双侧不同部位梗阻、输精管多节段梗阻等能够得到有效治疗。

2. 射精管梗阻　过去多采用内镜下经尿道射精管切开术，但术后并发症较多，如尿失禁、逆行射精等严重影响了患者的生活质量。精囊镜技术联合钬激光、电切这两种微创手术解决了这一难题，使患者术后精液质量得到改善，达到了微创又精准的治疗目的。

3. 附睾梗阻　附睾梗阻是梗阻性无精子症最常见的原因，影响30%~67%的无精子症男性。常由附睾炎、附睾睾丸炎、输精管结扎术等原因引起，先天性附睾梗阻常伴有先天性双侧输精管缺如（congenital bilateral absence of the vas deferens，CBAVD）。显微镜手术附睾精子抽吸术（microsurgical epididymal sperm aspiration，MESA）适用于患有CBAVD的男性，获取的精子一般用于卵胞浆内单精子注射（intracytoplasmic sperm injection，ICSI）治疗。后天获得性附睾梗阻引起的无精子症行显微外科端端或端侧附睾输精管吻合术，显微外科重建通畅率为60%~87%，累计怀孕率为10%~43%。

二、非梗阻性无精子症

非梗阻性无精子症（non-obstructive azoospermia，NOA）曾经是男科手术的一个难题，因为它是一类生殖功能低下性疾病,可能是由于基因缺陷(如性染色体异常、Y 染色体的易位和缺失)、隐睾、睾丸扭转和辐射等,药物治疗很难奏效,以往供精人工授精是这类患者生育后代的唯一选择。

临床上相继出现了多种取精方法,如附睾精子抽吸术、经皮附睾精子细针穿刺抽吸术、开放性睾丸活检术等。由于 NOA 病因复杂,睾丸功能损伤较大,上述常规手术均是采用盲法穿刺,获得精子的概率较低,获得的精子数量也少。

但在显微镜下睾丸切开取精术的帮助下,是将睾丸组织暴露在 20 倍的手术显微镜下,医生选取颜色略黄、半透明、管径粗大的曲细精管,通过在倒置显微镜下寻找成熟的精子,使得 NOA 患者的获精率从 16.7%~45.0%提高到 42.9%~63.0%,获得的精子数量大大增加,同时能够最大限度地避免损伤睾丸。

三、精囊疾病

精囊疾病包括急慢性精囊炎、精囊囊肿、精囊结石和精囊肿瘤等,常伴血精、会阴部疼痛、睾丸疼痛和不孕不育等。

临床运用较多的精道造影,不仅有创而且易造成精道梗阻,经直肠超声(transrectal ultrasound,TRUS)和磁共振成像(MRI)易出现假阳性,而且传统的手术方式有一定局限性。精囊镜技术是随内镜设备条件进步逐渐发展起来的一项新的微创技术,该技术能够在直视下明确诊断结合治疗,使治疗精囊疾病的方式变得更简单。

精道内镜(图 9-1)技术下可以对射精管进行扩张,并对精囊进行冲洗、观察、电灼、活检、激光碎石取石,对于精囊炎症的患者,亦可通过精囊镜注入抗生素进行冲洗治疗。随着精囊镜技术在临床上应用的日益广泛,技术也更加熟练。

四、精索静脉曲张

精索静脉曲张是导致男性不育的一种常见疾病,治疗方式从过去的开放式精索静脉结扎术,到采用腹腔镜下结扎精索静脉,由于腹腔镜放大倍数不够,不易分辨与静脉伴行的淋巴管,容易造成淋巴管损伤,导致淋巴液外渗,引起阴囊水肿和睾丸鞘膜积液。后随着腹腔镜技术的日益成熟,逐渐开展经显微镜下的精索静脉结扎术,而显微镜在放大 10 倍的视野下,能够清晰地分辨出淋巴管,并加以保护,减少了术后阴囊水肿的发生率。同时对更多的精索内静脉的小静脉及其分支进行结扎,最大限度地防止遗漏,有利于降低术后复发率。

五、骶神经刺激器置入术

骶神经调节疗法(sacral neuromodulation,SNM)(图 9-2)是将一种可置入电极放置在靠近骶神经处,通过刺激骶神经,调节与排尿、排便相关的膀胱、结直肠、括约肌和盆底的神经反射,使异常的神经反射重新达到平衡,从而安全而有效地控制排尿、排便功能障碍的症状。但是,该疗法不能用于机械性梗阻患者的治疗,如良性前列腺增生、癌症或尿道狭窄。

目前,随着微创技术在男科各个疾病中的广泛开展,并结合精准医疗形成个性化治疗,必将使男科微创技术高速发展,步入一个新的台阶。

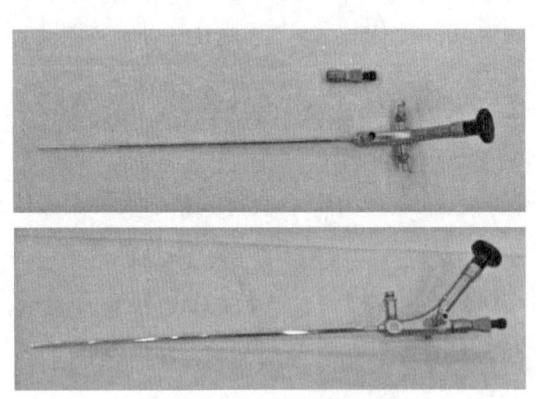

图 9-1　精道内镜

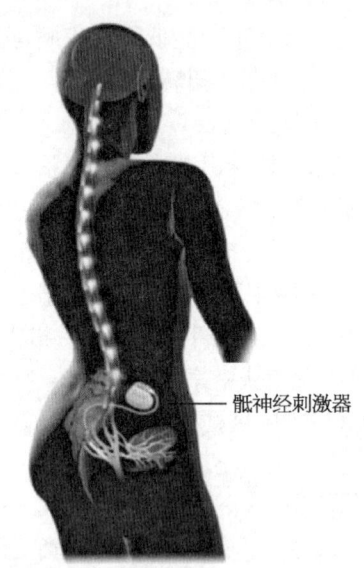

图 9-2　骶神经调节疗法

第三节·男性生殖系统先天性疾病的诊疗与护理

男性健康不仅关系到个人家庭,同时也是一个值得关注的公共问题和社会问题。但长期以来,由于对男性生殖健康的认识不足,使一些生殖系统先天性疾病未得到及时治疗,严重影响了个人甚至整个家庭日后的生活品质。

一、尿道上裂

(一) 定义

尿道上裂是指尿道背侧壁部分或全部缺如,尿道开口于阴茎背侧,尿道口的远端呈沟状,是极为少见的一种先天性尿道畸形。

(二) 病因

尿道上裂在胚胎早期发生,有学者认为是由于异常生长的泄殖腔膜,限制了耻骨分离和尿道的正常演变,具体原因尚不明确,临床表现常合并膀胱外翻,单纯性尿道上裂极为罕见。

(三) 病理生理机制

在胚胎第 8 周,前腹壁下部形成阴茎的生殖结节始基向后移位过多,尿生殖窦末端连接的尿生殖沟的位置靠前,使以后形成的尿道位于阴茎背侧,如尿生殖沟不在中线汇合,就形成尿道上裂。

(四) 临床表现

1. 尿道开口位置异常　尿道开口可位于从耻骨联合至阴茎顶部之间。
2. 尿失禁　尿失禁的严重程度主要取决于背侧异位尿道口缺损程度。
3. 外生殖器畸形　患者阴茎发育较差,阴茎头扁平,阴茎体短且宽,背侧包皮分裂,常伴有阴茎短缩背翘。

4. 耻骨联合分离　左右耻骨间仅有纤维组织相连,坐骨结节之间的距离增宽。

5. 性功能障碍　阴茎虽可勃起,但多弯向背侧,并可有勃起疼痛,大多不能性交。

6. 泌尿系感染　大多数患者可合并泌尿系感染。

(五) 临床分型

本病为外生殖器畸形,特征性明显,临床诊疗常分为完全型和不完全型尿道上裂。

1. 完全型尿道上裂　尿道开口在耻骨联合下方,呈洞口状,阴茎部尿道背侧完全裂开,两侧阴茎海绵体明显分离,阴茎短而扁平并有明显背屈上翘。

2. 不完全型尿道上裂　轻者阴茎头部不完全裂开,不累及海绵体,多无症状,临床较少见。重者尿道开口在冠状沟到阴茎体的背侧,呈沟槽状裂口,尿道黏膜外露,包皮堆积在阴茎头腹侧,两侧阴茎海绵体分离,无耻骨分离或轻度分离。

(六) 检查

1. B超　可筛查双肾、输尿管是否合并有畸形。

2. X线检查　可以确定是否有耻骨联合分离及其程度。静脉尿路造影可以确定尿路的功能和形状,以及判断是否有其他尿路畸形。

3. 肾核素扫描　对肾功能、肾血流情况进行全面检查。

(七) 治疗

不完全型尿道上裂患者,裂口未达冠状沟可不处理,进行单纯修复尿道裂口。其他患者需进行矫正外生殖器、重建尿道和控制治疗尿失禁。

外生殖器重建目前主要有改良的Gantwell-Ransley手术和阴茎完全解体技术,当膀胱容量达到80～85 mL可进行抗尿失禁治疗,常见手术方式有Young-Dees-Leadbetter膀胱颈重建术、Marshall-Marchetti-Krantz悬吊和输尿管再植术。早期手术至少在3岁以后进行,经过一定发育的外生殖器,使手术更容易进行,有利于完成外生殖器畸形的矫正和尿道的重建,也有利于患者术后学习控制排尿。

(八) 护理措施

1. 术前准备

(1) 心理护理:向患儿家属宣教手术的必要性以及术前准备的注意事项,取得患者家属的积极配合,指导注意卫生及保暖,避免受凉引起感冒。

(2) 皮肤准备:术前使用肥皂水清洗会阴部。

2. 术后护理

(1) 一般护理:麻醉清醒前将患儿去枕平卧,头偏向一侧,麻醉清醒后可采取半卧位,严密观察生命体征。妥善固定导管,保持引流通畅。

(2) 伤口护理:术后2～3天,伤口易发生渗血,采用无菌敷料包扎,防止伤口出血。术后3～4天更换伤口敷料,每次更换时需要清除尿道口的分泌物,并注意观察阴茎包扎的血运状况。

(3) 饮食指导:术后根据患儿的恢复情况适当进流食,逐渐过渡至普食,少食多餐,给予患儿高热量、高蛋白质、高维生素类饮食,保证营养供给。

(4) 活动指导:嘱患儿在术后24小时缓慢挪动身体,适当运动,以减轻腹胀,促进患儿术后的康复。

二、尿道下裂

(一) 定义

尿道下裂是一种男性尿道开口位置异常的先天缺陷,尿道口可分布在正常尿道口至会阴部的连线上,多数患者可伴有阴茎向腹侧弯曲,尿道下裂是小儿泌尿系统中的常见畸形。

(二) 病因

在尿道下裂中,阴茎筋膜和皮肤在孕期8~14周发育过程中未能在阴茎腹侧正常发育,尿道沟融合不全时可形成尿道下裂,同时尿道海绵体也发育不全,在尿道下裂的远端形成索状,可导致阴茎弯曲。多数的尿道下裂病例没有明确的病因,与遗传和环境等因素都有关系。

(三) 临床表现

1. **异位尿道口** 尿道口可出现在正常尿道口近端至会阴部尿道的任何部位。
2. **阴茎下弯** 由于阴茎腹侧发育不全及组织轴向短缩,导致阴茎向腹侧弯曲,不能正常排尿和性生活。
3. **包皮的异常分布** 阴茎头腹侧包皮因未能在中线融合,故呈"V"形缺损,包皮系带缺如,全部包皮转至阴茎头背侧呈帽状堆积。

(四) 临床分型

尿道下裂依尿道口解剖位置可分为以下4型(图9-3):

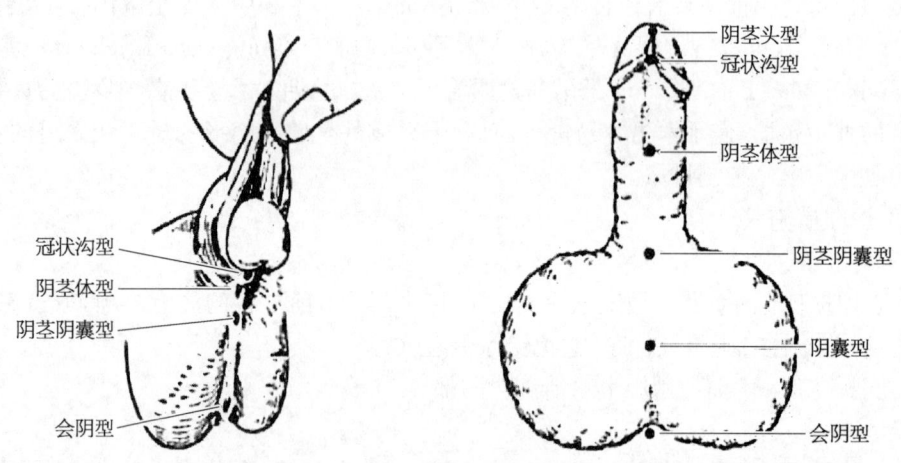

图9-3 尿道下裂分型

1. **阴茎头型** 尿道口位于冠状沟的腹侧,多呈裂隙状,一般仅伴有轻度阴茎弯曲,多不影响性生活及生育。
2. **阴茎体型** 尿道口位于阴茎腹侧从冠状沟到阴囊阴茎交接处之间,伴有阴茎弯曲。
3. **阴囊型** 尿道口位于阴囊部,常伴有阴囊分裂,阴茎弯曲严重。
4. **会阴型** 尿道外口位于会阴部,阴囊分裂,发育不全,阴茎短小而弯曲,外形常被误认为是女性。

(五) 检查

先天性尿道下裂患者出生后,表现为尿道口位于正常的尿道口和会阴部之间,多数合并阴茎下弯,根据典型临床表现和体格检查很容易确诊。确诊尿道下裂后需进一步检查有无伴发畸形,严重的尿道下裂需行进一步泌尿系统检查,如排泄膀胱尿道造影,以除外其他泌尿系统畸形。

(六) 治疗

外科手术治疗目标:阴茎下弯完全矫正,恢复其正常形状;尿道口位于阴茎头正位,大小合适;阴茎外观接近正常,能正常站立排尿,成年后能性生活。

手术治疗是尿道下裂的主要治疗手段,最佳手术年龄是6个月至1岁。因为6个月后患儿阴茎发育相对稳定,而且早期矫正可减少疾病对小儿的心理影响。

近年常采用的主流术式有尿道口前移、阴茎头成形术,尿道口基底皮瓣尿道成形术,带蒂横行包皮内板岛状皮瓣尿道成形术,尿道板纵切卷管尿道成形术及口腔颊黏膜尿道成形术等。

(七) 护理措施

1. 术前准备

(1) 心理护理:向患儿家属宣教术前准备、注意事项、手术过程、术后可能会出现的问题以及需要配合的内容。由于患儿尿道开口位置异常,患儿家属易产出心理问题,担心成年后影响生育和生活质量,针对这些心理问题,术前应及时了解其真实心理状况,通过介绍成功案例缓解他们的担忧。

(2) 皮肤清洁:术前要为患儿进行阴茎部位的皮肤清洁,保持会阴部位的清洁。皮肤清洁是防止术后感染的前提,用沐浴露和清水清洗阴茎及包皮的污垢,术前晚再让患儿进行淋浴。

(3) 药物准备:做好药敏试验,选择有效抗生素。

2. 术后护理

(1) 一般护理:术后采取平卧位,头偏向一侧,监测生命体征,专人看护。术后在患儿腹部至会阴部放置支被架,防止被褥压迫、摩擦患儿阴茎,加重患儿的不适。

(2) 饮食指导:麻醉清醒以后,术后6小时给予少量饮水,第二天可进食易消化营养丰富的半流质,并逐步过渡至普食。少食多餐,多进食高蛋白质食物、新鲜的水果和蔬菜。

(3) 导管护理:术后引流管和导尿管均采用双固定方法,妥善固定导管,避免扭曲、弯折、受压,定时挤压导管,保持引流通畅,注意观察引流液的颜色、性质和量。

(4) 伤口护理:术后使用有效抗生素,减少伤口感染概率。采用弹力绷带固定伤口,术后2~3天解除弹力绷带,观察伤口敷料和阴茎的血运状况,定时更换伤口敷料,保持敷料清洁。

三、先天性睾丸发育不全

(一) 定义

先天性睾丸发育不全,又称曲细精管发育不全或原发小睾丸症或 Klinefelter 综合征,先天性睾丸发育不全是性染色体疾病,是在精子和卵子结合时,性染色体没有发生分离而致性染色体数目异常,是男性不育中最常见的染色体异常。

(二) 病因

先天性睾丸发育不全的形成可能是卵细胞在成熟分裂过程中,性染色体不分离,形成含有两个 X 的卵子,这种卵子若与 Y 精子相结合即形成 47,XXY 受精卵。如果生精细胞在成熟过程中第 1 次成熟分裂 XY 不分离,则形成 XY 精子,这种精子与 X 卵子相结合也可形成 47,XXY 的受精卵。一般认为大多数 47,XXY 的形成系卵子在成熟分裂过程中性染色体不分离所引起。

(三) 临床表现

1. 儿童期　语言及智力发育迟缓,以及肌肉运动的协调性、灵活性和活动强度均发生改变等。
2. 青春期　主要是体格上的变化。阴茎较正常男性短小,两侧睾丸小,性功能较差,精液中无精子。
3. 成年期　乳房女性化,胡须、阴毛、腋毛稀少,无喉结,发音尖细等女性化特征。

(四) 检查

1. 血清睾酮测定　多数病例血清睾酮(testosterone,T)降低,一般为轻度降低,严重降低者少见。
2. 血清促卵泡激素和黄体生成素测定　血清促卵泡激素(follicle-stimulating hormone,FSH)水平增高,与正常人无重叠,血清黄体生成素(luteinizing hormone,LH)水平多数增高。
3. 血清雌二醇测定　多数病例血清雌二醇(estradiol,E2)增高,有男性乳房发育的患者增高较为明显。
4. 血清雄激素结合蛋白测定　多数有不同程度的增高。
5. 人绒毛膜促性腺激素试验　血清对人绒毛膜促性腺激素(human chorionic gonadotropin,HCG)刺激的反应降低或正常,多数为不同程度的降低。
6. 促性腺激素释放激素试验　血清 LH 和 FSH 对促性腺激素释放激素(gonadotropin-releasing hormone,GnRH)刺激的反应往往呈过强反应。
7. 性染色质检查　口腔黏膜刮片检查,凡具有 2 条或 2 条以上 X 染色体者染色质(Barr 小体)为阳性。
8. 睾丸活组织检查　典型组织学征象为曲细精管透明变性,生精细胞缺如或显著减少。Leydig 细胞增生,可呈假腺瘤样或结节性增生。

(五) 治疗

对于先天性睾丸发育不全的治疗,应根据患者的年龄和症状而定。
1. 药物治疗　每个月注射 1 次睾丸激素可治疗青春期发育迟缓,也可给予甲睾酮口服。
2. 手术治疗　有些患者可给予外科手术治疗,如睾丸下降固定术,对男子女性型乳房可给予脂肪切除或脂肪吸引术。
3. 心理治疗　心理上可以用心理疗法或药物治疗,同时加强健康知识的宣教,多参加一些社会活动,适当的运动和锻炼有助于肌肉的发展并协调肌肉与脂肪的比例。

四、隐睾

(一) 定义

隐睾是指一侧或双侧睾丸未能按照正常发育过程从腰部腹膜后下降至同侧阴囊内,包括睾丸下降不全和睾丸异位(图 9-4)。

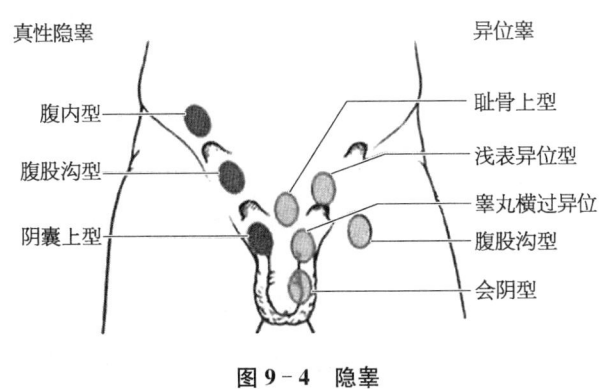

图 9-4 隐睾

(二) 病因

1. 睾丸引带异常或缺如　睾丸下降过程中,睾丸引带有牵拉作用,引带末端主要分支附着于阴囊底,睾丸随引带的牵引而降入阴囊,睾丸引带异常或缺如,致使睾丸不能由原来的位置降至阴囊。

2. 睾丸本身发育缺陷　先天性睾丸发育不全,使睾丸对促性腺激素不敏感,失去下降动力。

3. 内分泌因素　下丘脑产生的黄体生成素释放激素使脑垂体分泌的促黄体生成素(LH)和促卵泡激素(FSH)缺乏,也影响睾丸下降的动力。

(三) 临床表现

1. 生育能力下降或不育　主要病理变化是生殖细胞发育障碍,导致生育能力下降或不育。单侧隐睾生育能力还受健侧睾丸与附睾的发育与成熟程度的影响,附睾与睾丸附着变异,将阻碍成熟的精子向外输送而引起不育。双侧隐睾患者生育能力显著下降,若睾丸位置较高,由于病理损害严重,生殖细胞发育严重障碍可致不育。

2. 睾丸扭转　隐睾可能有睾丸引带、提睾肌附着异常或睾丸鞘膜的附着异常,易于发生睾丸扭转。

3. 睾丸损伤　由于隐睾常位于腹股沟管内或耻骨结节附近,位置比较表浅、固定,容易受外界暴力创伤,伤后睾丸易发生纤维变性,加速其萎缩。

4. 睾丸恶变　睾丸肿瘤类型中最常见的是精原细胞瘤,隐睾患者发生睾丸肿瘤的机会是正常睾丸的 20～40 倍,位置越高,恶性程度就越大,尤其是腹内型隐睾,其恶变发生率比低位隐睾高 4～6 倍。

(四) 检查

1. 实验室检查　双侧不能扪及的隐睾患者,测定血清睾酮、黄体生成激素(LH)和卵泡激素 FSH 值。

2. B超　主要是针对不可触及的睾丸,为确定睾丸是否存在及其定位。

3. CT　对成年人隐睾的诊断准确率较高。小儿隐睾或萎缩的睾丸,因其体积小而与附近的软组织结构不易区别。

4. **腹腔镜** 腹腔镜是隐睾诊断的"金标准",在定位时可进行治疗。无论通过影像学检查是否发现了睾丸,隐睾手术探查都是必要的。

(五) 治疗

1. **激素治疗** 多适用于1岁以内的患儿,6个月后即可开始使用。人绒毛膜促性腺激素(HCG)、促黄体生成素释放激素(luteinizing hormone-releasing hormone LH-RH)两者联合应用:剂量为LH-RH 1.2 mg/d,分3次经鼻雾化吸入,持续4周后HCG 1 000～1 500 U,每周1次,共用3周。

2. **手术治疗** 睾丸下降固定术宜在1～2岁之间施行为宜,以避免腹腔内相对高温对睾丸生殖细胞的损害,保证术后有追赶性生长可能,同时减少患儿的心理创伤。

(六) 护理措施

1. 术前准备

(1) 安全知识宣教及心理护理:患儿年龄较小,容易发生跌倒或坠床等安全意外事件,责任护士应对患儿和家属加强安全知识宣教,共同呵护其住院期间的安全。介绍此术式的优点、手术过程及预后等情况,告知手术治疗的必要性,不仅可以改善生育能力,还可以预防睾丸扭转的发生,通过有效的护患沟通,减轻其心理负担。

(2) 皮肤清洁。

(3) 胃肠道准备:术前1天禁止患儿食用牛奶、豆类及甜食等易产气食物,以流食为主,如米粥等,避免胃肠胀气出现,以免对手术暴露及术后胃肠的正常功能造成影响。

2. 术后护理

(1) 一般护理:患儿麻醉清醒后,给予常规吸氧及各项生命体征的监测。

(2) 伤口护理:观察脐部及阴囊伤口敷料有无渗血以及颜色、性质和量等情况以判断有无继发性出血。同时保证伤口敷料清洁干燥,防止发生感染。

(3) 饮食指导:麻醉清醒6小时后进流质饮食,术后第1天可进半流质或普食,但避免摄入牛奶、豆浆及过甜食物,以防肠胀气。

(4) 活动指导:术后1天便可下床进行轻微活动,同时注意休息,穿宽松裤子,术后3个月内避免跑步、打篮球等剧烈运动,防止伤口裂开。

五、隐匿性阴茎

(一) 定义

隐匿性阴茎是指正常的阴茎被埋藏于皮下或皮下脂肪之中,因而从外表看来阴茎非常短小,甚至只见到一些包皮皱褶,尿液从这些皱褶中射出。

(二) 病因

隐匿性阴茎(图9-5、图9-6)是由于胚胎期正常延伸至生殖器结节的尿生殖窦远端发育不全,阴茎皮肤筋膜和肉膜变成无弹力纤维索带直接附着在阴茎体前段,限制阴茎前伸,导致发育过程中不能有效刺激阴茎皮肤正常发育,从而使阴茎体不能正常进入阴茎皮肤和包皮腔内,阴茎被固定在耻骨联合皮下,从而导致隐匿性阴茎的发生。

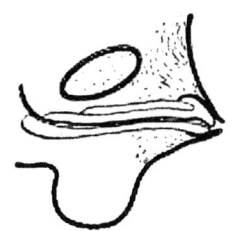 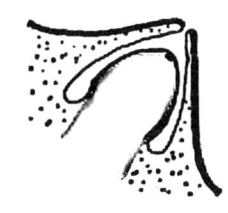 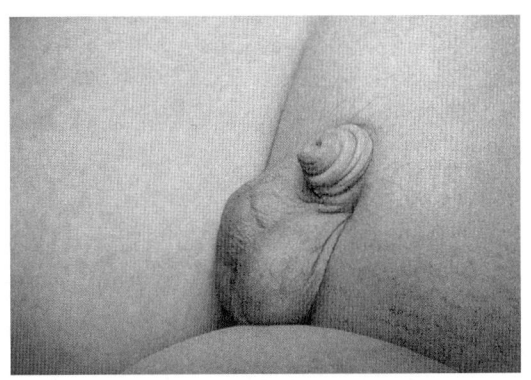

图 9-5 隐匿性阴茎示意图　　　　图 9-6 隐匿性阴茎

(三) 临床分类

1. **先天性**　先天发育异常,内膜肌异常附着,使阴茎卷曲于皮下,如不给予松解固定,在儿童期很难外伸显露。

2. **后天性**　多为肥胖、耻骨前脂肪增多,阴茎隐匿于脂肪下无法长出或包皮环切术后瘢痕狭窄束缚,导致阴茎难以向前增长。

(四) 检查

(1) 阴茎外观短小。

(2) 隐匿在皮肤下的发育正常的阴茎体。

(3) 用手向阴茎根部推挤皮肤可有正常阴茎体外露,松开手后阴茎体迅速回缩。

(五) 治疗

手术是治疗隐匿性阴茎唯一有效的方法,肥胖儿需要减肥后再确诊,血友病患者禁忌采用手术治疗。

(1) 完全型隐匿性阴茎建议 1~3 岁手术。

(2) 有巨大腹股沟斜疝或鞘膜积液的需先行斜疝或鞘膜积液手术,术后诊断明确再手术。

(3) 部分型隐匿性阴茎可根据阴茎的显露情况、阴茎的发育情况以及合并包茎的程度不同选择保守治疗或手术治疗。

六、包茎、包皮过长

(一) 定义

包皮:指阴茎皮肤覆盖在阴茎头处褶成双层的皮肤。在婴幼儿期包皮较长,包绕阴茎使龟头及尿道外口不能显露,为生理性包茎。成年后,阴茎皮肤包裹龟头,使龟头不能完全外露(图 9-7)。

包茎:指包皮完全包裹龟头,龟头任何时候都不能外露(图 9-7)。

包皮过长:指包皮覆盖尿道口,但能上翻,露出尿道口和阴茎头(图 9-7)。

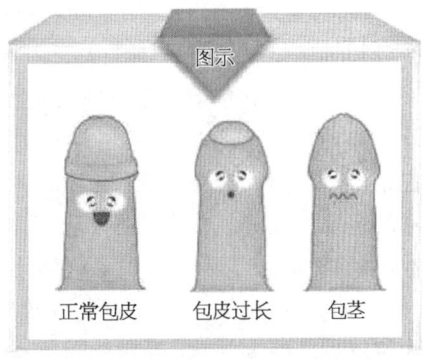

图 9-7 包茎、包皮过长

(二) 病因

先天性包茎因新生儿包皮与阴茎头存有生理性自然粘连,后天性包茎多继发于阴茎头包皮炎症,使包皮口形成瘢痕性挛缩。

包皮过长与遗传有关,可分为真性包皮过长和假性包皮过长。对于无炎症包皮过长,只要经常将包皮上翻清洗,也可不必手术。

(三) 临床表现

1. 阴茎发育异常 包皮口径过小,包皮上翻不能复原,包皮紧紧卡在冠状沟处,成嵌顿包茎,疼痛感强烈。严重时,龟头会因血流不畅而发生水肿,甚至可发生龟头坏死。

2. 阴茎发炎 包皮内有丰富的皮脂腺,能分泌大量的皮脂,包茎或包皮过长时,使包皮内皮脂腺的分泌物不能排出,包皮垢适宜细菌生长,引起阴茎头及包皮发炎。

3. 致癌 包皮过长和包茎,易诱发阴茎癌、乳头状瘤。

(四) 临床分类

1. 包皮嵌顿 包皮嵌顿是包茎的并发症,由于包皮口狭窄,而强行将包皮翻转到冠状沟时,狭窄的包皮口在该处形成一紧束的狭窄环,产生嵌顿包茎,如不及时处理,狭窄处可能发生糜烂、溃疡,甚至阴茎头坏死、脱落 (图9-8)。

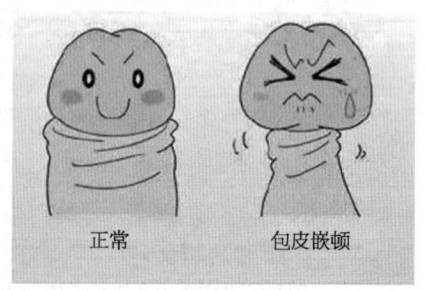

图9-8 包皮嵌顿

2. 生理性包茎 这类包茎多数是先天的,新生儿包皮内面和龟头表面有轻度粘连,阻碍包皮翻转至冠状沟。

3. 真性包茎 真性包茎很容易引发一些疾病,如包皮龟头炎、尿道外口狭窄等。

4. 继发性包茎 包皮过长者由于创伤、感染引起包皮口瘢痕形成,造成包皮口狭窄,包皮不能上翻。

5. 肥大型包茎 包皮肥厚,包裹尿道,引起排尿费力,尿线变细而分叉。

6. 萎缩型包茎 包皮短而薄,紧紧包裹住阴茎头,两者粘连,生长发育受限。

(五) 治疗

1. 包皮过长的处理 应该经常上翻清洗,不必强行手术。若经常发生包皮炎、包皮狭窄、开口太小者,可实施包皮环切术。

2. 包茎的处理 婴幼儿期,建议家长采用徒手渐进性上翻,经常帮其清洗,手法要轻柔,不可过分急于把包皮推缩上去。若3岁后仍有明显的包茎或3岁内包皮口明显狭窄无法徒手上翻或经常引起包皮炎症的患儿应及早行包皮口扩张。

3. 包皮环切术 该手术是将阴茎上面的多余包皮进行切除,使阴茎头外露出来,是治疗包茎、包皮过长及防止其并发症的有效治疗方法,手术过程为10~30分钟,一般无须住院,手术的危险性较小。根据小孩的生理特点,以及病理过程和发育过程,一般建议5~10岁进行手术,即学龄前和学龄期为手术最佳年龄。

(1) 术前准备:① 清洁生殖器及手术部位。在清洗时要将包皮翻转,暴露冠状沟,彻底清除包皮垢。但要注意,清洗完毕应及时将包皮复位,以免造成阴茎包皮嵌顿。② 并发包皮、阴茎头炎者,需先采用药物和局部浸泡治疗,待炎症消退后再行手术。③ 消除紧张情绪:包皮手术不会影响正常的性功能,放松心情。

(2) 术后护理:① 术后排尿时应尽量避免弄湿敷料,如果敷料被尿液污染,应及时更换。② 施行包皮环切术后 1 周内,应注意多吃有营养的食物,有助切口愈合,避免辛辣、刺激性饮食。③ 包皮、包茎手术后可卧床休息 1~2 天,减少活动,以防术后运动出血。④ 术后使用阴茎防护罩,减少切口处摩擦及出血,减轻疼痛和不适。⑤ 遵医嘱口服抗生素,常规使用头孢类抗生素预防感染。

第四节 · 睾丸肿瘤的诊疗与护理

睾丸肿瘤虽少见,但却是 15~35 岁年轻男性中常见的恶性肿瘤。西方国家每百万男性每年新增病例 3~4 人,在我国发病率约为 1/10 万,占男性全部恶性肿瘤的 1‰~2‰,占泌尿系统肿瘤的 5%。20 世纪 90 年代以来,睾丸肿瘤的生存率发生了很大变化。各阶段睾丸肿瘤总的 5 年生存率可达 96.6%,说明大部分睾丸肿瘤可以治愈。

一、概述

(一) 定义

睾丸肿瘤(testicular neoplasms)(图 9-9)是青年男性中最常见恶性肿瘤,分为原发性和继发性两类。大多数为原发性,分为生殖细胞肿瘤和非生殖细胞肿瘤两大类。生殖细胞肿瘤发生于曲细精管的生殖上皮,其中精原细胞瘤最为常见,生长速度较缓慢,预后一般较好。非精原细胞瘤(如胚胎癌、畸胎癌、绒毛膜上皮癌等)比较少见,但恶性程度高,较早出现淋巴和血行转移,预后较差。非生殖细胞肿瘤发生于睾丸间质细胞,来源于纤维组织、平滑肌、血管和淋巴组织等睾丸间质细胞。继发性睾丸肿瘤较为罕见。

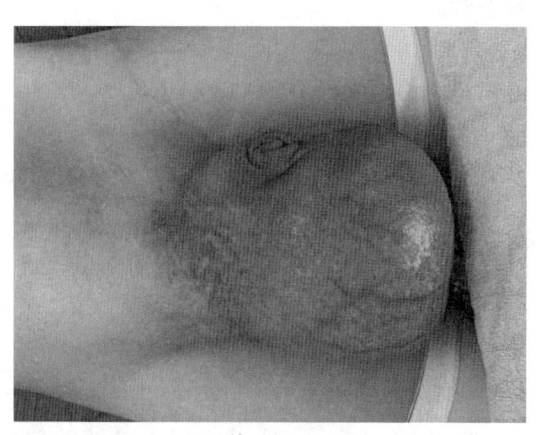

图 9-9 睾丸肿瘤

(二) 病因

1. **先天性因素** 睾丸肿瘤的发病原因目前尚不明确。其中先天性因素有隐睾或睾丸未降、家族遗传因素、Klinefelter 综合征、睾丸女性化综合征、多乳症及雌激素分泌过量等。

2. **获得性因素** 包括睾丸损伤、感染、职业和环境因素、营养因素等。

3. **基因方面的因素** 基因学的研究表明睾丸肿瘤与 12 号染色体短臂异位有关,p53 基因的改变与睾丸肿瘤的发生具有相关性。

二、诊断

目前对睾丸肿瘤的诊断主要是依据患者的临床表现、影像学资料及血清肿瘤标志物。

(一) 确定诊断

1. 询问病史

(1) 一般情况：家族史、职业、生活习惯、活动能力等。

(2) 全身症状：大多数患者睾丸无感觉，少数患者局部皮肤发红、疼痛，后期转移出现腰背部疼痛、咳嗽和呼吸困难等症状。

(3) 其他病史：既往病史、伴发疾病和药物服用史等。

2. 体格检查 常发现患侧睾丸肿大、质地坚硬并有沉重感、失去正常弹性。肿块与睾丸关系密切，分界不清，表面光滑或有数个较大的结节。

3. 辅助检查

(1) 实验室检查：血清肿瘤标志物主要包括甲胎蛋白、人绒毛膜促性腺激素和乳酸脱氢酶，其中乳酸脱氢酶主要用于转移性睾丸肿瘤患者的检查。

(2) 影像学检查

1) 超声：敏感性为100%，经济负担小，为首选检查。不仅可以确定肿块的位置，还可以了解对侧睾丸的情况。

2) 胸部X线：对判断睾丸肿瘤肺部转移有很大作用，可以发现最大径1 cm以上的肺部转移灶。

3) 腹部和盆腔CT：是目前判断腹膜后淋巴结转移的主要方法，可以检测到直径<2 cm的淋巴结。

(二) 临床表现

1. 睾丸肿大 多数患者的睾丸呈不同程度肿大，可伴有坠胀感，有时睾丸完全被肿瘤取代，质地坚硬，正常的弹性消失。早期表面光滑，晚期表面可呈结节状，可与阴囊粘连，甚至破溃，阴囊皮肤可呈暗红色，表面常有血管迂曲。

2. 疼痛 大多数患者睾丸感觉消失，无痛感。一般认为肿瘤是无痛性阴囊肿块。临床还可见到急剧疼痛性睾丸肿瘤，往往会被认为是炎症，发生疼痛的原因是肿瘤内出血或中心坏死，或因睾丸肿瘤侵犯睾丸外的组织而发生疼痛。

3. 转移症状 睾丸肿瘤以淋巴结转移为主，常见于髂内、髂总、腹主动脉旁及纵隔淋巴结，转移灶可以很大，腹部可以触及，患者出现腰背痛。

三、非手术治疗

(一) 化疗

适用于不宜手术的患者，局部肿瘤限于睾丸内，但腹膜后淋巴结清除后组织中有癌细胞浸润者。手术或放疗后，需化疗维持治疗。常用化疗药物有以下几种。

1. 顺铂 属破坏DNA结构和功能的金属化合物，具有细胞周期非特异性，是治疗睾丸癌的主要药物。主要不良反应是胃肠道反应、肾毒性及听力减退。卡铂是第2代铂类抗肿瘤药，作用与顺铂相似，但是不良反应低，主要是骨髓抑制。

2. 博来霉素 属破坏DNA结构和功能的抗生素类药物，作用在细胞周期的G_2和M期。不良反应为过敏性休克，严重者肺间质纤维化，老年和肺功能差者慎用。

3. 环磷酰胺 属破坏DNA结构和功能的烷化剂,体外无抗肿瘤作用,进入体内经肝微粒体酶系氧化成中间产物醛磷酰胺,与DNA发生烷化,对各周期细胞均有杀伤作用。主要不良反应是骨髓抑制、胃肠道反应、胃肠道出血、化学性膀胱炎、脱发等。

4. 依托泊苷 属干扰蛋白质合成的药物,能与微量蛋白结合,使有丝分裂停于中期,抑制肿瘤生长。主要不良反应为骨髓抑制和胃肠道反应,大剂量引起肝毒性。

5. 紫杉醇 能选择性促进微管蛋白的聚合并抑制其解聚,从而影响纺锤体的功能和组织结合,导致细胞分裂受阻,达到抗肿瘤的效果。主要不良反应是骨髓抑制、过敏反应、周围神经毒性、胃肠道反应和脱发等。

(二) 放疗

不同的睾丸肿瘤组织对放疗的敏感性不同,精原细胞瘤对放疗敏感,一般精原细胞瘤在行根治性睾丸切除术后,按分期不同行规定的淋巴引流区放疗,必要时需结合化疗。而非精原细胞瘤对放疗的敏感性较差。

四、手术治疗

(一) 手术方式

睾丸肿瘤切除的手术方式多样,主要有以下3种。

1. 经腹股沟根治性睾丸切除术 睾丸生殖细胞肿瘤患者均应行根治性睾丸切除术,而且并发症少,对于肿瘤转移的患者也可以在辅助化疗病情稳定后再进行该手术。

2. 睾丸部分切除术 双侧睾丸肿瘤或孤立睾丸的肿瘤,若患者睾酮水平正常且肿瘤本身小于睾丸的30%,可考虑行该手术,但术后需辅助放疗。

3. 保留神经的腹膜后淋巴结清扫术 该手术方式是非精原细胞性生殖系统肿瘤的主要治疗方法。

(二) 术前准备

1. 心理护理 由于患者多为青壮年,得知病情后精神负担会比较严重,担心术后恢复以及会影响生活质量等,使患者产生恐惧、忧郁、绝望等不良情绪。医护人员应主动与患者和家属沟通,介绍相关的症状、手术期间的配合,以及术后恢复过程和预后情况,尤其是向年轻患者宣教关于术后生育功能的影响,即使行放、化疗仍然具备生育功能,也可以通过现代技术提前储存精子,能够比较好地解决生育问题,从而转移患者对生命的担忧。

2. 肠道准备 术前禁食6~8小时,禁水2小时;若患者行腹膜后淋巴结清扫术,术前需进行肠道准备,术前一晚清洁灌肠,或口服泻药清洁肠道。

3. 皮肤准备 做好手术区域的皮肤准备。毛发剃除上至脐,下至大腿上1/3,两侧至腋中线。使用含有氯己定的乙醇类消毒溶液进行手术部位皮肤消毒,同时做好个人卫生。

(三) 术后护理

1. 一般护理 按全麻术后护理常规,术后给予2~6小时氧气吸入,持续心电监护监测患者生命体征,患者如无特殊情况(呼吸抑制、神志不清等),并且意识清楚,可采取患者舒适体位(例如:带枕平卧,或斜卧位,或侧卧位)。麻醉清醒后,鼓励患者深呼吸,指导患者有效咳嗽、咳痰,防止发生肺部感染。生命体征平稳后,指导患者床上翻身活动,观察身体受压部位皮肤,防止压疮的发生。

2. 伤口护理　术后将阴囊托起或加压包扎,防止阴囊内出血或形成血肿。妥善固定伤口引流管,防止导管扭曲、弯折和滑脱,保持引流管的通畅,观察引流液颜色、性质变化,详细记录引流量。若术后早期引流液颜色鲜红且量大,提示有出血的可能,应立即汇报医生,按医嘱积极止血治疗或补充血容量,并保持切口敷料及皮肤的清洁干燥,防止发生感染。

3. 导尿管护理　术后常规留置期间要保持导尿管引流通畅,避免牵拉、受压、弯折、扭曲,严格记录24小时尿量,注意尿液颜色、性质和量的变化。每天用醋酸氯己定溶液会阴部护理2次,保持会阴部清洁、干燥。鼓励患者多饮水以冲洗尿路,防止发生尿路感染。

4. 饮食指导　肠蠕动恢复、肛门排气后可进流质饮食,不宜进牛奶、豆浆及甜食,以免肠胀气,如无腹胀不适,可逐渐改为半流质至普食,给予易消化、高热量、高蛋白质、高维生素食物,提高机体抵抗力,促进伤口愈合,保持大便通畅。

5. 活动指导　术后要注意适量活动,尽量多参加室外活动,不仅可以增强抵抗力,还能够改善心态,但是要避免过度劳累。

(四) 并发症的观察及护理

1. 出血　睾丸术后患者出血较多,尤其是淋巴切除术患者出血危险性更大,多是由于手术创面较大或术中止血不彻底所致。

护理措施:严密观察患者的生命体征、伤口敷料情况、引流液颜色和量,以及腹部情况。若患者面色苍白、脉搏增快、腹胀、引流管引流出鲜红色液体,应立即汇报医生,遵医嘱立即使用止血药物、输血、补充血容量和抗休克治疗,同时密切观察引流情况,保持引流通畅。严重者应拆除缝线,清除血肿。

2. 感染　术后应用抗菌药物加强抗感染治疗,如有脓肿形成,应切开引流。

(1) 伤口感染:由于术中渗血渗液较多、引流不畅、术中组织损伤较多或是损伤肠道污染均可导致伤口感染。

护理措施:密切观察伤口敷料有无渗出,伤口和周围皮肤是否有红、肿、热、痛等炎症反应,体温有无升高,每日进行伤口换药,渗出严重时及时更换伤口敷料。若早期发生感染,可切开引流脓液,结合使用抗生素治疗,控制感染,同时保持引流通畅。

(2) 医院获得性肺部感染:详见第一章第四节。

(3) 尿路感染:反复导尿、长期留置导尿管、致病微生物侵入尿道或经尿道的器械操作等引起,容易发生尿路感染,表现为尿道口疼痛、有脓性分泌物、高热等,血常规检查可见白细胞增多。

护理措施:遵医嘱口服或静脉滴注抗生素,一般使用头孢类或者喹诺酮类抗生素。每日采用氯己定会阴冲洗护理2次,必要时更换或拔出导尿管。嘱咐患者宜进食清淡、富含维生素食物,不宜进食辛辣、刺激的食物,多饮水,维持充分尿量,可起到冲洗尿路的作用,降低感染发生率。

3. 腹胀　因手术和麻药对内脏神经功能的影响,以及术后合并有低钾血症等电解质紊乱,均可致肠麻痹、肠粘连甚至肠梗阻等。

护理措施:术后患者生命体征平稳即可进行床上活动,次日病情允许可下床活动。若患者腹胀严重,可进行胃肠减压,配合电磁疗或芒硝外敷。早期锻炼不仅可以促进肠蠕动和肠功能恢复,而且有利于增进食欲,补充营养,加快体质恢复、促进伤口愈合。

4. **淋巴漏**　由于术中损伤微小淋巴管或遗漏在腹腔内被切断而没有结扎的淋巴管断端,导致术后淋巴液、组织液和一些渗血淤积在淋巴管断端形成淋巴囊肿,一般发生在术后2～7天。表现为伤口引流液量增加且为淡红色或淡黄色。

护理措施:若患者术后引流液增加且颜色呈淡黄色,乳糜试验阳性,则考虑为淋巴漏。首先应给予饮食控制,限制脂肪性食物,以新鲜蔬菜、水果、粗粮等低脂饮食为主。暂停脂溶性维生素、脂肪乳类静脉营养支持治疗。加强引流管的护理,保持引流通畅,密切观察其颜色、性质和量,复查乳糜定性试验。

(五) 健康教育

(1) 患者应尽量穿着舒适透气的内裤,不能穿紧身裤,伤口拆线后3天可洗澡,洗澡时禁止水沾到伤口,尽量用毛巾擦洗,减少淋浴。

(2) 选择优质蛋白质、高热量和富含纤维的食物,不吃辛辣刺激性的食物,利于促进伤口愈合,同时保持大便通畅。

(3) 保持平和稳定的心情,避免情绪波动和不良刺激,适当参加体育锻炼,以增强体质。

(4) 定期医院随访,包括临床体格检查、血液肿瘤标志物和影像学的检查,胸部随访首先推荐胸部X线片,腹部、盆腔推荐CT检查。恶性肿瘤在治疗后2年内有复发可能性,应密切监测,坚持随访。

第五节·阴茎癌的诊疗与护理

由于国家、民族、宗教信仰及卫生习惯的不同,阴茎癌的发病率有明显的差异。在欧洲和美国发病率较低,而在非洲和亚洲,阴茎癌的发病率较高,占男性肿瘤的10%～20%,在我国随着卫生状况的改善,阴茎癌的发病率逐年下降,但由于我国人口基数大,在一些卫生条件落后的地区,阴茎癌的发病人数依旧偏多。

一、概述

(一) 定义

阴茎癌(carcinoma of penis)是起源于阴茎头、冠状沟和包皮内板黏膜以及阴茎皮肤的恶性肿瘤,是阴茎最常见的恶性肿瘤,占阴茎肿瘤的90%以上。最常见的病理类型是阴茎鳞状细胞癌,约占阴茎癌的95%。阴茎解剖图参见图9-10。

(二) 病因

病因目前尚不明确,可能与以下因素有关。

1. **生理因素**　包皮过长、包茎。

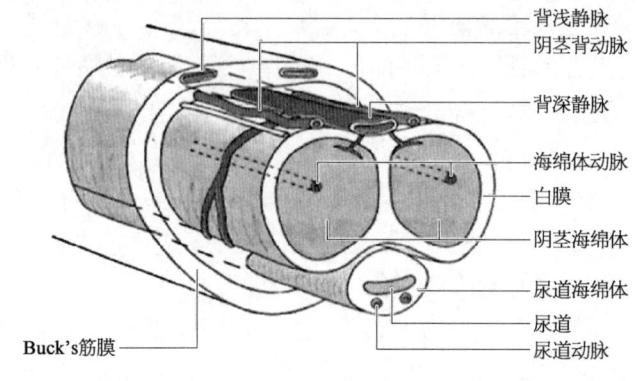

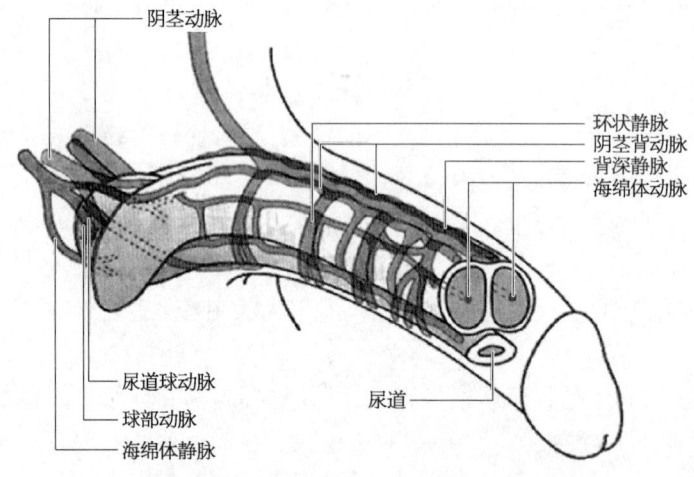

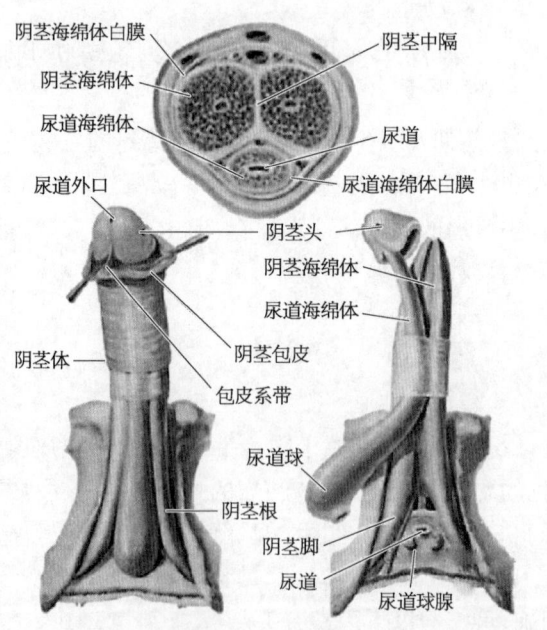

图 9-10 阴茎解剖图

2. **感染** 人乳头瘤病毒感染是促进阴茎癌变的因素。
3. **疾病或外伤** 外生殖器疣、阴茎皮疹、阴茎裂伤、隐匿型阴茎等。
4. **生活习惯** 吸烟和性伙伴数量也与本病有一定的关系。

二、诊断

典型的阴茎癌患者，通过临床查体，诊断并不困难。确诊只能通过组织病理学检查，影像学检查可以帮助更好地确定肿瘤范围。

(一) 确定诊断

1. 询问病史

(1) 一般情况：外伤史、家族史、职业、生活习惯等。

(2) 局部症状：包皮过长导致包皮垢，包皮口长期流脓或发炎或者包皮环切后伤口长期不愈合，隔包皮触诊时可有肿块和结节感。

(3) 全身症状：晚期患者有转移时可出现消瘦、贫血等。

(4) 其他病史：既往病史、伴发疾病和药物服用史等。

2. 体格检查

(1) 查体时观察有无包茎，阴茎原发肿瘤的大小、位置、活动度，以及是否侵犯海绵体，同时注意阴茎根部及阴囊有无肿瘤侵犯。

(2) 双侧腹股沟淋巴结触诊时还应观察淋巴结有无肿大及其大小、质地、是否固定，以及皮肤表面有无破溃。

3. 辅助检查

(1) 超声：在评估原发肿瘤方面有一定价值，能判断有无阴茎海绵体侵犯，但对阴茎头部肿瘤侵犯皮下结缔组织或尿道海绵体难以鉴别，对肿瘤的浸润深度评估不清。

(2) 磁共振成像：可弥补超声检查的不足，尤其是在肿瘤侵犯阴茎海绵体时，可以判断浸润深度，有利于判断肿瘤分期。

(3) CT：主要应用于扫描腹股沟部位、盆腔和鉴别有无远处器官转移。

(4) 活体组织检查：除了可以获取病理诊断外，还可以明确肿瘤浸润的深度、有无侵犯血管，明确癌肿的组织学类型和病理分级，是最重要的组织学诊断依据。

(二) 临床表现

(1) 阴茎癌常起始于阴茎头、冠状沟及包皮内板的黏膜上，早期表现为阴茎头或包皮上皮肥厚，但不易被发现，触诊时包皮内有结节或肿块。

(2) 阴茎头部出现丘疹、疣和菜花样斑块及溃疡，随后发生糜烂，边缘硬而不整齐，引起刺痛或灼痛，有脓性恶臭分泌物。

(3) 晚期可呈菜花样从包皮口穿出，对于有包茎的患者，由于早期阴茎癌深藏于包皮深面，肉眼不能察觉，但可引起阴茎刺痒、疼痛，阴茎前端常有脓性分泌物流出。

(三) 病理分型

阴茎癌的 TNM 分期，见表 9-1。

表 9-1 阴茎癌 TNM 分期

原发肿瘤（T）
T_x：原发肿瘤无法评估
T_0：未发现原发肿瘤
Tis：原位癌
T_a：非浸润疣状癌，无相关的破坏性浸润
T_1：肿瘤侵犯皮下结缔组织
T_{1a}：没有淋巴管/血管的浸润以及高分化或中分化
T_{1b}：肿瘤侵犯皮下结缔组织，伴淋巴、血管浸润或分化差
T_2：肿瘤侵犯海绵体/尿道海绵体
T_3：肿瘤侵犯尿道
T_4：肿瘤侵犯其他邻近组织结构
局部淋巴结（N）
N_x：局部淋巴结无法评估
N_0：无可触及或可见的增大的腹股沟淋巴结
N_1：可触及活动的单侧腹股沟淋巴结
N_2：可触及活动的多个或者双侧表浅腹股沟淋巴结
N_3：固定的腹股沟淋巴结肿块或盆腔淋巴结病变，单侧或双侧
远处转移（M）
M_x：远处转移无法评估
M_0：无远处转移
M_1：有远处转移

三、非手术治疗

阴茎癌的治疗主要依靠外科手术切除，包括原发肿瘤和区域淋巴结的切除，配合放射治疗、化疗等综合治疗，可提高疗效。放疗可选用外照射和近距离放疗，可用于阴茎局部或全部切除的术前术后辅助治疗，也可用于晚期肿瘤的保守治疗。阴茎癌对化疗药物通常不太敏感，化疗多用于辅助治疗和联合治疗。目前，以顺铂为基础联合紫杉醇、环磷酰胺、甲氨蝶呤、5-氟尿嘧啶等是最活跃的一线化疗方案。

（一）放疗

手术治疗往往因破坏了阴茎形态，患者术后往往会伴发各种各样的心理疾病和社会功能障碍，为了尽可能保留阴茎形态和功能以及提高生存率，术前术后辅以放疗是一种十分必要的治疗手段。放疗作为阴茎癌手术治疗外另一种局部病变的治疗方式，其疗效随患者（肿瘤）对放疗的敏感性和放疗方法、剂量、时间、疗程的差异而变化，可作为新辅助治疗的手段之一。

近距离放射治疗(IBT)因其可以保留完整的器官而常常用于治疗 $T_1 \sim T_2$ 期的阴茎癌患者,对于早期病变的处理可以使用 IBT 联合体外放射治疗(体外放射治疗)。还可以依据 Williama 分期进行联合治疗。

Williama 分期:Ⅰ期,肿瘤局限于阴茎,无明显的淋巴结转移;Ⅱ期,肿瘤局限于阴茎,有阳性淋巴结转移;Ⅲ期,肿瘤局限于阴茎,有不能切除的淋巴结转移;Ⅳ期,肿瘤扩散,侵犯至会阴及身体远处。

对于Ⅰ期患者,阴茎体检及 CT、B 超或 MRI 未见腹股沟淋巴结及盆腔淋巴结转移者,我们采取阴茎部分切除、全切除或保证安全范围的楔形切除。部分术前辅助化疗2个疗程,术后化疗4~6个疗程,主要为博来霉素、顺铂、甲氨蝶呤单用或联合用药,单药主要以博来霉素为主。

对于Ⅱ期患者如仅限一侧淋巴结直径<2 cm 可活动者,根据阴茎病变情况行部分切除或全部切除加该侧腹股沟淋巴结清扫,术后化疗,再根据病理情况、肿瘤恶变程度考虑是否放疗。

对于Ⅲ、Ⅳ期患者均行术前化疗2~4个疗程,视结果再行部分切除或全部切除加双侧腹股沟、盆腔及后腹膜淋巴结清扫,术后均辅助放疗。

除了手术清除转移淋巴结,放疗也是治疗转移淋巴结的重要手段,淋巴结清扫联合术前或者术后腹股沟盆腔淋巴结化疗可降低淋巴结清扫难度,减少远处转移概率,提高治疗效果,但是也有皮肤湿疹样化、白细胞减少等并发症。随着治疗技术的提高,对于有淋巴结转移的患者应该早发现、早治疗,尽可能延长其寿命、提高生活质量。

(二) 化疗

阴茎癌对化疗药物通常不太敏感,化疗多用于辅助治疗和联合治疗,极少作为单一治疗方式。常用的化疗药物有平阳霉素、阿霉素、长春新碱、环磷酰胺、甲氨蝶呤、5-氟尿嘧啶等。目前,多强调联合用药,以顺铂为基础联合紫杉醇、环磷酰胺、甲氨蝶呤、5-氟尿嘧啶等是常用的化疗方案。

四、手术治疗

治疗方法是由肿瘤的位置、大小、侵犯深度、淋巴结状态及阴茎和周围组织受累的程度来决定。

(一) 手术方式

1. **原发灶治疗** 原发病灶的治疗以手术切除为主,手术切除范围取决于肿瘤大小、浸润深度、阴茎和周围组织的粘连程度,原则上应做到切缘阴性。

(1) 保留阴茎术:当确诊为阴茎癌后,有的患者担心他们的性功能与形象,这促使了新的阴茎保留技术的出现,但只适用于原发灶局限于包皮早期的小肿瘤,深部没有浸润,无淋巴结转移的 T_1 期以前的肿瘤,常用的治疗方法有包皮环切术、激光治疗、放疗等。选择保留阴茎的治疗方式,应对可能发生局部复发进行密切随访。

(2) 部分阴茎切除术:分化差的 T_1、T_2 期肿瘤,推荐使用阴茎部分切除术。病灶局限于龟头时可行切除部分和全部龟头。

阴茎部分切除术可采用新兴的莫氏显微外科手术(Mohs micrographic surgery),在显微镜下对连续切除的组织做冰冻切片检查,在完全切除病变的基础上又能尽量多地保留正常组织。

(3) 阴茎全切术:对于 T_2 期以上的阴茎癌推荐阴茎全切术和会阴尿道造口术。T_2 期阴茎癌行部分切除术后,如阴茎残端不能完全站立排尿时也应行阴茎全切和会阴尿道重建。当阴囊受累时(T_4 期),则同时行阴囊、睾丸切除术和阴茎全切术。

2. 淋巴结的处理

(1) 淋巴结有无转移、转移程度、能否根治切除是决定预后最重要的因素。因此,阴茎癌原发灶切除后,确定区域淋巴结(图 9-11)清除术的手术指征是关键性的问题。当出现单个腹股沟淋巴结转移时,5 年生存率为 80%,多个腹股沟淋巴结转移时,5 年生存率降低到 50%,出现盆腔及周围淋巴结转移时,生存率为 0%。

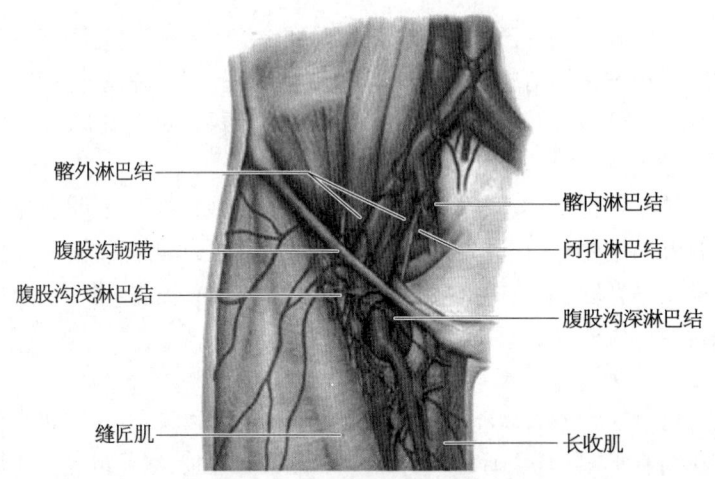

图 9-11 腹股沟淋巴结构成

(2) 部分患者肿大的淋巴结与原发病灶引起的溃疡和炎症有关,经过 4~6 周的抗生素治疗,肿大的淋巴结可消失。对于 CT、磁共振成像或病理活检明确有远处淋巴结转移的患者或远处转移可疑的患者,通常会进行淋巴结清扫术。

出现下列情况之一须行腹股沟淋巴结清扫术:① 阴茎癌原发病灶切除后连续应用抗生素 4 周,腹股沟肿大淋巴结无明显改善;② 腹股沟淋巴结活检组织学或细胞学证实为转移淋巴结;③ 原发病灶浸润海绵体,肿瘤细胞分化差;④ Ⅱ期以上肿瘤影像学检查怀疑淋巴结转移。当出现≥2 个腹股沟淋巴结转移时,需进行盆腔淋巴结清扫术。

(二) 术前准备

1. 心理护理　阴茎癌因其患病部位特殊,让患者羞于启齿,加之对手术方式的不了解,容易产生焦虑、沮丧和恐惧的心理。应仔细观察患者的心理变化,耐心地向患者解释手术的必要性,向患者介绍手术治疗阴茎癌的效果、手术的大体情况、术后需要患者或家属配合的注意事项等,以缓解患者的紧张情绪,树立信心,积极主动地配合治疗。

2. 皮肤和肠道准备

(1) 皮肤:术前做好个人卫生,剃除手术消毒区的毛发(上至脐,下至大腿上 1/3,两侧至腋中线),避免刮伤皮肤,保证手术区皮肤的清洁并无破损。用含有氯己定的乙醇类抗菌溶液彻底清洁会阴、阴茎皮肤和阴囊,注意腹股沟及大腿内侧皮肤。

(2) 肠道:术前禁食 6～8 小时,禁水 2 小时;若患者行淋巴结清扫术,术前需进行肠道准备,术前一晚可使用肥皂水清洁灌肠,或口服泻药清洁肠道。

3. 体位训练　指导患者床上翻身、抬臀及肢体活动,同时指导患者进行有效咳嗽、咳痰,有利于防止术后发生肺部感染。

(三) 术后护理

1. 监测生命体征　按全麻术后护理常规,协助患者采取舒适卧位,遵医嘱持续心电监护血压、脉搏、呼吸、血氧饱和度,1 次/小时,并给予持续性低流量鼻导管吸氧,保持吸氧管道通畅。

2. 引流管护理　行腹股沟淋巴结清扫术的患者,为了防止淋巴液和组织液淤积在皮下,术后伤口采用弹力绷带加压包扎并持续性负压吸引,能及时吸出积血、积液,缩小死腔,减少术后伤口感染。临床常用以下 2 种负压吸引:① 墙壁负压吸引,患者术后腹股沟引流管接负压引流瓶,引流瓶的另一接口接持续墙壁负压装置,负压维持在 0.02～0.04 MPa,密切观察负压值的变化,防止压力过大或过小。② 真空封闭引流技术(vacuum sealing drainage,VSD)(图 9-12),常规的封闭负压引流装置主要包括接触创面的敷料、生物薄膜与引流管。压力范围为 -450~-125 mmHg(1 mmHg=0.133 kPa)。VSD 能够清除过多液体,减轻受损部位及周边组织的渗出、水肿和炎症反应,加速受损部位的再上皮化,使创面快速封闭,缩短创伤愈合时间。持续的负压封闭引流可激活、增强白细胞活性,增强白细胞的吞噬作用,从而减少损伤部位的细菌数量,清除坏死组织和细菌,降低感染概率。

引流过程中注意观察局部引流情况,引流瓶低于伤口并放在安全的位置,保持局部封闭负压状态,妥善固定引流管,防止管道扭曲、弯折和脱落,同时观察患者生命体征和伤口周围皮肤情况。

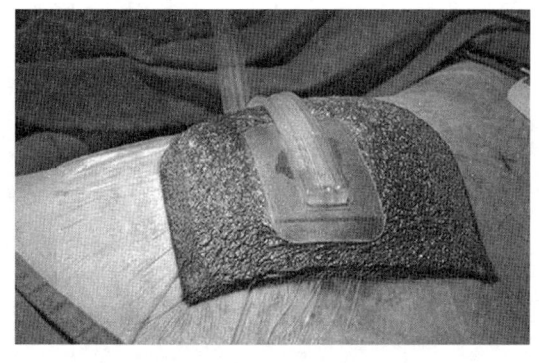

图 9-12　真空封闭引流技术(VSD)

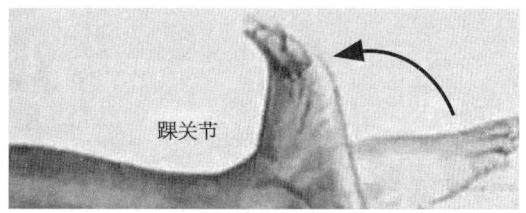

图 9-13　踝关节活动

3. 活动指导　行腹股沟淋巴结清扫术的患者,术后一般会下肢制动,鼓励并指导患者积极地进行踝关节、足趾的活动(图 9-13),进行脚踝的伸曲和旋转,指导家属由远端至近端被动按摩双下肢,促进下肢血液循环,防止发生静脉血栓。患者病情稳定后指导患者早期进行床上翻身和循序渐进地下床活动。

4. 营养支持　由于卧床时间长,活动量少,胃肠蠕动功能减弱,恢复较慢,术后 6 小时后可进流质饮食,逐步过渡到半流质和普食。以高热量、高蛋白质、高维生素饮食为主,鼓励患者多食新鲜蔬菜、水果,多饮水,保持大便通畅。

(四) 并发症的观察及护理

1. 切口感染　由于腹股沟淋巴结清扫术范围大、皮下脂肪去除、淋巴回流不畅等因素,使切口容易感染,要注意观察切口有无红肿,患者皮瓣温度、血运情况。密切关注伤口敷料是否干燥,如有潮湿立即更换并严格按照无菌操作执行,同时注意观察伤口是否有红肿,术后使用抗生素预防感染,同时观察体温的变化及血检验结果。

2. 淋巴漏　淋巴漏多会导致皮下积液,常由于引流管位置不当致使引流不畅,拔出引流管过早,加压包扎不够,固定皮瓣线位置不合适,患者过早进行患肢活动等原因导致。术后应告知患者及家属妥善固定引流管的重要性,保持引流通畅,持续维持有效的负压,达到充分引流的效果。

3. 皮瓣坏死　常由于伤口切缘范围广,皮瓣张力过大,不恰当地加压包扎,皮下积液等原因导致。使用 250 g 左右的沙袋加压 24 小时,并严密观察皮瓣的血供情况,皮瓣缺血时,温度低于健侧,颜色苍白,皮瓣坏死时,颜色呈紫色,或皮肤起疱且内有血性液体,若有异常立即汇报医生及时处理,如坏死面积较大,应切除坏死皮肤,局部清洗换药,为植皮做准备。

4. 淋巴水肿　由于淋巴清扫后影响了下肢正常的淋巴回流,可能会导致术后双下肢水肿,术后指导患者抬高双下肢,嘱患者穿弹力袜可预防,必要时可使用药物治疗以改善微循环,促进淋巴通畅和血管扩张。

(五) 健康教育

1. 生活指导　规律生活,保持会阴部清洁,注意个人卫生,预防感染。3 个月内避免重体力劳动,适当参加体育锻炼,以增强体质。

2. 饮食指导　多食用高蛋白质、高热量、易消化和无刺激的食物,以提高机体免疫力。多饮水,多食新鲜的水果、蔬菜,保持大便通畅,便秘时勿用力排便,可使用缓泻剂。禁烟酒。

3. 心理指导　保持平和稳定的心情,避免情绪波动和不良刺激。

4. 术后随访　CT、胸部 X 线作为鉴别是否有盆腔淋巴结转移和远处转移的检查方法,PET-CT 也可作为有意义的辅助检查手段。

(1) 原发灶肿瘤

1) 保留阴茎手术者,推荐治疗后前 2 年每 2 个月随访 1 次,第 3 年每 3 个月随访 1 次,第 4、第 5 年每 6 个月随访 1 次。

2) 阴茎部分切除或全切除者,推荐前 2 年每 4 个月随访 1 次,第 3 年每 6 个月随访 1 次,第 4、第 5 年每年随访 1 次。

(2) 区域淋巴结

1) 行腹股沟淋巴结清扫术后推荐前 2 年每 2 个月检查 1 次腹股沟,第 3 年每 3 个月检查 1 次,第 4、第 5 年每 6 个月检查 1 次。

2) 若腹股沟淋巴结清扫术后病理未发现肿瘤,推荐前 2 年每 4 个月检查 1 次腹股沟,第 3 年起每 6 个月检查 1 次。

3) 若腹股沟淋巴结清扫术后病理发现肿瘤,推荐前 2 年每 2 个月检查 1 次腹股沟,第 3 年每 4 个月检查 1 次,3 年以后每 6~12 个月检查 1 次。

第六节 · 精索静脉曲张的诊疗与护理

精索静脉曲张男性中有20%~50%伴精液质量异常和睾丸组织学异常,对男性的精子质量和生育能力均具有潜在的不良影响,在男性不育的患者中,精索静脉曲张的发病率(30%~40%)显著高于一般人群(15%~20%),患者多为青壮年,是一种常见的男科疾病。

一、概述

(一) 定义

精索静脉曲张(varicocele,VC)是一种血管病变,是指精索的静脉回流受阻、瓣膜失效、血液反流而引起血液淤滞,导致蔓状静脉丛扩张、伸长、弯曲(图9-14),可导致疼痛不适及进行性睾丸功能减退,是男性不育的常见原因之一。

(二) 病因

按病因可分为原发性和继发性精索静脉曲张两种。

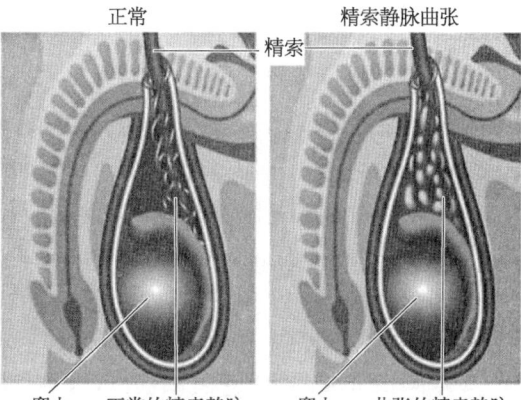

图9-14 精索静脉曲张

1. 原发性精索静脉曲张

(1) 站立的时间较多,容易造成精索静脉的血流自下向上回流的阻力增加。

(2) 精索静脉血管壁以及提睾肌发育不全或周围结缔组织薄弱。

(3) 静脉瓣膜发育不全或关闭不全。

通常左侧精索静脉曲张较右侧常见,原因主要有:① 左侧精索静脉行程长并呈直角汇入左肾静脉,静脉血管内压力增高;② 左肾静脉在肠系膜上动脉与腹主动脉之间受压,影响左侧精索内静脉回流甚至导致反流,出现"胡桃夹"现象(图9-15);③ 精索内静脉周围的结缔组织薄弱及静脉瓣膜缺如,常见于左侧。

2. 继发性精索静脉曲张 左肾静脉或腔静脉瘤栓阻塞、肾肿瘤、盆腔肿瘤、巨大肾积水等,均可引起继发性精索静脉曲张。

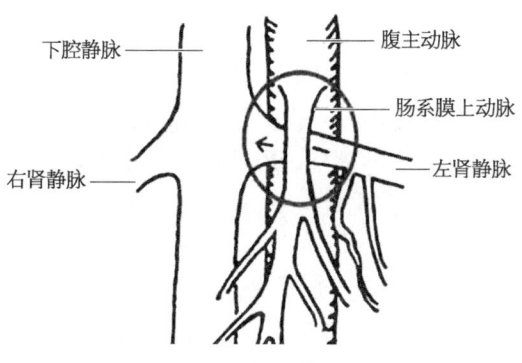

图9-15 "胡桃夹"现象

精索静脉曲张引起不育的原因如下。

(1) 精索静脉内血液瘀滞,使睾丸局部温度升高而导致睾丸的生精功能破坏。

(2) 血液滞留影响血液循环,睾丸组织内二氧化碳蓄积,影响精子形成。

(3) 左侧精索静脉反流,导致肾上腺及肾脏分泌类固醇、儿茶酚胺等代谢产物,对睾丸的生精上皮有较强的毒副作用。

(4) 精索静脉曲张形成后可损害睾丸间质细胞,抑制睾丸分泌睾酮的功能,使睾丸的合成受到影响。

二、诊断

精索静脉曲张通过体检、超声基本可确诊,但其与阴囊不适或疼痛、生育、雄激素之间的关系有不确定性,所以应注意精索静脉曲张合并有引起上述症状的其他疾病,特别是以身体症状为表现的心理疾病。

(一) 确定诊断

1. 询问病史

(1) 一般情况:职业、生活习惯、外伤史等。

(2) 局部症状:患侧阴囊持续性或间歇性的坠胀感、隐痛和钝痛,站立及行走时明显,平卧休息后减轻。

(3) 其他病史:既往病史、伴发疾病和药物服用史等。

2. 体格检查

(1) 在舒适的环境中,患者行立位和平卧位检查阴囊及内容物,了解睾丸大小与质地、附睾、输精管、精索及其血管等。

(2) Valsalva试验:患者站立位,医生手压患者腹部以增加腹压,同时嘱患者屏气用力配合增加腹压,触摸阴囊内精索静脉,了解患者是否存在迂曲、扩张的静脉团。

(3) 睾丸变小、变软是睾丸功能不全的征象。

3. 辅助检查

(1) 影像学检查

1) 彩色多普勒超声:敏感性、特异性均较高,是精索静脉曲张的首选辅助检查。既能了解组织器官的解剖结构,又能清楚地显示静脉内有无血液反流,以及反流的部位、程度等,还可在不育患者中发现亚临床型精索静脉曲张。

2) CT、MRI:仅对于继发性精索静脉曲张寻找病因及鉴别诊断时可选。

3) 精索静脉造影:是一种有创性检查,诊断结果比较可靠。造影结果分为以下几种。① 轻度,造影剂在精索静脉内逆流长度达5 cm;② 中度,造影剂逆流至$L_4 \sim L_5$水平;③ 重度,造影剂逆流至阴囊内。

(2) 实验室检查

1) 精液分析:精索静脉曲张导致的不育患者行至少2次精液分析。

2) 精子抗体检测:对于精索静脉曲张的不育患者,建议行血清或者精液精子抗体检测。

(3) 睾丸体积的测量:睾丸大小通过视觉比较、尺测、Parder模具和超声等,通常认为B超测量睾丸大小是最精确的检查方法。

(二) 临床表现

1. 原发性精索静脉曲张 患者站立位时阴囊肿胀,阴囊局部持续性或间歇性坠胀疼痛感、隐痛和钝痛,可向下腹部、腹股沟区或后腰部放射,劳累或久站后及行走时症状加重,平卧休息后症状减轻或消失。查体一般可见立位时患侧阴囊胀大,睾丸下垂,表面可见或触及蚯蚓状曲张的静脉团,卧位时扩张的静脉团缩小。此表现可作为与继发性精索静脉曲张的鉴别点。

2. 继发性精索静脉曲张 通常见于中年患者,由于患者精索内静脉在回流过程中受到压力,导致出现病变,一般不会有明显的局部症状,临床症状复杂且多样化,轻者无任何不适感,偶可在体格检查时发现,重者出现阴囊坠胀疼痛,在久站或长时间步行时加重或者出现阴囊肿物,无痛感和波动感。

(三)临床分型

按年龄可分为成年型和青少年型静脉曲张;根据体格检查及超声诊断,将精索静脉曲张分为亚临床型、临床型精索静脉曲张。

1. 亚临床型 临床触诊阴性而超声检查精索静脉内有反流,平静呼吸时精索静脉的最大内径(D^R)为 1.8~2.1 mm,彩色多普勒反流信号且持续时间(T^R)为 1~2 秒。

2. 临床型Ⅰ度 临床触诊无异常,Valsalva 试验可扪及曲张静脉且超声检查 D^R 为 2.2~2.7 mm,T^R 为 2~4 秒。

3. 临床型Ⅱ度 临床触诊可扪及曲张静脉且超声检查 D^R 为 2.8~3.1 mm,T^R 为 4~6 秒。

4. 临床型Ⅲ度 临床视诊可见曲张静脉团块,触诊时可扪及明显增大、曲张的静脉团且超声检查 $D^R \geqslant 3.1$ mm,$T^R \geqslant 6$ 秒。

三、治疗

根据患者是否伴有不育或精液质量异常、有无临床症状、静脉曲张程度及有无其他并发症等情况给予治疗。治疗方法包括一般治疗、药物治疗和手术治疗。

(一)一般治疗

1. 生活方式和饮食的调节 可通过控制烟酒、饮食清淡、避免增加腹压的运动,一定程度上改善精液质量。

2. 物理疗法 降温疗法和阴囊托法等。

(二)药物治疗

1. 针对精索静脉曲张的药物 主要是静脉活性药,可以增加静脉张力、降低血管通透性、促进淋巴和静脉回流,以及提高肌泵功能,坚持长期治疗,可明显改善临床症状。

(1)生物类黄酮:如地奥司明(爱脉朗),具有抗炎、抗氧化作用,可快速提高静脉张力,降低毛细血管通透性,提高淋巴回流率,减轻水肿。可改善精索静脉曲张引起的疼痛症状。

(2)七叶皂苷素:如强力脉痔灵(迈之灵),具有抗炎、抗渗出、保护静脉管壁的胶原纤维作用,逐步恢复静脉管壁的弹性和收缩功能,增加静脉血液回流速度,降低静脉压,从而改善由精索静脉曲张所引起的症状,如睾丸肿胀、疼痛等。

2. 改善症状的其他药物 非甾体类抗炎药,如布洛芬等,可缓解局部疼痛不适。

3. 改善精液质量的药物 对于有生育要求的精索静脉曲张患者,可使用促进精子发生、改善精液质量的药物,如肉碱类、抗氧化药物(维生素 E)、雌激素受体拮抗剂等。

(三)手术治疗

1. 手术适应证

(1)精液常规异常。

(2) 患侧睾丸体积比对侧小20%以上。

(3) 双侧精索静脉曲张。

(4) 伴有不育症或阴囊疼痛、不适的精索静脉曲张。

(5) Ⅱ度或Ⅲ度精索静脉曲张，血睾酮明显下降，排除其他疾病所致者。

2. 常见的手术方式

(1) 腹腔镜精索静脉高位结扎术。

(2) 显微外科精索静脉结扎术。

(3) 精索静脉-腹壁下静脉转流术。

(4) 精索静脉介入栓塞术。

3. 术前准备

(1) 心理护理：由于精索静脉曲张与不育症有着密切关系，特别是对年轻或刚结婚的患者，担心治疗效果，心理负担较重。医护人员要多与患者进行交流沟通，向患者介绍手术优点、方法及注意事项，解答患者提出的问题，消除其紧张情绪，使其以最佳心理状态配合治疗。

(2) 皮肤和胃肠道准备：指导患者做好个人卫生，尤其注意会阴部和脐部的卫生。术前禁食6~8小时，禁水2小时。

4. 术后护理

(1) 监测生命体征：按全麻术后护理常规，去枕平卧直至清醒，头偏向一侧，保持呼吸道通畅，遵医嘱监测血压、脉搏、呼吸，给予持续性低流量鼻导管吸氧，保持吸氧管道通畅。

(2) 伤口护理：术后采用沙袋加压手术区4~6小时，注意抬高阴囊，减少阴囊淤血，促进睾丸血液回流，避免阴囊水肿，保持切口敷料清洁干燥。如有渗血，及时通知医生更换。

(3) 活动和饮食指导：患者术后6小时生命体征平稳后，若无不适，可取半卧位，可进半流质饮食，并逐渐过渡到普食，鼓励患者术后12小时下床活动，但注意避免过度活动导致阴囊肿胀。

5. 并发症的观察及护理

(1) 疼痛：加强心理护理，采用听音乐、阅读和聊天等方式转移患者注意力，必要时采用止痛药物治疗。

(2) 阴囊水肿：是精索静脉曲张术后最常见的并发症，主要是因为术中结扎淋巴管，或淋巴管被破坏造成局部淋巴液外渗，严重水肿会导致睾丸鞘膜积液。术后出现阴囊水肿一般无须特殊处理，可以自然消退。少数严重患者可行穿刺抽液或开放手术。

(3) 睾丸鞘膜积液：在精索内与静脉伴行的淋巴管在手术过程中受损，导致淋巴液外渗，而此时静脉已被结扎，回流受阻，严重者会发生睾丸鞘膜积液。术后3~6个月可自行吸收。

6. 健康教育

(1) 术后避免剧烈活动和长期站立，以防复发。

(2) 养成良好的卫生习惯，男性应每天对包皮、阴囊进行清洗，避免穿紧身而透气性差的裤子。

(3) 注意休息，术后半年避免重体力劳动，3个月内禁止性生活。

(4) 保持积极乐观的心态，减少紧张情绪，保持规律生活，戒酒和避免熬夜，多饮水，多吃新鲜蔬菜、水果，忌食辛辣刺激性食物。

(5) 定期随访，对不育患者要定期复查阴囊B超、前列腺液及精液常规。

第十章
排尿功能障碍的诊疗与护理

第一节·女性压力性尿失禁的诊疗与护理

尿失禁是影响女性生活质量的常见疾病,据统计,全球患病率接近50%,我国人群的患病率与此相当,其中一半为压力性尿失禁。随着我国国民经济的快速增长及人民生活水平的迅速提高,女性压力性尿失禁所带来的诸多健康和社会问题正逐渐受到重视。

一、概述

(一) 定义

压力性尿失禁(stress urinary incontinence,SUI)指喷嚏、咳嗽、运动等腹压增高时出现不自主的尿液自尿道外口漏出。

症状表现为咳嗽、喷嚏、大笑等腹压增加时不自主漏尿。体征为增加腹压时能观测到尿液不自主地从尿道漏出。尿流动力学检查表现为充盈性膀胱测压时,在腹压增加而逼尿肌稳定性良好的情况下出现不随意漏尿。

(二) 病因

1. **年龄** 随着年龄增长,女性压力性尿失禁患病率逐渐增高,高发年龄为45~55岁。可能与随着年龄的增长而出现的盆底松弛、雌激素减少和尿道括约肌退行性变等有关,一些老年常见疾病,如慢性肺部疾患、糖尿病等,也可促进尿失禁进展。

2. **生育** 包括妊娠期间对盆底神经肌肉造成的慢性损伤以及分娩时造成的急性损伤。生育的次数、初次生育年龄、生产方式、胎儿的大小等均与产后尿失禁的发生有显著相关性。

3. **盆腔脏器脱垂** 盆腔脏器脱垂(pelvic organ prolapse,POP)和压力性尿失禁严重影响中老年妇女的健康和生活质量。两者紧密相关,常伴随存在,可能与盆腔脏器脱垂患者盆底支持组织平滑肌纤维变细、排列紊乱、结缔组织纤维化和肌纤维萎缩有关。

4. **肥胖** 肥胖女性发生压力性尿失禁的概率显著增高,减肥可降低尿失禁的发生率。

5. **种族和遗传因素** 遗传因素与压力性尿失禁有较明确的相关性。压力性尿失禁患者患病率与其直系亲属患病率显著相关。白色人种女性患病率高于黑色人种。

6. **其他** 子宫切除手术、吸烟、高强度的体力活动等也有可能是压力性尿失禁的诱发因素。

(三) 病理生理机制

1. **膀胱颈及近端尿道下移** 具有正常支撑结构的膀胱颈和近端尿道位于耻骨后较高位置,能够将增加的腹压同等地传递到膀胱和尿道。当尿道过度下移时,增高的腹压仅传至膀胱而较少传递至尿道,使膀胱压高于尿道压,出现尿失禁。

2. **"吊床"理论** 正常情况下,随着腹压增高,尿道被紧压于"吊床"样的肌肉筋膜支撑结构上,不会漏尿。当这种支持结构减弱,在腹压增高时,膀胱颈和近端尿道会旋转下移,如果同时伴有尿道开放,就会发生尿失禁。

3. **尿道固有括约肌缺陷** 尿道平滑肌、尿道横纹肌等功能退变及受损,导致尿道关闭压下降。

4. **尿道黏膜的封闭功能减退** 随着年龄的增长,尿道黏膜萎缩变薄、弹性下降,可导致其封闭功能减退。尿道炎及尿道损伤等原因造成尿道黏膜广泛受损,导致黏膜纤维化,也可使尿道黏膜的封闭功能减退或消失。

5. **支配控尿组织结构的神经系统功能障碍** 尿道周围的支撑组织相关的神经功能障碍均可导致尿道关闭功能不全而发生尿失禁。

二、诊断

压力性尿失禁的诊断主要依据主观症状和客观检查,需除外其他疾病。本病的诊断步骤包括确定诊断、程度诊断、分型诊断及合并疾病诊断。

(一) 确定诊断

1. 询问病史

(1) 一般情况:认知能力、生活习惯、活动能力等。

(2) 与腹压增加有关的尿失禁症状:大笑、咳嗽、喷嚏、跳跃或行走等各种腹压增加状态下,尿液是否漏出;停止腹部加压动作后漏尿是否随即终止。

(3) 泌尿系统其他症状:血尿、排尿困难、尿路刺激征及夜尿等症状,或下腹部、腰部不适等。

(4) 其他病史:既往病史、月经生育史、伴发疾病和药物服用史等。

2. 体格检查

(1) 一般状态:生命体征、身体活动能力及协调能力等。

(2) 全身体检:神经系统检查包括下肢肌力、会阴部感觉、肛门括约肌张力及病理征等;腹部检查注意有无尿潴留体征。

(3) 专科检查:有无盆腔脏器膨出,程度如何;外阴部有无长期感染所引起的异味、皮疹等。

(4) 压力诱发试验:截石位,观察尿道口,咳嗽或用力增加腹压时尿液溢出,而患者并无排尿感,停止加压后,尿流立即停止,则为阳性。

3. 辅助检查 包括尿流动力学检查、膀胱镜检查、膀胱尿道造影、静脉肾盂造影、CT 等。

(二) 程度诊断

1. 临床症状

轻度:一般活动及夜间无尿失禁,腹压增加时偶发尿失禁,不需使用尿垫。

中度:腹压增加及起立活动时,有频繁的尿失禁,需要使用尿垫生活。

重度:起立活动或卧位体位变化时即有尿失禁,严重地影响患者的生活及社交活动。

2. 严重程度评估　通常采用国际尿失禁咨询委员会尿失禁问卷表简表(ICI-Q-SF)(图10-1)和1小时尿垫试验,来对患者进行尿失禁严重程度的评估。

> 许多患者时常漏尿,该表将用于调查尿失禁的发生率和尿失禁对患者的影响程度。仔细回想你近4周来的症状,尽可能回答以下问题。
> (1) 您的出生日期:
> (2) 性别:

```
(3) 您漏尿的次数
    从来不漏尿    0分
    1星期大约漏尿1次或经常不到1次    1分
    1星期漏尿2次或3次    2分
    每天大约漏尿1次    3分
    1天漏尿数次    4分
    一直漏尿    5分
```

```
(4) 您认为自己漏尿的量是多少?
    在通常情况下,您的漏尿量是多少(不管您是否使用防护用品)
    不漏尿    0分
    少量漏尿    2分
    中等量漏尿    4分
    大量漏尿    6分
```

```
(5) 总体上看,漏尿对您日常生活影响程度如何?
    请在0(没有影响)~10(有很大影响)之间的某个数字上画圈
    0  1  2  3  4  5  6  7  8  9  10
```

ICI-Q-SF 评分(把第3、4、5的分数相加):_____

```
(6) 什么时候发生漏尿?
    从不漏尿
    未能到达厕所就会有尿液漏出
    在咳嗽或打喷嚏时漏尿
    在睡着时漏尿
    在活动或体育运动时漏尿
    在小便完和穿好衣服时漏尿
    在没有明显理由的情况下漏尿
    在所有时间内漏尿
```

图 10-1　国际尿失禁咨询委员会尿失禁评估工具

国际尿失禁咨询委员会尿失禁问卷表简表是通过询问患者近4周的尿失禁相关症状来判断患者是否存在尿失禁及其对患者的影响程度。1小时尿垫试验,则是通过对患者漏尿的量来界定患者漏尿的严重程度,将其分为:轻度(1小时漏尿≤1 g)、中度(1 g<1小时漏尿<10 g)、重度(10 g≤1小时漏尿<50 g)、极重度(1小时漏尿≥50 g)。

(三) 分型诊断

对于临床表现与体格检查不甚相符,以及经初步治疗疗效不佳的患者,建议进行尿失禁分型诊断。

1. 解剖型/尿道固有括约肌缺陷型　排尿期膀胱尿道造影，或影像尿动力学检查可将压力性尿失禁分为解剖型/尿道固有括约肌缺陷型。

2. 腹压尿漏点压（ALPP）分型　Ⅰ型：ALPP$\geqslant$90 cmH_2O。Ⅱ型：ALPP 60～90 cmH_2O。Ⅲ型：ALPP$\leqslant$60 cmH_2O。

(四) 合并疾病诊断

在诊断压力性尿失禁的同时，必须高度重视可以影响压力性尿失禁治疗效果的合并疾病，主要包括膀胱过度活动症、盆腔脏器脱垂、逼尿肌收缩力减弱及膀胱出口梗阻。

三、治疗

(一) 药物治疗

药物治疗的主要作用原理在于增加尿道闭合压，提高尿道关闭功能。

1. 度洛西汀

原理：度洛西汀是 5 羟色胺及去甲肾上腺素的再摄取抑制剂，阻断 5 羟色胺及去甲肾上腺素的再摄取，升高两者的局部浓度，兴奋此处的生殖神经，进而提高尿道括约肌的收缩力，增加尿道关闭压，减少漏尿。

用法：口服，每次 40 mg，每日 2 次，需维持治疗至少 3 个月。

副作用：恶心、呕吐较常见，其他副作用有口干、便秘、乏力、头晕、失眠等。

2. 雌激素

原理：刺激尿道上皮生长；增加尿道黏膜静脉丛血供；影响膀胱尿道旁结缔组织的功能；增加支持盆底结构肌肉的张力；增加 α 肾上腺素受体的数量和敏感性，提高 α 肾上腺素受体激动剂的治疗效果。

用法：口服雌激素不能减少尿失禁，且有诱发和加重尿失禁的风险。对绝经后患者应选择阴道局部使用雌激素，用药的剂量和时间仍有待进一步研究。

副作用：长期使用会增加子宫内膜癌、卵巢癌、乳腺癌和心血管病的风险。

3. 选择性 $α_1$ 肾上腺素受体激动剂

原理：选择性激活膀胱颈和后尿道的 $α_1$ 受体，使平滑肌收缩，尿道阻力增加。

用法：常用药为盐酸米多君，口服，每次 2.5 mg，每日 3 次。

副作用：血压升高、恶心、口干、便秘、心悸、头痛、肢端发冷，严重者可诱发脑卒中。

药物治疗作用明显，但停药后尿失禁反复发作，故一般不做推荐。

(二) 保守治疗

1. 控制体重　肥胖是女性压力性尿失禁的明确危险因素，减轻体重可改善尿失禁的症状。

2. 盆底肌锻炼　参见图 10-2。详见第二章第二节。

3. 生物反馈　何为生物反馈？就像是将意识转化为形态，通过生物反馈治疗仪(图 10-3)将不易被我们察觉到的盆底肌运动状态，也就是盆底肌表面肌电转化为可视化的图像，让患者可直观了解自身盆底肌是否已经出现功能性障碍，然后针对每个患者给出相应的治疗方案，目的就是兴奋阴部神经、增强盆底肌肌力，最终达到增强神经中枢对盆底肌肉的自主控制功能的目的。

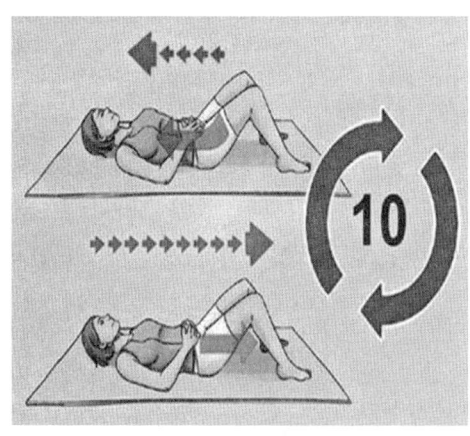
图10-2 盆底肌锻炼

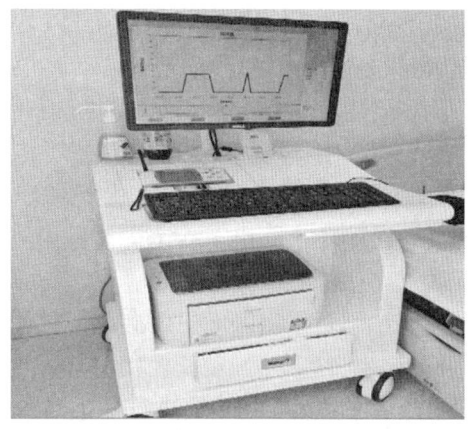
图10-3 生物反馈治疗仪

4. 调整生活方式　目前无明确证据表明咖啡因摄入、体育运动、饮水量、吸烟与压力性尿失禁的发生相关。

5. 电刺激治疗　电刺激是指用特定参数的电流,刺激盆腔组织器官或支配它们的神经纤维,通过一系列作用,改变膀胱、尿道的功能状态,以改善储尿或排尿功能。目前,电刺激已成为下尿路功能障碍性疾病的治疗方法之一,并日渐成为部分排尿功能障碍性疾病的重要治疗方法,具体方法是经肛门插入电极,给盆底肌肉发送间歇性电脉冲,刺激通常持续15～30分钟,每日1次,10次为1个疗程。包括五大个性化治疗方案:① 神经肌肉电刺激(完全被动):改善循环,激活盆底神经。② 肌电触发电刺激(半被动半主动):增强盆底本体感觉。③ Kegel模板(完全主动):经典训练,可视化指导。④ 多媒体生物反馈(完全主动):在快乐中锻炼。⑤ 放松训练(完全主动):缓解肌紧张。患者因遵循"循序渐进、适时适量、持之以恒"的原则积极治疗。此法适用于产后压力性尿失禁妇女。

单独应用电刺激治疗对压力性尿失禁的疗效尚不明确,尚需大样本、长期随访的随机对照研究。与生物反馈治疗和盆底肌锻炼结合可能获得较好的疗效。会阴完全失神经支配者是电刺激治疗的禁忌证,相对禁忌证包括心脏起搏器植入、妊娠、重度盆腔器官脱垂、下尿路感染、萎缩性阴道炎、阴道感染和出血。

6. 激光治疗　激光治疗是近年来推出的新型治疗手段,将女性压力性尿失禁治疗带进激光时代,主要适用于早期压力性尿失禁的症状缓解。它通过CO_2激光的特性保证激光安全作用于阴道内壁,对组织进行消融和凝固,促进阴道黏膜上皮细胞层重生,形成更具弹性且更厚的固有层,使阴道紧缩并增强其对尿道的支撑作用,提高尿道关闭压、减轻漏尿(图10-4)。

激光治疗可以简单用"520"治疗方式来描述:①"5":简单快速,整个过程只需5分钟。②"2":疗效明确,2～4次疗程即可达到明显疗效。③"0":安全舒适,0热损,无须麻醉,无

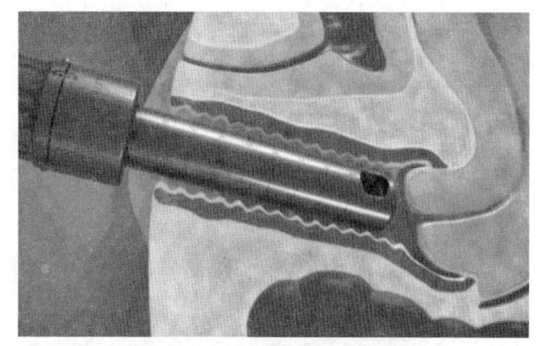
图10-4 尿失禁的激光治疗

须特别的治疗后护理。

在进行激光治疗前,患者需要完成以下准备工作:① 进行阴道镜检查、子宫颈细胞刮片检查,以排除萎缩性阴道炎以外的感染症状和任何其他异常状况。② 术前常规检查尿常规、残余尿及尿流率。③ 对于阴道干涩的患者,无须另做准备;对于阴道腔内留有分泌物的患者,应使用消毒纱布擦干阴道腔。④ 阴道前庭狭窄的患者在将激光探头端插入阴道时,可能感到些许不适,应提前做好宣教。⑤ 由于治疗技术需在阴道内旋转端头,因此,一些患者可能感到"振动"感,但无痛感,应提前告知患者。

激光治疗后,可采用以下护理措施:① 可遵照医嘱使用阴道保湿凝胶,以舒缓阴道内壁的不适并减轻患者疼痛感,最长使用1周。② 炎症后的轻微反应会在24～72小时内减弱。③ 应嘱咐患者在术后1周不要进行性生活。④ 应嘱咐患者在术后1周不要进行剧烈运动。⑤ 1周后,有些患者感觉阴道敏感度提高,有憋小便的感觉。尿道黏膜垫在女性尿液控制中有较重要的作用,女性绝经期前,尿道黏膜及其黏膜下组织和血管较丰富,随着雌激素水平下降,上述组织萎缩,尿道黏膜垫封闭作用下降,易发生尿失禁。绝经前状态中,这一茂盛的血管网络起到"水力括约肌"的作用,可以增强其控尿作用,在绝经后状态中,此血管丛变得扁平且不起作用,阴道上皮变得苍白且干燥,图10-5为激光治疗前后阴道上皮的对比。

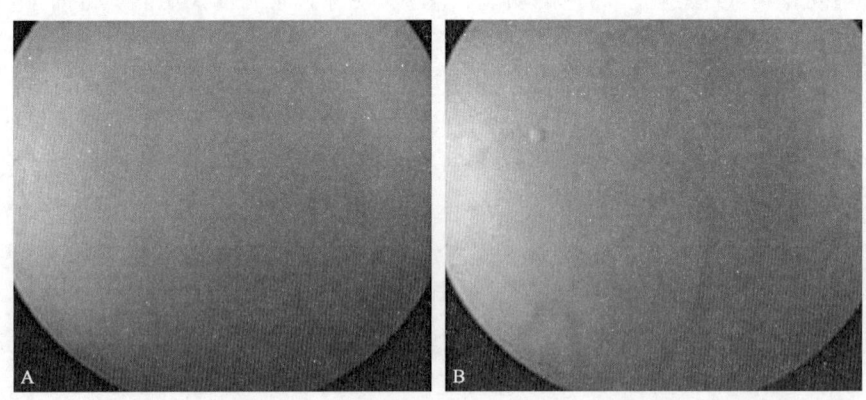

图10-5 激光治疗前后阴道上皮对比图
A. 治疗前;B. 治疗后1周

(三) 手术治疗

当保守治疗或药物治疗压力性尿失禁不满意时,应考虑手术治疗。我们这里主要介绍的是经闭孔无张力尿道中段悬吊带术(tension free vaginal tape obturator,TVT-O)。

1. 压力性尿失禁手术治疗的适应证

(1) 非手术治疗效果不佳或不能坚持、不能耐受、预期效果不佳的患者。

(2) 中重度压力性尿失禁,严重影响生活质量的患者。

(3) 对生活质量要求较高的患者。

(4) 伴有盆腔脏器脱垂等盆底功能病变需行盆底重建者,同时存在压力性尿失禁时。

2. 术前准备

(1) 皮肤准备:详见第一章第四节。

(2) 肠道准备

目的:既能防止手术时麻醉药物的作用使肛门括约肌松弛,导致大便污染手术台;同时也能避免手术时损伤肠管,减轻和防治术后肠胀气。

方法:术前1天可用肥皂水清洁灌肠1次,进食易消化的半流质饮食,术前一天20:00后禁食,22:00后禁水。

(3) 心理护理:患者的心理状况是决定手术成败的重要因素之一。患者多半对压力性尿失禁(SUI)不甚了解,对手术又有恐惧,加上手术费用较高,使他们对手术充满了怀疑,担心手术失败。护理人员应主动接近患者,了解其担忧,对患者及其家属进行行为和心理健康指导,增强治疗信心和对医护人员的信任感,并向患者及其家属耐心讲解 TVT-O 手术效果及相关知识(图10-6)、注

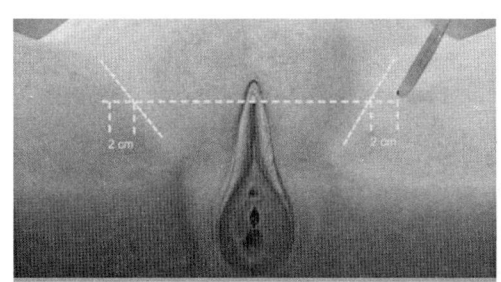

A. 做皮肤切口

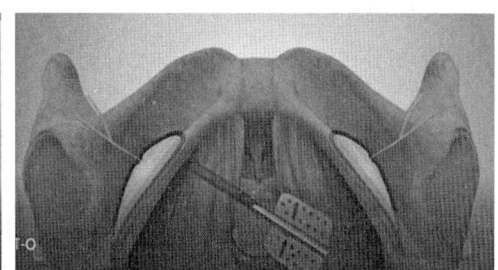

B. 经阴道前壁扩建至闭孔通道

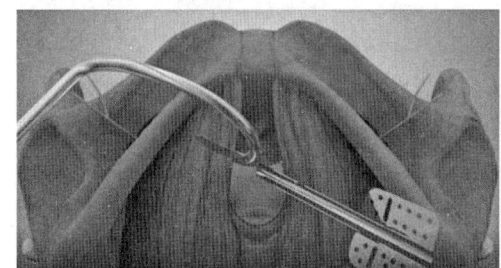

C. 将吊带经拉钩穿过通道

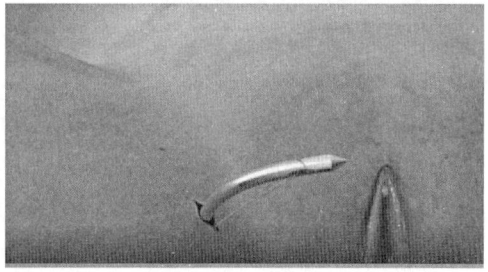

D. 从皮肤切口穿出

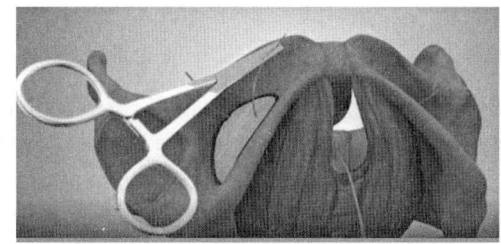

E. 拉出吊带一端

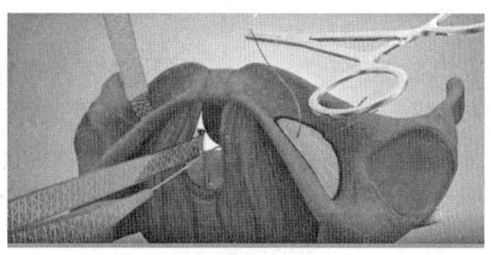

F. 两边相同处理

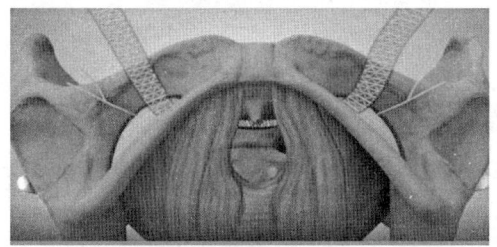

G. 将吊带固定到适宜位置

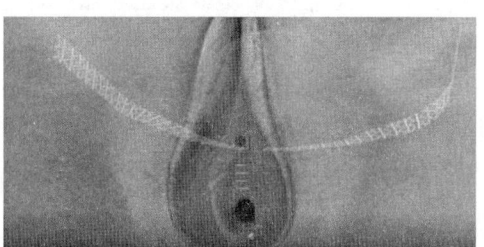

H. 缝合阴道前壁

图10-6 TVT-O手术步骤

意事项,以及术后可能出现的并发症,让患者有充分的思想准备,心情放松地接受手术。心理护理贯穿于TVT-O围手术期,术后仍应继续心理疏导和护理。

3. 术后护理

(1) 一般护理:给予全身麻醉后常规护理。观察手术切口有无红肿、渗血等。术后阴道内置入聚维酮碘纱条,24小时内拔出,切勿遗漏,注意观察有无阴道出血。

(2) 导尿管的护理:术后通常留置导尿管1天,拔管前应保持导尿管通畅,观察尿色、尿量。拔除导尿管后观察患者排尿情况,指导患者多饮水,尽早排出小便,避免膀胱过度充盈。对再次留置导尿管者应严格执行无菌操作。

(3) 饮食指导:遵医嘱合理进食,循序渐进更改饮食。

(4) 活动指导:鼓励其床边活动,逐渐增加活动量。术后次日拔除导尿管后,鼓励患者早期活动。

4. 并发症的观察及护理

(1) 膀胱穿孔:术中反复膀胱镜检查必不可少。如果术中出现膀胱穿孔,应重新穿刺安装,保留导尿管1~3天。如于术后发现,则应取出TVT,留置导尿管1周,待二期手术再安置TVT。

(2) 出血:出血及耻骨后血肿并不罕见,多因穿刺过于靠近耻骨后或存在瘢痕组织有关。当出现耻骨后间隙出血时,可将膀胱充盈2小时,在下腹部加压,阴道内填塞子宫纱条,严密观察,大多可自行吸收。

(3) 排尿困难:多因悬吊过紧所致。另有部分患者可能与术前膀胱逼尿肌收缩受损、膀胱出口梗阻有关,对术后早期出现的排尿困难,可进行间歇性导尿。有$1\%\sim2.8\%$的患者术后出现尿潴留而需调整吊带,可在局麻下经阴道松解或切断TVT吊带,术后排尿困难多立刻消失,而吊带所产生的粘连对压力性尿失禁仍有治疗效果。

(4) 其他并发症:包括对置入吊带的异物反应或切口延迟愈合、吊带侵入尿道或阴道、肠穿孔和感染等,最严重的是髂血管损伤。

5. 健康教育 压力性尿失禁是中老年女性的一种常见疾病。首先,医护人员应逐步提高自身对该疾病的认识及诊治水平,广泛开展健康宣教活动,使公众认识并了解这是一种可以预防和治疗的疾病。便于对该疾病做到早预防、早发现、早治疗。对于压力性尿失禁患者还应注意心理疏导,向患者及家属说明本病的发病情况及主要危害,以解除其心理压力,将其对患者生活质量的影响降到最低限度。

(1) 指导患者注意避免使腹压增加的行为方式和生活习惯,多吃蔬菜和水果,保持大便通畅,治疗慢性咳嗽等。

(2) 指导患者有尿意时不应立即去上厕所,而应先集中注意力放松膀胱,抑制尿意,然后缓慢走向厕所。

(3) 加强盆底肌肉锻炼,用力收缩肛门和会阴,持续数秒钟后放松,连续10分钟,每日至少2次,以促使控尿能力恢复。

(4) 1个月内禁止性生活,保持会阴部皮肤清洁干燥。鼓励患者参加各类社交活动,摆脱疾病阴影,恢复信心,提高生活质量。

第二节 · 膀胱过度活动症的诊疗与护理

膀胱过度活动症(over active bladder，OAB)是一种以尿急症状为特征的症候群,常伴有尿频和夜尿症状,可伴或不伴有急迫性尿失禁,其明显影响患者的日常生活和社会活动,已成为困扰人们的一大疾病。近年来随着我国进入老龄化社会,糖尿病与神经系统损害性疾病日益增长,膀胱过度活动症的发生率逐年上升。

一、定义

《膀胱过度活动症诊断治疗指南》(2020年版)中指出,OAB没有尿路感染或其他明确的病理改变；尿动力学上可表现为逼尿肌过度活动,也可为其他形式的尿道或膀胱功能障碍。不包括由急性尿路感染或其他形式的膀胱尿道局部病变所致的症状。

尿急(urgency)是指一种突发、强烈,且很难被延迟的排尿欲望。急迫性尿失禁是指与尿急相伴随或尿急后立即出现的尿失禁现象。尿频指患者主观感觉排尿次数过于频繁,一般认为日间排尿≤7次为正常,但这一数值受到睡眠时间和饮水习惯等诸多因素的影响。夜尿指夜间(睡后到起床时间)因尿意而觉醒排尿1次以上,其原因可能为夜间多尿、睡眠障碍或OAB等。OAB为下尿路症状的一部分,仅表现为储尿期症状。

二、病因及发病机制

(一)病因

(1) 逼尿肌不稳定：由非神经源性因素所致,储尿期逼尿肌异常收缩引起相应的临床症状。
(2) 膀胱感觉过敏：在较小的膀胱容量时即出现排尿欲望。
(3) 尿道及盆底肌功能异常。
(4) 其他原因：如精神行为异常、激素代谢失调等。

(二)发病机制

1. **神经源性学说**　中枢神经、外周神经尤其是膀胱传入神经的异常都可以导致OAB症状。

2. **肌源性学说**　膀胱逼尿肌的自发性收缩和肌细胞间冲动传递增强,均可诱发逼尿肌不自主收缩,产生OAB症状。

三、诊断

(一)病史

1. **典型症状**　尿急、尿频等症状出现的时间及严重程度。
2. **相关症状**　排尿困难、尿失禁、性功能、肢体运动及排便状况等。
3. **相关病史**　泌尿及男性生殖系统疾病及治疗史；月经、生育、妇科疾病及治疗史；其他盆腔脏器疾病及治疗史；神经系统疾病及治疗史。

(二)体检

1. **泌尿系统体格检查**　视诊：看膀胱区有无隆起、尿道外口位置等。触诊：触及肾区有无隆起、压痛,输尿管行径区及膀胱区有无触痛,前列腺指诊时注意前列腺大小及有无结节、疼痛等。叩诊:叩击双肾区及输尿管行径区有无叩痛,膀胱区叩诊音等。听诊:听诊肾动脉区有无血管杂音。

2. 特殊体格检查　泌尿及生殖系统、神经系统等相关体格检查。

3. 实验室检查　尿液分析。

(三) 尿流率检查

它是检查排尿功能是否正常的辅助检查方法,根据尿流率曲线推算出各尿流率参数,包括最大尿流率、尿流时间、平均尿流率、最大尿流率时间、2秒钟尿流率及总尿量等。

(四) 排尿日记

鼓励患者记录排尿日记(表10-1),尤其对于不能描述每日液体摄入及排尿情况的患者。另外,排尿日记还可用于评估治疗效果等。推荐连续记录3~7天。

表10-1　排尿日记

姓名:
日期:

液体摄入			排尿情况			备注
时间	容量(mL)	性质	时间	尿量(mL)	伴随症状	

(五) 症状问卷

可选择膀胱过度活动症症状评分(over active bladder syndrome score,OABSS)问卷表(表10-2)和膀胱过度活动症问卷(over active bladder questionnaire,OAB-q)(表10-3)等。

表10-2　膀胱过度活动症症状评分(OABSS)问卷表

姓名:　　　年龄:　　　性别:
联系方式:　　　联系地址:

问题	症状	频率/次数	得分(请打√)
白天排尿次数	从早晨起床到晚上入睡的时间内,小便的次数是多少?	≤7	0
		8~14	1
		≥15	2
夜间排尿次数	从晚上入睡到早晨起床的时间内,因为小便起床的次数是多少?	0	0
		1	1

续　表

问　题	症　状	频率/次数	得分(请打√)
夜间排尿次数	从晚上入睡到早晨起床的时间内,因为小便起床的次数是多少?	2	2
		≥3	3
尿急	是否有突然想解小便、同时难以忍受的现象发生?	无	0
		每周<1	1
		每周≥1	2
		每日=1	3
		每日2~4	4
		每周≥5	5
急迫性尿失禁	是否有突然想解小便、同时无法忍受并出现尿失禁的现象?	无	0
		每周<1	1
		每周≥1	2
		每日=1	3
		每日2~4	4
		每周≥5	5
总得分			

备注:OAB的诊断标准:问题3(尿急)的得分≥2分,且总分≥3分。
OABSS对OAB严重程度的定量标准:轻度(3≤得分≤5)、中度(6≤得分≤11)、重度(得分≥12)。

表10-3　OAB-q简表

姓名：　　　　　　　　日期：
这份问卷主要用于评估在过去4周中,以下症状对您的困扰程度。请在最能表述该种症状所带给您的困扰程度的空格内打√。

在过去4个星期中,您是否曾因以下症状而感到困扰:	没有困扰	有点困扰	有些困扰	相当困扰	非常困扰	极其困扰
1. 因尿急而感到不适						
2. 有些预兆或毫无预兆突发尿急						
3. 偶有少量的漏尿						
4. 夜尿						

续 表

在过去4个星期中,您是否曾因以下症状而感到困扰:	没有困扰	有点困扰	有些困扰	相当困扰	非常困扰	极其困扰
5. 夜间因排尿而苏醒						
6. 因尿急而出现漏尿症状						

请仔细回顾在过去的4周中,您所有的膀胱相关症状及其对您生活的影响。请尽可能回答每一道有关您多少时间有此感觉的问题,并在最合适的空格内打√。

在过去4周中,有多少时间您的膀胱相关症状使您有如下困扰:	从来没有	很少时候	有些时候	相当多时	多数时候	所有时候
1. 需在公共场所设计到厕所的最快路径						
2. 觉得好像身体的某些地方出问题了						
3. 在夜间无法良好休息						
4. 因经常去厕所而感到沮丧和烦恼						
5. 尽量避免远离厕所的活动(如散步、跑步或远足等)						
6. 在睡眠中苏醒						
7. 减少体育活动(如体育锻炼、运动等)						
8. 与伴侣或配偶之间产生矛盾						
9. 在与他人结伴旅行时因需反复停下来去厕所而感到不自在						
10. 和家人或朋友之间的关系受到影响						
11. 睡眠时间不足						
12. 感到尴尬						
13. 一到陌生地点就想尽快找到最近的厕所						

(六)病原学检查

对怀疑有泌尿或生殖系统炎症者应进行尿液、前列腺液、尿道及阴道分泌物的病原学检查。

(七)细胞学检查

怀疑有尿路上皮肿瘤者进行尿液细胞学检查。

(八)影像学检查

尿路平片、静脉尿路造影、泌尿系统内腔镜、CT或MRI检查、泌尿系统超声等。

(九) 侵入性尿动力学检查

1. **目的** 确定有无下尿路梗阻,评估膀胱功能。

2. **指征** 尿流率减低或残余尿增多,首选治疗失败或出现尿潴留。在任何侵袭性治疗前,对筛选检查中发现的下尿路功能障碍需进一步评估。

3. **选择项目** 充盈期膀胱测压、压力-流率测定等。

(十) 其他检查

血生化、血清 PSA(男性 55 岁以上),对于高龄或怀疑认知能力有损害的患者可行认知能力的评估等。

四、治疗

(一) 行为治疗

1. **膀胱训练** 膀胱训练治疗 OAB 的疗效是肯定的。通过膀胱训练,抑制膀胱收缩,增加膀胱容量。训练要点是白天多饮水,尽量忍尿,延长排尿间隔时间,入夜后不再饮水,勿饮刺激性、兴奋性饮料,夜间可适量服用镇静安眠药物以安静入睡。治疗期间记录排尿日记,增强治愈信心。

(1) 延迟排尿:延长排尿间隔的时间,逐渐使每次排尿量>300 mL。

(2) 定时排尿:达到减少尿失禁次数,提高生活质量的目的。

2. **生物反馈治疗** 人们有意识地排尿和控制排尿,是由于体内存在着某些生物信息。生物反馈治疗就是应用生物反馈治疗仪,将这些体内信息放大,为患者所利用,学会将这些平时未加注意的信息纳入意识控制之下,主动进行排尿或控制排尿。置入肛门或阴道内的生物反馈治疗仪以声、光、图像等形式,记录膀胱的活动,当患者出现逼尿肌无意识性收缩或不稳定收缩时,仪器即发出特定的声、光、图像等信息,使患者能直接感知膀胱活动并有意识地逐渐学会自我控制,达到抑制膀胱收缩的目的。

3. **盆底肌训练** 通过生物反馈或其他指导方法,患者可学会通过收缩盆底肌来抑制膀胱收缩以及其他抑制尿急的策略。

4. **生活方式指导** 通过指导患者改变生活方式,如减肥、控制液体摄入量、减少咖啡因或酒精摄入等,可以改善患者症状。

5. **其他行为治疗** 如催眠疗法等。

(二) 药物治疗

1. **M 受体阻滞剂** 该药物治疗容易被大多数 OAB 患者接受,因而是 OAB 最重要和最基本的治疗手段。国内常用的 M 受体阻滞剂为:托特罗定和索利那新。这些药物通过拮抗 M 受体抑制储尿期逼尿肌收缩,并对膀胱具有高选择性作用,其在保证疗效的基础上,最大限度地减少了副作用,因此被广泛应用。托特罗定常用剂量为 2~4 mg/d,分为速释型和缓释型。索利那新采用剂量为 5~10 mg/d,可根据病情调整剂量。M 受体阻滞剂有一些副作用,如口干、便秘、眼干、视力模糊、尿潴留等,闭角型青光眼的患者不能使用 M 受体阻滞剂。

2. **镇静、抗焦虑药** 中枢神经系统的多个区域参与了排尿控制,如皮质和间脑以及中脑、延髓和脊髓。可选择与这些神经通路有关的神经递质,如 γ-氨基丁酸、5-羟色胺、多巴胺和谷氨酸等。OAB 的治疗药物中,最常用的是丙米嗪,不仅有抗胆碱及拟交感作用,还可能有中枢性抑制排尿反射的作用,被推荐用于治疗混合性、急迫性、压力性尿失禁。但丙米嗪起效较慢,服用数周后才能见效。不良反应有体位性低血压及心律失常。另一抗抑郁药物度洛西汀,通过抑制中枢对5-羟色胺和去甲肾上腺素的再摄取,增加尿道外括约肌张力。

3. **钙通道阻断剂** 钙拮抗剂,如维拉帕米、硝苯地平等可通过阻滞细胞外钙离子内流从而抑制膀胱逼尿肌的收缩;钾离子通道开放剂则通过增加钾离子外流,引起细胞膜超极化,使平滑肌松弛。

4. **其他药** 前列腺素合成抑制剂(吲哚美辛)、黄酮哌酯等。

(三) 中医药治疗

近年来,从中医角度看待OAB,其病症范畴为"淋证"中的"劳淋""热淋",且患者病症位于膀胱处,可确诊其病机与肾脾相关,指出尿频受肾阳虚衰、气淋、气郁所致,故需结合虚证、淋证为诊治依据。以补肾益气、清热通淋为主要治疗,中医主张辨证施治。OAB患者可给予中草药、针灸加以辅助治疗。艾灸操作便捷,有祛风化湿、止痛止痒、抗炎解痉疗效,缓解膀胱过度活动症状,主要穴位为中极、关元、中髎、肾俞。利用针刺相关穴位来调节膀胱与尿道的中枢神经及周围神经,对神经功能起到促使兴奋和有效抑制的双向调节作用,对其穴位加以治疗,利用艾灸镇静、镇痛、抑制变态反应,起到解痉、改善循环等多种效果,每日针灸,临床症状改善明显。

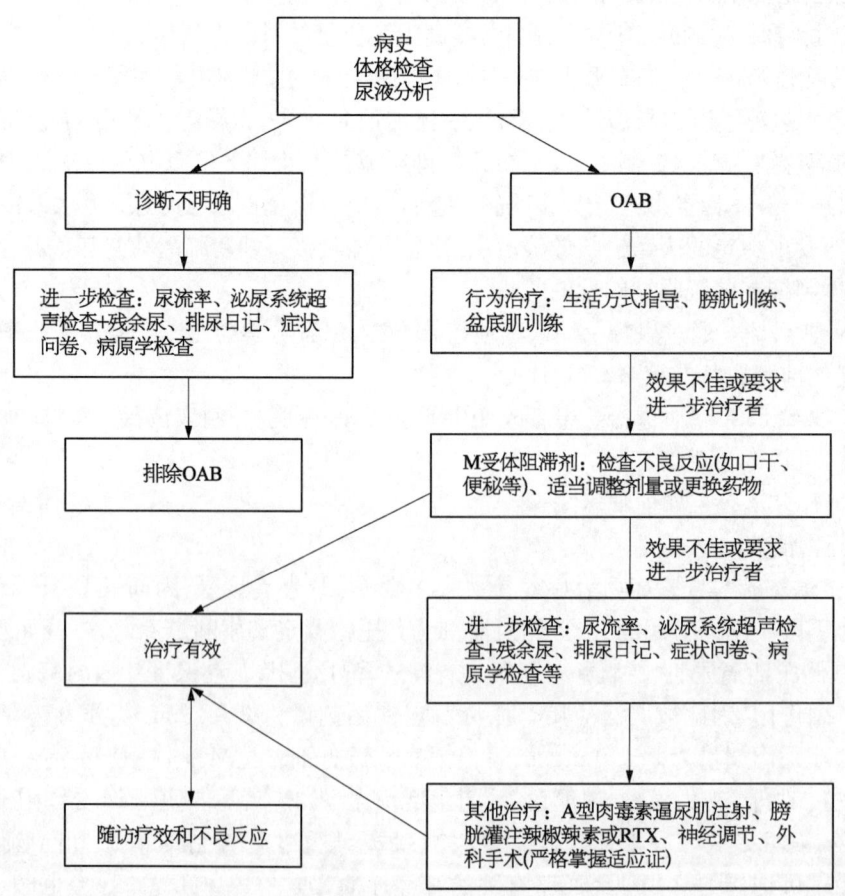

图10-7 诊疗流程图

(四) 外科治疗

外科治疗仅用于严重低顺应性膀胱、膀胱容量过小,且危害上尿路功能、经其他治疗无效者。包括逼尿肌横断术、自体膀胱扩大术、肠道膀胱扩大术、尿流改道术。

(五) 其他治疗

包括 A 型肉毒素膀胱逼尿肌多点注射,其对严重的逼尿肌不稳定具有疗效,对 M 受体拮抗剂治疗效果欠佳或不能耐受副作用者,可以使用 A 型肉毒素逼尿肌注射治疗。也可膀胱灌注透明质酸酶或辣椒辣素,这些物质灌注后可降低膀胱感觉传入,对严重的膀胱感觉过敏者适用。骶神经电调节治疗对部分顽固的尿频、尿急及急迫性尿失禁患者有效。总之,OAB 患者多采用行为疗法和药物疗法的联合应用。M 受体阻滞剂作为治疗 OAB 的主要手段,其有效率可达到 75%(图 10-7)。

OAB 可见于各年龄段患者,以婚后中老年妇女多见。行为干预和药物联合治疗中,心理和精神因素与 OAB 的发病及其症状的轻重有一定关系。所以对这类患者需要耐心解释,指导患者正确认识,积极配合治疗,早日康复。

第三节 · 神经源性膀胱的诊疗与护理

神经源性膀胱(neurogenic bladder,NB)是由于神经控制机制出现紊乱而导致的下尿路功能障碍,通常需在存有神经病变的前提下才能诊断。根据神经病变的程度及部位的不同,神经源性膀胱有不同的临床表现。此外,神经源性膀胱可引起多种长期并发症,最严重的是上尿路损害、肾功能衰竭。神经源性膀胱的临床表现和长期并发症往往不相关,因此,早诊断并对后续并发症的风险早预防,有非常重要的意义。

一、病因及分类

所有可能影响储尿和(或)排尿神经调控的疾病都有可能造成膀胱和(或)尿道功能障碍,神经源性膀胱的临床表现与神经损伤的位置和程度可能存在一定相关性,但并无规律性,目前尚缺乏大样本的神经源性膀胱的流行病学研究数据。

(一) 病因

1. 中枢神经系统　包括脑血管意外、颅脑肿瘤、压力正常的脑积水、脑瘫、智力障碍、基底节病变、多系统萎缩、多发性硬化、脊髓病变、椎间盘病变及椎管狭窄等。
2. 外周神经系统　糖尿病、酗酒、药物滥用,其他不常见的神经病变,如卟啉病、结节病。
3. 感染性疾病　获得性免疫缺陷综合征、急性感染性多发性神经根炎、带状疱疹、人 T 淋巴细胞病毒感染、莱姆病、脊髓灰质炎、梅毒及结核病等。
4. 医源性　脊柱手术、根治性盆腔手术,如直肠癌根治术、根治性全子宫切除术、前列腺癌根治术、区域脊髓麻醉等。
5. 其他　Hinman 综合征、重症肌无力、系统性红斑狼疮及家族性淀粉样变性多发性神经病变等。

(二) 分类

目前尚无理想且统一的神经源性膀胱分类方法。国际尿控协会(International Continence

Society，ICS)仅将下尿路功能与功能障碍分为储尿期和排尿期两部分描述，并基于尿动力学结果针对患者储尿期和排尿期的功能提出一个分类系统(表10-4)，该分类可以较好反映膀胱尿道的功能及临床症状，但其没有反映上尿路状态，也需要补充相应的神经系统病变的诊断。

表10-4 国际尿控协会排尿功能障碍分类

储尿期	排尿期
膀胱功能	膀胱功能
逼尿肌活动性	逼尿肌收缩性
正常或稳定	正常
逼尿肌过度活动	逼尿肌收缩力低下
特发性	逼尿肌无收缩
神经源性	尿道功能
膀胱感觉	正常
正常	尿道梗阻
增强或过度敏感	尿道过度活动
减弱或感觉低下	机械梗阻
缺失	
非特异性	
膀胱容量	
正常	
高	
低	
顺应性	
正常	
高	
低	
尿道功能	
正常	
功能不全	

二、临床表现

(一) 泌尿生殖系统症状

1. **下尿路症状** 包括储尿期症状、排尿期症状和排尿后症状。储尿期症状含尿急、尿频、夜尿增多、尿失禁、遗尿等；排尿期症状含排尿困难、膀胱排空不全、尿潴留、尿痛等；排尿后症状含尿后滴沥等。上述症状推荐以排尿日记形式加以记录。

2. **膀胱感觉异常** 如有无异常的膀胱充盈感及尿意等。

3. **泌尿系管理方式的调查** 有无腹压排尿、叩击排尿、挤压排尿、自行漏尿等。

4. **性功能障碍症状** 生殖器区域敏感性；男性注意是否存在勃起功能障碍、性高潮异常、射精异常等；女性注意是否存在性欲减退、性交困难等。

5. **其他** 如腰痛、盆底疼痛、血尿、脓尿等。

(二)肠道症状

频繁排便、便秘或大便失禁、直肠感觉异常、里急后重感等。

(三)神经系统症状

包括神经系统原发病起始期、进展期及治疗后的症状,如肢体感觉运动障碍、肢体痉挛、自主神经反射亢进、精神症状及理解力等。

(四)其他症状

如发热及血压增高等自主神经功能障碍症状。

三、诊断

神经源性膀胱的早期诊断和客观评估非常重要,只有早期诊断才能及时治疗,防止并发症的产生与进展。神经源性下尿路功能障碍的出现有时可能并不伴随神经系统症状,但却仍然提示有神经系统病变存在的可能。早期诊断与治疗,能有效避免不可逆的下尿路甚至上尿路病变的发生与进展。

(一)神经系统病史

在接诊神经源性膀胱患者时要详细了解患者的神经系统状况,如有无先天性疾病、外伤、帕金森病和脑血管意外等病史,并进行神经学的相关检查。此外,还需了解患者有无与神经性疾病相关的性功能及排便功能异常,如阴茎勃起功能障碍、便秘等。

(二)体格检查

除了必要的全身系统检查外,还应着重进行泌尿外科专科检查和全身神经系统检查。

1. 泌尿及生殖系统检查 所有怀疑神经源性膀胱的患者均应进行标准的、完整的泌尿系统体格检查,包括肾脏、输尿管、膀胱、尿道、外生殖器等的常规体检,还要注意腰腹部情况。应常规进行肛门直肠指诊,了解肛门括约肌张力和是否存在大便嵌塞等情况。女性要注意是否合并盆腔脏器脱垂等。男性还要检查前列腺,了解其软硬质地和是否有波动感,因前列腺炎症和前列腺脓肿在神经功能障碍的男性中并非少见,特别是长期留置导尿管的患者。

2. 神经系统检查

(1)精神状态:通过简单的检查可以大致了解患者的精神状态,还需进一步评估患者的感知能力(通过视、听、味、嗅4个方面进行会谈和相关医学检测)、定向力(包括时间定向力、空间定向力、人物定向力、地点定向力)、记忆(通过回忆法和再认法,用韦氏记忆等量表进行评估)、语言表达等(包括提问、复述、自发性语言、命名、阅读、书写等)。有些神经系统疾病,如多发性硬化症、阿尔茨海默病和颅内肿瘤等,对患者的意识和排尿功能都有影响。

(2)运动功能检查:主要用于评价相应部位肌力的大小,肌力一般分为6个级别。0级:肌肉无收缩,关节无运动是完全性的瘫痪。1级:肌肉稍有收缩,但是不能够带动关节运动。2级:肌肉收缩能够带动关节活动,但是不能对抗肢体的重力。3级:能够对抗肢体的重力,但是不能够对抗阻力。4级:能够部分对抗阻力,使关节产生活动,但是关节并不稳定。5级:能够对抗阻力,肌力正常,关节稳定。一般情况下,肌力减弱表示相应的支配外周神经损伤,肌力亢进多见于对应脊髓节段以上部位的中枢神经系统损伤。

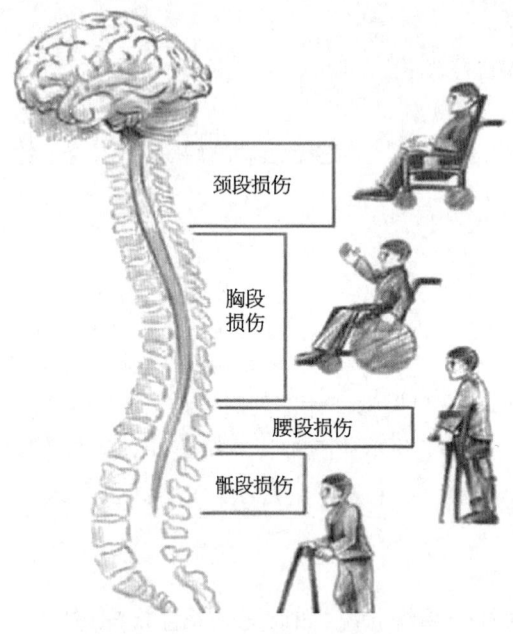

图 10-8 脊髓损伤示意图

(3) 感觉功能检查：某个区域皮肤的感觉缺损可以定位于相应的一个或多个脊髓节段，往往能提示脊髓损伤的部位(图 10-8)。

(4) 神经反射检查：神经反射可以客观地证实神经损伤的存在和定位，最常用的检查方法如下。

1) 球海绵体反射：当用针刺阴茎头的背部时或轻捏龟头施以少许压力时(女性刺激阴蒂)，留置尿管者可牵拉尿管，表现为球海绵体肌和肛门外括约肌的收缩。

2) 提睾反射：用钝头竹签由下向上轻划股内侧上方皮肤，可以引起同侧提睾肌收缩，使睾丸上提，叫提睾反射。

(三) 实验室检查

尿常规检查了解有无泌尿系统的感染及血尿、蛋白尿的存在；血清肌酐和尿素氮检查可以监测肾功能的状态；尿细菌学检查可以通过检查明确病原菌种类，并根据药物敏感试验结果选择敏感药物。

(四) 影像学检查

1. 泌尿系统超声　此检查无创、简便易行，通过检查可重点了解肾、输尿管、膀胱的形态及残余尿。

2. 泌尿系统平片　可了解有无隐性脊柱裂等腰骶骨发育异常、是否合并泌尿系统结石等。

3. 静脉尿路造影　是一个传统的了解肾、输尿管、膀胱形态及分侧肾功能的影像学方法，检查的成功依赖于有足够的肾功能，在肾功能异常时应慎重使用造影剂，以免加重肾脏的损害。

4. 泌尿系统 CT　CT 扫描为上尿路解剖提供有用的信息，能够较直观地了解肾脏皮质厚度、肾盂积水的形态改变、输尿管扩张程度、泌尿系统结石和新生物等。

5. 泌尿系统 MR 水成像　MRU 对上尿路的评估与 CT 相似，在冠状面等多个层面非常清晰地完整显示肾盂积水形态、输尿管迂曲扩张等尿路形态变化，并对上尿路积水扩张程度进行分度。

(五) 膀胱镜检查

详见第一章第三节。

(六) 尿动力学检查

尿动力学检查能对下尿路功能状态进行客观定量的评估，是揭示神经源性膀胱患者下尿路功能障碍的病理生理基础的唯一方法，在神经源性膀胱患者的诊疗与随访中具有不可替代的重要位置。患者病史、症状及体检结果是选择尿动力检查项目的主要依据，鉴于大部分尿动力学检查项目为有创性检查，因此应当先行排尿日记、自由尿流率、残余尿测定等无创检查项目，再进行充盈期膀胱测压、排尿期压力-流率测定、肌电图检查、神经电生理检查等有创检项目。

尿流动力学主要研究排尿过程，包括：① 尿流测定，评估尿流率；② 膀胱压力测定，评估膀胱充盈相（即膀胱储尿期）；③ 压力-流率测定，评估膀胱排空功能（即排尿）；④ 肌电图，评估自主性尿道括约肌活动度；⑤ 膀胱造影，在膀胱充盈和排空时评估膀胱的影响；⑥ 尿道压力图，评估自主性尿道括约肌功能；⑦ 残余尿，排尿后的膀胱内残余尿量。影像尿动力学是证实神经源性膀胱患者尿路功能障碍及其病理生理改变的"金标准"。

示例：患者女，53岁，宫颈癌术后4年，主诉排尿量少，尿不尽感。无放疗史。尿流动力学报告见图10-9。

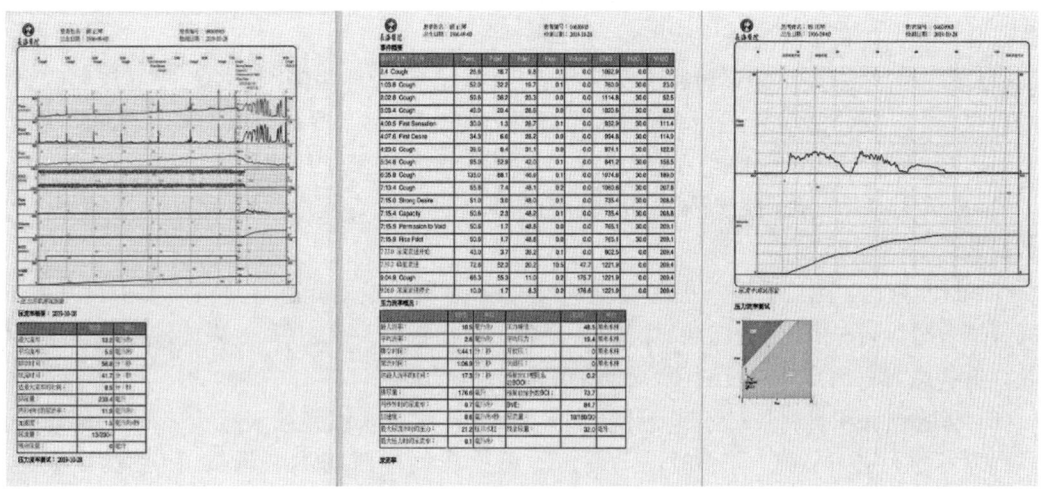

图10-9 尿流动力学报告

诊断：① 神经源性下尿路功能障碍；② 逼尿肌收缩无力；③ 低顺应性膀胱。

影响：① 最大尿流率降低，尿流间断，呈腹压排尿，残余尿300 mL。② 储尿期：逼尿肌稳定性、敏感性可，顺应性降低，储尿期未见漏尿，未见双侧上尿路显影。③ 排尿期：未见逼尿肌明显收缩，以腹压收缩排尿为主，尿流率降低，尿流间断，膀胱无法完全排空。

四、治疗

（一）神经源性膀胱的治疗目标与原则

1. **神经源性膀胱的治疗目标** ① 保护上尿路功能；② 恢复（或部分恢复）下尿路功能；③ 改善尿失禁、提高患者生活质量。其中，首要目标是保护肾脏功能，使患者能够长期生存；次要目标是提高患者生活质量。在治疗规划过程中应进一步考虑以下问题：患者的残疾状况、治疗成本、技术复杂性，以及可能出现的并发症。

2. **神经源性膀胱的治疗原则** ① 首先要积极治疗原发病，在原发的神经系统病变未稳定以前应以保守治疗为主；② 选择治疗方式，选择应遵守先保守后外科的次序，遵循逐渐从无创、微创再到有创的循序渐进原则；③ 单纯依据病史、症状和体征、神经系统损害的程度和水平不能明确下尿路功能状态，影像尿动力学检查对于治疗方案的确定和治疗方式的选择具有重要意义；④ 神经源性膀胱患者的病情具有临床进展性，因此治疗后应定期随访，随访应伴随终生,病情进展时应及时调整治疗及随访方案。

(二) 神经源性膀胱的常用治疗方法

1. 非手术治疗　在神经源性膀胱的治疗中,保守治疗占有十分重要的地位。相对于手术治疗,其侵入性小、价格低廉、实用,若使用得当,几乎很少有严重的不良反应,能够有效延缓神经源性膀胱的进展,改善患者的生活质量。

(1) 导尿:无论是以促进储尿还是排尿为目的,间歇性导尿都能有效地治疗神经源性膀胱,免除长期带导尿管甚至耻骨上膀胱造瘘的痛苦,并为进一步治疗(膀胱扩大术、可控性尿流改道术)创造条件。

(2) 辅助治疗:① 定时排空膀胱;② 盆底肌训练;③ 训练"扳机点"排尿;④ 男性使用外部集尿装置;⑤ 盆底生物反馈。

(3) 药物治疗:① 治疗逼尿肌过度活动的药物,如 M 受体阻滞剂;② 治疗逼尿肌收缩无力的药物,如 M 受体激动剂;③ 降低膀胱出口阻力的药物,如 α 受体阻滞剂;④ 增加膀胱出口阻力的药物,如 α 受体激动剂;⑤ 减少尿液产生的药物,如去氨加压素等。

(4) 针灸疗法:针灸治疗糖尿病所致的感觉麻痹性膀胱有较好效果,对于早期病变,疗效尤其显著。

(5) 封闭疗法:此法适用于上运动神经元病变(逼尿肌反射亢进),封闭后效果良好者,残余尿量显著减少,排尿障碍症状明显好转。少数患者在封闭1次之后,效果能维持数月至1年之久。这些患者只需定期进行封闭,无须采用手术。

(6) 膀胱训练和扩张:对尿频、尿急症状严重,无残余尿或残余量很少者可采用此法治疗。嘱患者白天定时饮水,每小时饮 200 mL,将排尿间隔时间尽力延长,使膀胱容量逐步扩大。

2. 手术治疗　其作用是提高膀胱顺应性及容量,改变膀胱出口阻力。需经非手术治疗证明无效,并在神经病变稳定后进行。下尿路机械性梗阻患者应考虑首先去除梗阻因素。

手术方法分为治疗储尿功能障碍的术式、治疗排尿功能障碍的术式、同时治疗储尿和排尿功能障碍的术式和尿流改道术式四大类。泌尿外科常见手术方式有膀胱扩大术、骶神经电刺激等。

(1) 膀胱扩大术:肠膀胱扩大术包括回肠、结肠和回盲肠膀胱扩大术,其中以回肠膀胱扩大术最为常见。通过增加膀胱容量、降低储尿期压力、减少逼尿肌过度活动及重建膀胱输尿管抗反流机制来达到保护肾功能、控制尿失禁的目的。

1) 术前准备

A. 心理护理:针对患者的情况,讲解与手术相关的知识,术前、术后注意事项,以及可能会出现的并发症及相应的处理方法,缓解患者紧张的情绪,给予心理疏导,鼓励患者配合治疗。

B. 胃肠道准备:① 用药:术前晚给予硫酸镁 50 g+100 mL 温开水口服,起到清洁肠道的作用。② 饮食方式:术前第 3 天开始半流质,术前第 2 天流质,术前 1 天禁食,术前 8 小时禁水。③ 清洁灌肠:术日早晨清洁灌肠 1 次。④ 留置胃管。

2) 术后护理

A. 术后常规护理:术后持续心电监护及低流量吸氧,严密观察意识及生命体征。麻醉尚未完全清醒时,取平卧位,头偏向一侧,避免误吸;麻醉清醒、血压平稳后,取半卧位,利于呼吸及有效引流。观察呼吸道情况,雾化吸入去痰,保持呼吸道通畅。各引流管贴好标识及注明留置时间,妥善固定,保持通畅,分别记录不同管道引流液的颜色、性质和量,密切观察伤口敷料,如果有大量渗血、渗液,及时通知医生处理。观察患者皮肤情况,防止压疮的发生。

B. 导管护理:① 胃管:患者术后行胃肠减压,保持负压及引流通畅,以免影响肠吻合口的愈合,待患者的肠道功能恢复后方可拔除胃管。② 腹腔引流管:密切观察引流液的颜色、性质和量,如果连续3天该引流管的引流量<10 mL,即可拔除腹腔引流管。③ 膀胱造瘘管和尿管:术中截取的回肠具有分泌肠黏液的功能,肠黏液持续分泌,容易堵塞引流管。因此,应定时沿离心方向挤捏膀胱造瘘管及尿管,防止引流管堵塞。

C. 饮食指导:术后早期需禁食,持续胃肠减压,给予静脉高营养液持续静脉滴入,拔除胃管后根据患者情况遵医嘱指导患者饮食方式逐渐过渡。

D. 膀胱冲洗护理:早期用生理盐水冲洗,至少3次/天,术后肠黏膜继续产生黏液,任何时候发现黏液导致引流不畅均要及时冲洗,先冲洗膀胱造瘘管再冲洗导尿管。拔除导尿管后,指导患者家属进行清洁间歇导尿,导尿次数为5~6次/天,选择大小合适的导尿管。

3) 常见并发症

A. 尿路感染:术后患者间歇性清洁导尿,因此菌尿比较普遍,即使每天预防性使用抗生素亦难以避免。膀胱扩大术后尿路感染症状与普通尿路感染症状略有不同,主要表现为尿液由清变浊,有异味,下腹隐痛和出现轻微血尿、发热。

B. 水、电解质紊乱及酸碱平衡失调:氯和酸(以氨的形式)经扩大膀胱的肠黏膜重吸收,因此术后患者血Cl水平升高、HCO_3^-水平降低,但只要按时导尿,维持正常的肾功能,通常不会出现酸中毒。酸中毒的主要临床表现为疲倦、虚弱、厌食和烦渴等。

C. 尿路结石:手术截取的结肠黏膜还会继续分泌黏液,如果肠黏液长时间滞留在患者膀胱内,会成为感染源和结石形成的核心,增加结石的发生率。

D. 膀胱穿孔:自发性膀胱穿孔的临床表现有腹痛、腹胀、发热、脓毒症、恶心、呕吐、排尿或导尿量减少等。如出现上述症状,应及时返院就诊。

(2) 骶神经电刺激

1) 临时电极经皮穿刺骶神经调节测试:患者取俯卧位,体表定位标出S_2、S_3、S_4骶神经孔位置。用穿刺套针穿入骶孔,从0 V开始逐渐增加电压刺激骶神经根,观察患者的感觉和运动应答。从S_3骶孔拔出穿刺套针导芯,插入测试电极,退出穿刺针外套,将电极固定并与脉冲发生器连接。

2) 植入术:在全麻下进行,体位同上述测试。取骶正中切口,逐层切开皮肤、皮下组织和腰背筋膜,显露出S_3骶孔,将永久电极插入选定的骶孔并测试以调节深度,合适的深度应保证电极的4个触点中至少3个有理想的运动应答。将永久电极缝合固定于骶骨骨膜上,确保电极不发生移位。在髂后上嵴水平的侧腹壁另做一切口,长约5 cm,在皮下组织和肌膜表面之间分离出一个可容纳神经调节器的空隙,将电极另一端经过皮下隧道引至该间隙,置入神经调节器,用导线将永久电极和神经调节器连接起来,1周后启用体内脉冲发生器。

我们推测神经源性膀胱患者的泌尿系功能障碍只是盆底功能调节障碍的一部分,因此应用骶神经电刺激治疗神经源性膀胱的确切机制有待于进一步研究,目前尚无有效指标能够预测术后效果。但此项技术测试过程简便、创伤小,对于复杂的神经源性膀胱患者仍具有应用价值。

　　神经源性膀胱是一种不稳定状态,甚至可以在短时期内发生很大变化,因此推荐进行长期规律的随访。通过随访可以了解膀胱尿道功能状况和泌尿系统有无并发症发生,并根据随访结果对治疗方案作出相应调整。总之,在当前技术状态下,神经源性膀胱治疗的黄金法则为"有效、安全、微创"。

第十一章
泌尿外科护理研究与循证实践

第一节·临床护理科研选题与设计

自2011年2月起,护理学成为一级学科,它的发展越来越受到人们的关注。护理科研是通过科学的方法,反复探索护理领域中的问题,并用以直接或间接地指导护理实践的过程。通过护理科研,逐步达到改进护理工作、提高护理质量、提升患者安全和优质服务、保证公平及时、合理成本效益的目的。成功的护理科研则取决于初始的科研选题。护理科研的选题和设计反映护理科研工作的中心思想,也就是研究成果的主线。因此,现就临床护理科研的选题及设计方面进行以下介绍。

一、概述

(一)护理科研的发展史

第一位从事护理学研究的学者——南丁格尔。在1854年克里米亚战争中,她书写了第一篇护理研究报告。她通过观察记录现象,写出控制院内感染的报告,改善护理工作,在1860年,形成第一个系统研究领域,建立第一所南丁格尔护士学校。

随后,国外的护理学迅速发展。1923年,耶鲁大学成立护理系。1952年,美国《护理研究》(NURSING RESEARCH)创刊。1955年,美国护士基金会(American Nurse's Foundation)成立。并于1960年和1980年,美国分别开始护理硕士、博士教育。目前,全世界有100余种护理期刊。

国内的护理学科起步较晚,发展缓慢。我国于1954年才创立《中华护理杂志》。1986年,开始本科教育,将"护理研究"课程纳入本科教学。1992年和2003年,分别开始护理硕士和博士教育。2010年,批准设置护理专业学位。2011年,设置护理学为一级学科。到目前为止,我国的护理学术期刊有20余种(图11-1)。

据报道,我国科研项目重复率达60%。其中,完

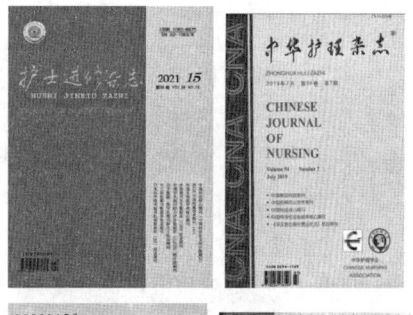

图11-1 国内护理学期刊(部分)

重复率达 40%。所以,选题才是护理研究的重要环节,也是主要环节。

(二) 选题与研究的一般路径

1. 聚焦疑问　科研问题的产生往往来自深入细致的观察和勤于思考的习惯。在日常护理工作中,当工作流程不畅时、照护患者存在疑惑时、同事或学员提出异议时,都要结合工作中的异常点进行聚焦总结。

2. 查新创新　针对产生的疑问,可采用文献回顾、学术交流、咨询同行等方式进行查新。确定疑问是否已经被解答,了解目前的研究进展。另外,开拓思路,在现存的基础上反复斟酌,迸发出心得创新点。

3. 科学研究　在确定科研目标后,就进入了科学研究阶段。通过方法设计、资料收集和数据分析等方法提炼结果,最终形成科研成果。

护理科研同其他科学研究一样,具有探索性和创新性,这些本质便要求科学研究者具有主动性和计划性。

(三) 护理科研的基本步骤

发现问题、文献咨询、科研设计、资料收集与分析、结果讨论、指导实践。

二、护理研究的类型

(一) 定义

护理研究的类型主要分为两种,一种是定量研究,一种是定性研究。定量,就是以数字化符号为基础去测量,定量研究是通过对研究对象的特征按某种标准的比较来测定对象特征数值,或求出某些因素间的量的变化规律。定性研究是指通过发掘问题、理解事件现象、分析人类的行为与观点以及回答提问来获取敏锐的洞察力。目的是深入研究对象的具体特征或行为,进一步探讨其产生的原因。

简单来说,定量研究是运用抽样方法、研究工具及数值统计进行研究,确定研究问题的量、差异及准确情况,被称为"实证主义"。而定性研究被称为"诠释主义",主要为叙述或发现性研究。具体情况要根据课题研究的选题内容,来确定研究类型。例如:"易怒青少年和非易怒青少年""高血压和心脏病的发病有无差异"属于定量研究。"易怒青少年的切实经历结构是什么?"所获内容将如同一本真实故事,则属于定性研究。

(二) 定量研究

1. 定量研究的要素　包括三大要素,分别是研究对象、干预方法和效应指标。

(1) 研究对象:也称受试对象,指被试验的客体,即被处理因素作用的对象。研究对象的选择也具有一定的要求,一般分为动物和人两种。

1) 以动物为研究对象可根据其种类、品系和一般生理指标(如年龄、性别、体重、窝别和营养状况)等因素来选择。在种类和品系方面,要选择对处理因素敏感、试验效应易于观察的动物作为研究对象。

2) 以人为研究对象,应考虑以下因素:① 一般因素,如性别、年龄、嗜好、生活习惯等;② 社会因素,如职业、家庭情况、心理状况等;③ 疾病因素,如诊断方法、病种、病程、并发症等。

例如:我们选择"肿瘤患者生存质量"这一研究课题,即肿瘤患者为研究对象。那么影响研究对象的因素分为：① 一般因素，年龄、民族、文化程度。② 社会因素，婚姻状态、工作情况、医疗费用支付方式、平均月收入和有无宗教信仰。③ 疾病因素，病理诊断、肿瘤分期、化疗方案、有无肿瘤转移、有无慢性病和卡氏功能状态评分量表（Karnofsky performance status，KPS）等。

以上这些因素的变化时刻影响着科研结果的真实性和正确性。当研究组间出现变量差异，产生系统误差，这就叫作偏倚。偏倚（bias）指平均研究结果与其真实值之间的系统偏离。偏倚分为3种，即选择性偏倚（selection bias）、测量性偏倚（measurement bias）和混杂性偏倚（confounding bias）。

选择性偏倚，是指将研究对象分成观察组和对照组时采用的方法不正确；测量性偏倚，是指观察组和对照组所采用的测量和观察方法不一致；混杂性偏倚，是指在评价被研究的因素与疾病的关系时，外来因素与该病和研究因素均有联系。

那么，为了避免发生偏倚，就要做好研究对象的选择。具体措施如下。

第一，应严格规定纳入标准和排除标准。如"白内障超声乳化术前散瞳方法的探讨"，应选择"排除糖尿病、葡萄膜炎、高度近视眼、青光眼等影响散瞳效果"的病例。

第二，正确使用盲法。盲法是指在研究过程中，指标的观测、数据的收集和结论的判断均在不知道研究对象分配的组别、不知道接受的是试验措施还是对照措施的前提下进行。

盲法分为非盲、单盲、双盲和三盲。非盲又称开放试验，即受试对象和研究者均知道试验组和对照组的分组情况，以及给予的干预措施。单盲只有研究者知道，而受试对象不知道。双盲是指受试对象和试验执行者双方均不知道分组情况。三盲是指受试对象、试验执行者和报告者三方均不知情。

第三，关注受试对象的依从性。依从性（compliance）是在临床研究中，患者执行规定的试验措施时所接受和执行的程度。受试对象的依从性一方面影响到受试对象的切身利益，另一方面直接关系到研究数据的真实性和客观性，所以保障研究对象的依从性至关重要。

（2）干预方法：又称试验方法，是指为观察或阐明试验效应而施加于研究对象的因素，是对试验结果产生主要影响的因素。干预方法的选择要求根据研究目的确定、选择主要因素、尽量标准化、不宜过于单一、遵循伦理原则。

（3）效应指标：也称观察指标，是衡量处理因素所产生效应（结果）的尺度和方法，分为硬指标和软指标。效应指标应选择特异性高（如专用工具）、客观性强（如仪器、量表、检验）、灵敏度高（如信度）、精确性强（如效度）的方法。

2. 定量研究设计的原则　分为随机原则、对照原则和重复原则。

（1）随机原则：是指样本由总体中抽取，使每一个观察对象（层次、水平）有同等的机会被抽取，排除个体差异的影响，以保证组间非处理因素均衡。其中抽样方法的类型分为完全随机抽样、分层抽样、整群抽样（如性别）、目的抽样、便利抽样。

（2）对照原则（图11-2）：是指通过对照可以鉴别处理因素与非处理因素的差异。对照组和试验组只有处理因素取值不同，干扰因素取值相同。常用

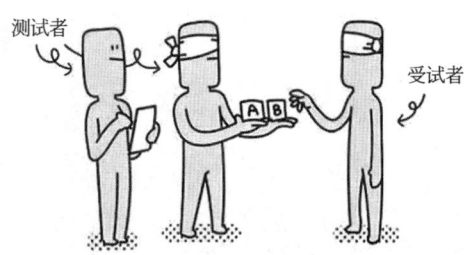

图11-2　对照原则

的对照方法：空白对照、试验对照、标准对照、自身对照、相互对照、历史对照。对照原则并不适用于所有的定量研究。例如：新措施、新方法等适合设立对照，而罕见病、严重疾病、特效药物、常规工作、违反伦理等则不适合设立对照。

（3）重复原则：消除非处理因素影响的重要手段，可用于研究样本含量的大小，计算最少的样本量等。

（三）定性研究

定性研究大多为叙述或发现性研究，如理解人的感受、民族差异点，多运用叙述或观察的资料分析其内容；主要包括现象学研究、人种学研究、历史研究、根基理论研究、行动研究、叙述研究、个案研究。例如："如何照顾已经宣布脑死亡的病患，但仍维持其生命以待捐赠器官？"

（四）护理研究成果的形式

护理研究成果的形式多样（图11-3、图11-4），大致有以下几种。

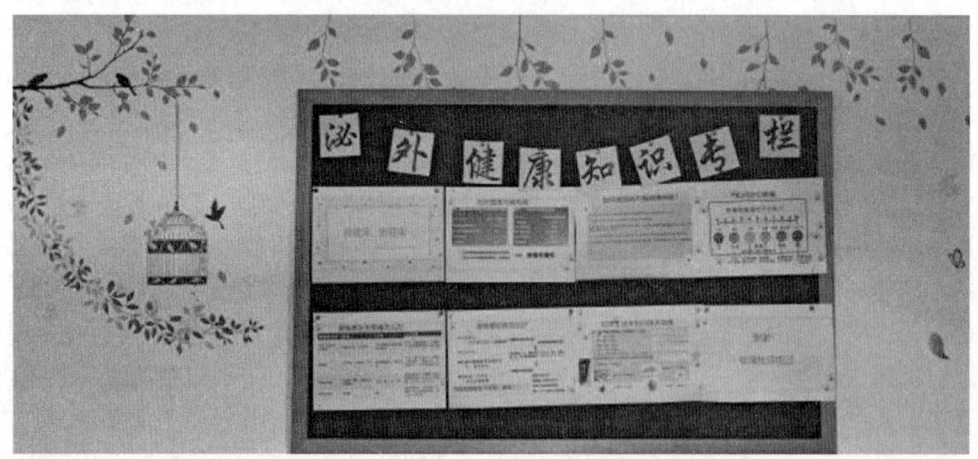

图11-3　护理研究成果1

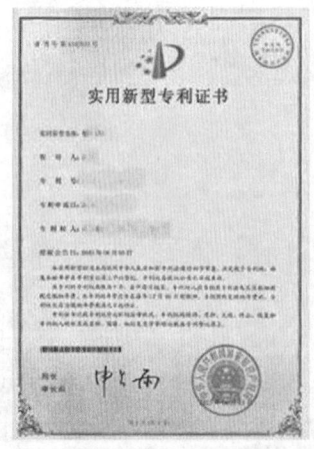
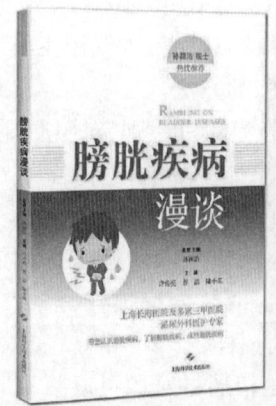
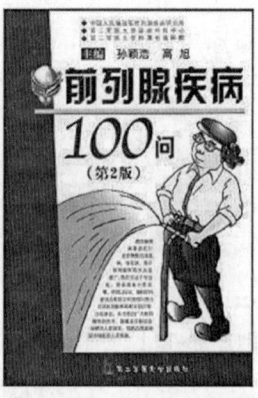

图11-4　护理研究成果2

1. 论文　综述、系统回顾、个案报道、经验体会、调查总结、对照研究、管理归纳。
2. 会议交流　论文交流、壁报交流、大会发言、主题发言、国际发言。
3. 成果奖项　校级成果、市/军队级成果、国家级成果、国际成果奖项。
4. 专利发明　实用新型、著作权专利、发明专利。
5. 出版著作　内部刊物、出版刊物。

第二节·文献检索与 SCI 论文撰写技巧

一、文献检索

(一) 文献检索的意义

文献检索无论对读书治学和宏观决策的需要来说，都有着重要的意义。首先，文献检索是读书治学的基本功。掌握文献检索方法，如同有了打开知识宝库的金钥匙和泛舟书海的指南，它有助于指引读书治学门径，正如清代学者张之洞在《书目答问·略例》中所指出的："读书不知要领，劳而无功；知某书宜读而不得精注本，事倍功半。""得门而入，事半功倍。"可见掌握文献检索知识的重要性。第二，文献检索是科学研究的组成部分。一方面，文献检索有助于掌握课题研究的进展动态，从而开拓思路、避免重复劳动，把研究水平提到新的高度。另一方面，科研成果的评估与鉴定，也需要通过文献检索。特别是在社会科学文献检索系统尚不完备的条件下，文献检索能力的高低，往往影响着科研成果的价值。第三，文献检索是科学决策的先导。信息化时代的经济管理、政治控制、艺术创造乃至心理状态的演变等，均受到各种社会信息的影响，只有适时掌握有关信息才能实现有效管理。综上所述，从某种意义上说，国家经济实力的差距，归根结底是国民吸收社会信息能力上的差距。而文献检索能力正是衡量处理社会信息能力的一个重要标志。

(二) 文献检索的概念

文献检索(information retrieval)是指根据学习和工作的需要获取文献的过程。近代认为文献是指具有历史价值的文章和图书，或某一学科有关的重要图书资料。随着现代网络技术的发展，文献检索更多是通过计算机技术来完成。

文献检索由信息的储存和查找两部分构成。信息的储存，即将大量的、分散的信息收集起来，经过加工、处理，使之有序化和系统化，成为有查询功能的检索系统。信息的查找，就是利用已编制好的信息检索系统，按照特定的要求，将信息检索出来。

(三) 文献检索的方法

大量事实表明，一篇(部)有创造性的科技论著，通常 90% 以上的知识是从以往的文献中获取，其独创部分可能不到 10%。例如：国学经典《大学》，全文共 2 000 余字，其中引证文字 600 余字，几近全文的 1/3，来自 27 篇参考文献。2001 年 2 月 15 日版的《自然》杂志"Initial sequencing and analysis of human genome"一文，共有 452 条参考文献。

掌握文献检索的方法至关重要。在科研活动中遵循信息需求、选择和检索、评价并利用的方式进行信息交流。诊疗活动中一方面可通过临床问题，采用翻阅教科书、查询相关文献、咨询前辈等途径，进行信息交流；另一方面可借助循证医学，寻找最新临床证据。两种方式共同达到治疗效果,通过治疗效果反馈于现存的临床问题。

1. 检索基础

(1) 信息检索:本质实际上是一个匹配(match)的过程,即对信息采集与信息需求集合的匹配与选择(图11-5)。

(2) 信息需求(information needs)

1) 查找某概念的确切含义(concept),如:什么是体外冲击波技术。

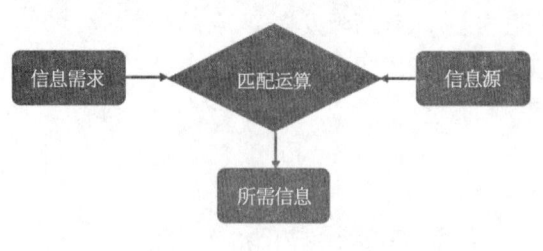

图 11-5 信息检索

2) 查找某概念的背景知识(background),如:为什么要发展达芬奇机器人辅助手术技术。

3) 查找某些事物的数值,即量化指标(data),如:2010—2014年我国前列腺癌的发病率。

4) 查找学科专业领域的新进展(advance),如:癌症"温和型"疗法。

5) 查找专业课题相关的研究文献(research),如:"前列腺癌术后尿失禁患者的家庭诊疗方案"的研究文献。

6) 查找具体文献(paper),如:已知文献的题名、作者等。

(3) 信息资源(information resource):文献数据库、数值(数据)数据库、事实数据库、搜索引擎、图像数据库、多媒体数据库。

文献数据库:分为全文型(图11-6)和文摘型。文摘型数据库:专业检索的首选数据库,收录期刊更全、时间跨度更大、检索功能更全的特点。文摘数据库的构成包括记录和字段两部分。记录(record)是数据库的基本单元,一个数据库由若干条记录构成。每条记录相当于一篇文献。字段(field)(图11-7)是文献记录的基本单元。一条记录由若干个字段(文献特征),包括文献的篇名、作者、刊名、出版时间、分类号、文摘、主题词等字段。

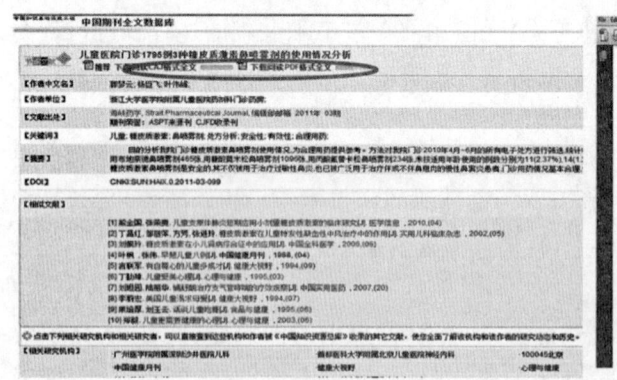 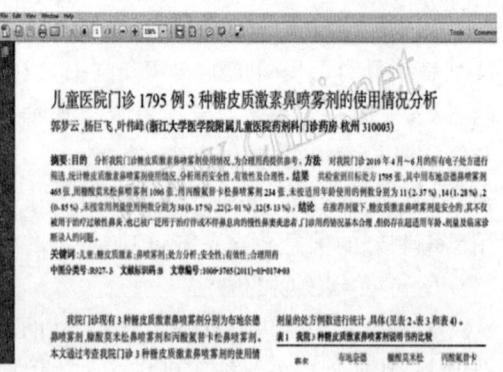

图 11-6 全文型文献数据库

2. 检索语言 按照文献内容特征将检索语言的类型分为:按文献内容特征分类和按文献外表分类。按文献内容特征分为分类语言、自然语言、主题语言;按照文献外表特征分为题名、作者、引文。

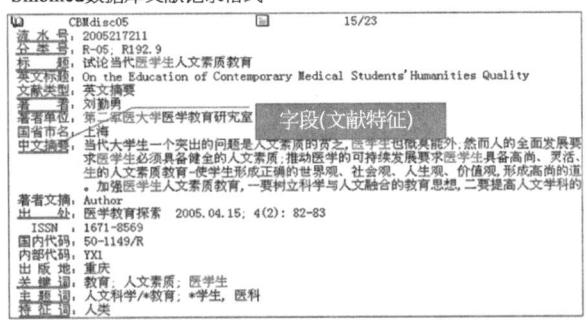
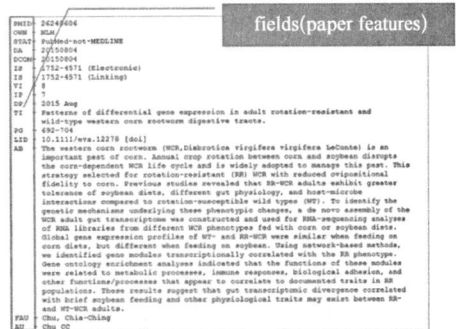

图 11-7 文摘型文献数据库的字段

(1) 分类语言(classification)：是按照一定体系由上至下，从总体到局部，由一半到具体，从低级到高级，从简单到复杂的逻辑次序逐级展开。

图书分类语言中的中国图书分类法，共 22 个基本大类，医药卫生属于 R 类，各个医学科目分为 R1、R2……如图 11-8 所示。国际疾病分类(International Classification of Diseases, ICD)，是 WHO 制定的国际统一的疾病分类方法，它根据疾病的病因、病理、临床表现和解剖位置等特性，将疾病分门别类，使其成为一个有序的组合，并用编码的方法来表示的系统。全世界通用的是第 10 次修订本《疾病和有关健康问题的国际统计分类》，仍保留了 ICD 的简称，并被统称为 ICD-10(图 11-9)。

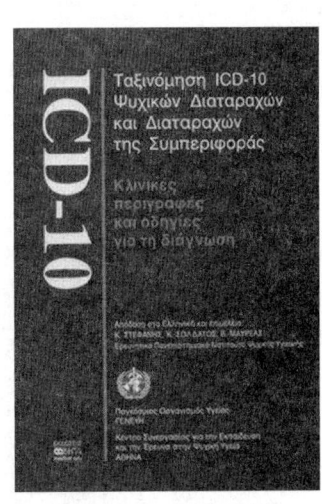

图 11-8 中国图书分类法——R 医药、卫生分类　　图 11-9 ICD-10

(2) 自然语言(feature of free word)：是直接从原始信息中抽取出来的未经规范化处理，用以揭示信息注意概念的检索语言。抽取出来的词包括自由词、关键词、事物名称、科学术语、俗名、商品型号和缩写等，具有不用编制词表、跟上事物发展、准确表达事物新概念、选词灵活方便、专指性强、指引和检索速度快等优点。自然语言特点：词形匹配(图 11-10)、全记录扫描(图 11-11)。

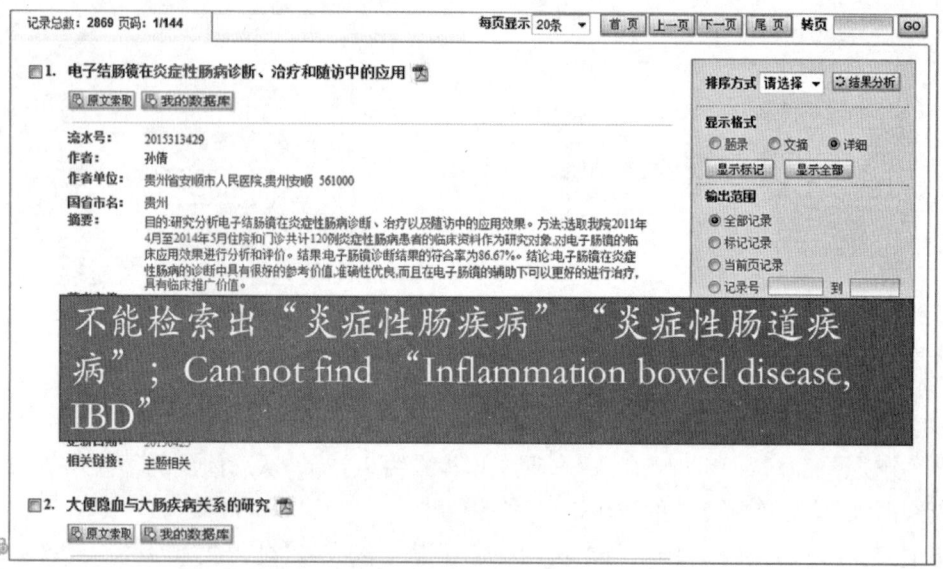

图 11-10 自然语言特点：词形匹配

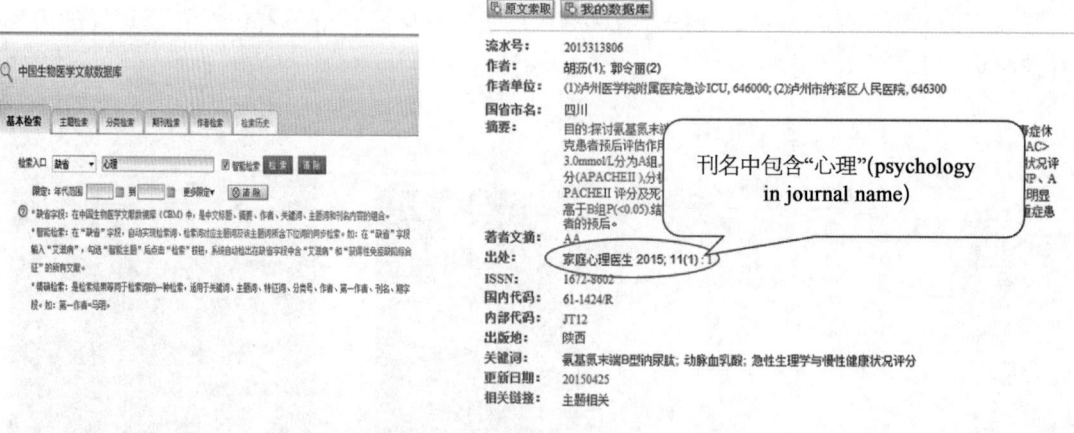

图 11-11 自然语言特点：全记录扫描

自由词检索的辅助手段有以下 3 类。

1) 同义词、近义词检索：例如炎症性肠病，不同词形有炎性肠病、炎性肠疾病、炎症性肠病、炎症性肠疾病、炎性肠道疾病等；不同内涵或别名有溃疡性肠炎、克罗恩病等。

2) 截词检索：用截断的词的一个局部进行检索。按截断的部位分为：右截断、左截断、中截断。按截断的长度分：有限截断、无限截断。例如：以 infect 为词根，可拓展出：infect，infection，infectious，infective，infecting，infected 等；以颅动脉为基础，可拓展出：颅内动脉、颅内巨大动脉、颅内外动脉等。

3) 限定字段检索（图 11-12）：字段限定后，检索结果数量减少，内容更准确。

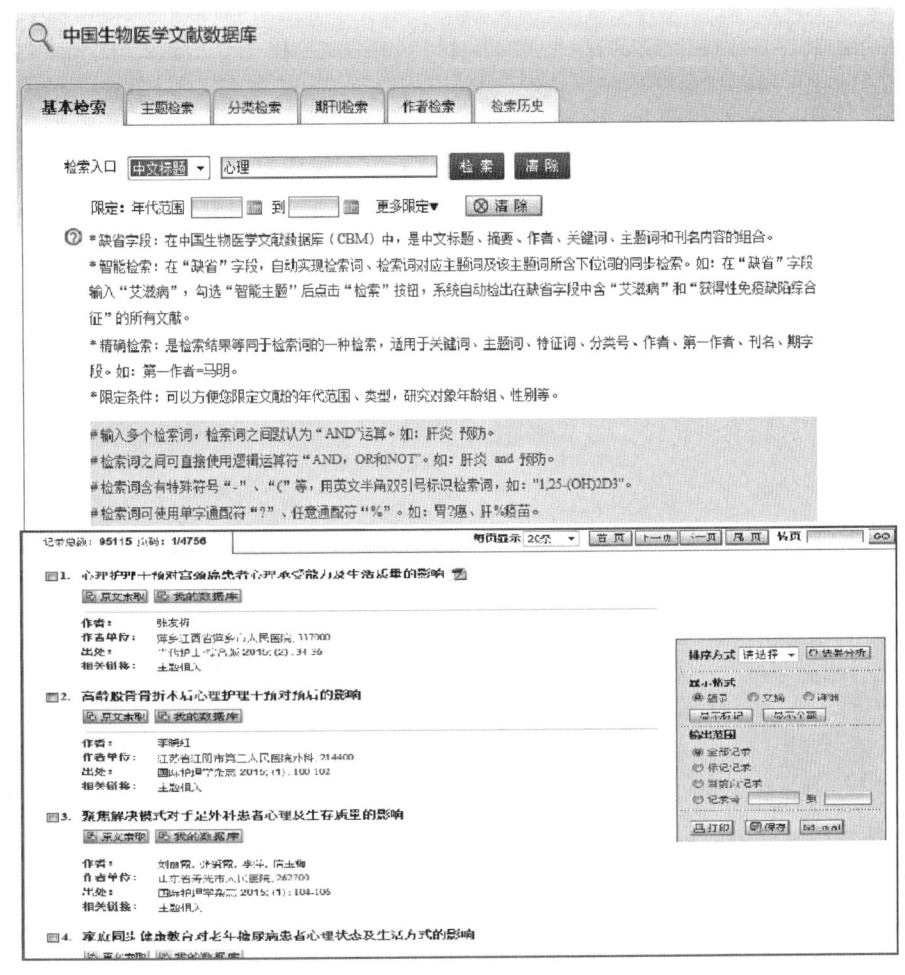

图 11-12　限定字段检索

（3）主题词检索（subject headings）：是以直接论述的事物、对象为依据，以自然语言为基础词汇，以概念之间的逻辑关系作为构词法的一类检索语言。基本要素就是主题词，是在自然语言中优选出的经过规范化处理的名词术语集合。可借鉴《医学主题词表》、Medical Subject Headings（图 11-13）。

1）主题词的确定：同样以"炎性肠病"为例，其自由词为："炎性肠病、炎性肠疾病、炎症性肠病、炎症性肠疾病、炎性肠道疾病、溃疡性肠炎、克罗恩病……"主题词为"炎性肠疾病"。利用 Sinomed 数据库将自由词和主题词进行对比，Sinomed 自由词检索出 18 368 篇文献，Sinomed 主题词检索出 18 491 篇文献，可见主题词的检索功能之强大。

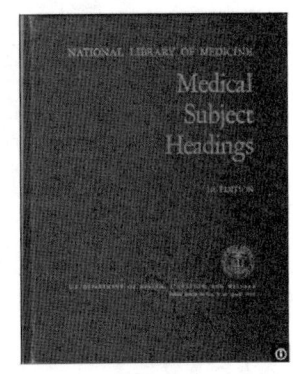

图 11-13　*Medical Subject Headings*

2）副主题词的使用

A. 膳食疗法：与疾病主题词组配，表明疾病时进行膳食和营养的调理，但维生素和矿物质的补充则用"药物疗法"。例如：合理膳食预防儿童和少年肥胖症——肥胖症/膳食疗法。

B. 药物疗法：与疾病主题词组配。表明通过投给药品、化学品或抗生素（维生素和矿物质补充）治疗疾病。例如：利多卡因治疗眩晕症的疗效观察——眩晕/药物疗法。

（4）布尔检索（bolean logic）：是一个简单的检索模型，它建立在经典的集合论和布尔代数的基础上。它遵循"每个索引词在一篇文档中只有两种状态：出现或不出现"的基本原则。

布尔逻辑运算符："与"——"and"、"或"——"or"、"非"——"not"。

"and"表示连接两个不同概念（图11-14）：A=糖尿病（diabetes），B=胰岛素（insulin），查询式：diabetes and insulin。

"or"表示连接相同概念（图11-15）：A=癌症（cancer），B=肿瘤（tumor），查询式：cancer or tumor。

"not"表示一种具有概念排斥关系的组配（图11-16）：A=乙肝（hepatitis B virus），B=人（human），查询式：hepatitis B virus not human。

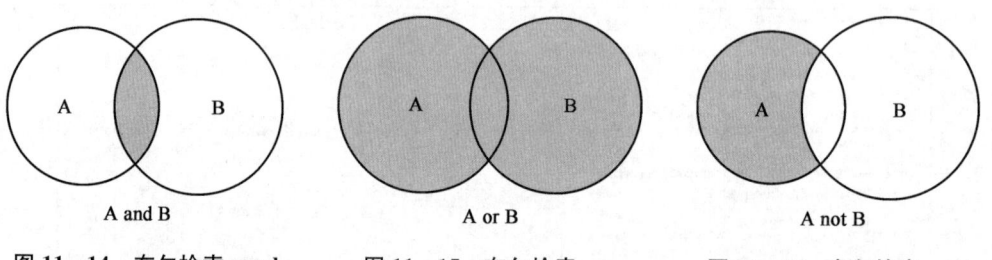

图11-14 布尔检索：and　　图11-15 布尔检索：or　　图11-16 布尔检索：not

3. 信息检索原理　如图11-17所示。

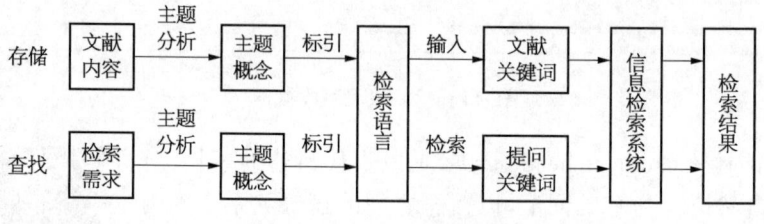

图11-17 信息检索原理

4. 检索步骤
（1）分析检索需求。
（2）制订检索策略：确定检索系统、确定检索途径、确定检索词及其逻辑关系。
（3）试验性查找。
（4）正式查找。
（5）索取原文。

（四）常用的检索数据库

中文全文检索数据库（图11-18）：CNKI中国期刊全文数据库、维普中国科技期刊数据库、万方数据库。

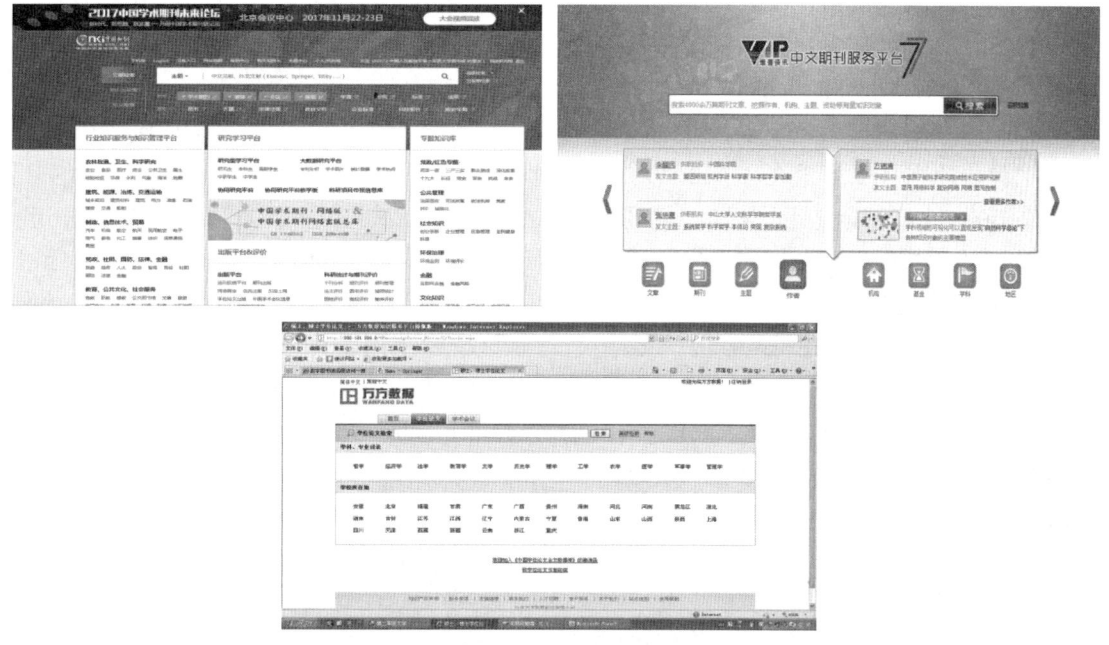

图 11-18 中文全文检索数据库

英文检索数据库(图 11-19):Elsevier、PubMed。

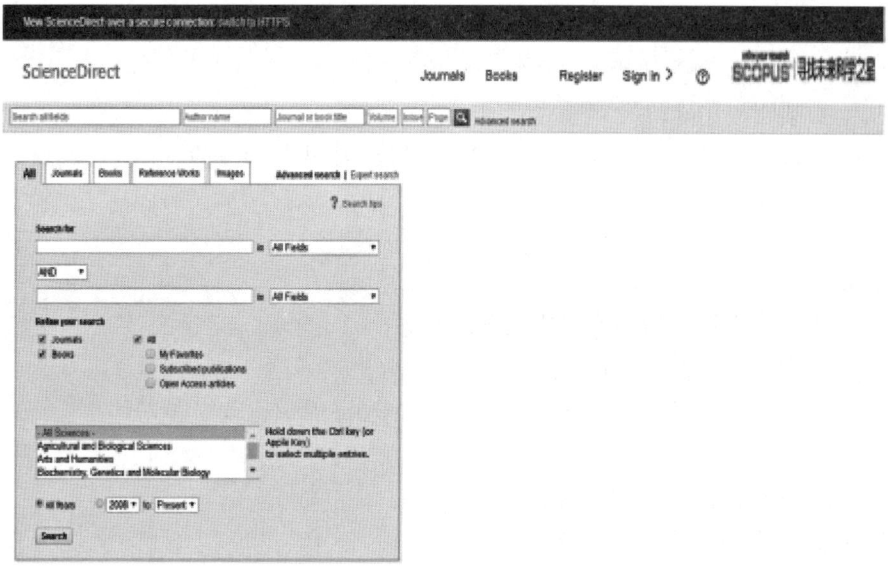

图 11-19 英文检索数据库

(五) 文献评价的标准

进行文献质量评价时,应依据科学、规范的评价标准,而不是靠评价者的主观感觉、临床或研究经验来判断。通常,文献质量评价的基础要素包括文献内容真实性、临床重要性和适用性 3 个方面。内容真实性是指某研究结果接近真值的程度,即研究结果受各种偏倚的影响程度。

临床重要性是指研究都具有临床引用价值，在循证医学中，通常使用量化指标来评价研究结果的临床意义，不同的研究问题评价指标不同。适用性即研究的外部真实性，指研究结果能够推广应用到研究对象以外的人群。

目前，随机对照试验研究论文的质量评价标准方法主要有：Cochrane循证医学中心对RCT的评价原则、Jadad量表、CASP、Consort声明等。

Cochrane RCT质量评价标准，主要包括：① 随机方法是否正确；② 是否隐藏分组；③ 盲法的使用情况；④ 失访或退出描述情况，有无采用意向性（ITT）分析。以上质量标准中，如所有标准均为"充分"，则发生各种偏倚的可能性很小；如其中一条为不清楚，则发生相应偏倚的中等度可能性；如其中一条为"不充分"或"未采用"，则诱发相应偏倚的高度可能性。

Jadad量表的使用相对广泛，截止到2008年，有超过3 000篇的科学文献使用Jadad量表。虽然Jadad量表广泛应用，但是存在太过简单、对盲法强调太多、不同评价者的评分一致性低等缺陷。

修改后的Jadad量表，1~3分视为低质量，4~7分视为高质量。

(1) 随机序列的产生

恰当：计算机产生的随机数字或类似方法。（2分）

不清楚：随机试验，但未描述随机分配的方法。（1分）

不恰当：采用交替分配的方法，如单双号。（0分）

(2) 随机化隐藏

恰当：中心或药房控制分配方案，或用序列编号一致的容器、现场计算机控制、密封不透光的信封或其他使医生和受试者无法预知分配序列的方法。（2分）

不清楚：只表明使用随机数字表或其他随机分配方案。（1分）

不恰当：交替分配、病例号、星期日数、开放式随机号码表、系列编码信封及任何不能防止分组的可预测性的措施。（0分）

未使用。（0分）

(3) 盲法

恰当：采用了完全一致的安慰剂片或类似方法。（2分）

不清楚：试验陈述为盲法，但未描述方法。（1分）

不恰当：未采用双盲或盲的方法不恰当，如片剂和注射剂比较。（0分）

(4) 撤出与退出

描述了撤出或退出的数目和理由。（1分）

未描述撤出或退出的数目或理由。（0分）

二、SCI论文撰写技巧

（一）概述

SCI（*Scientific Citation Index*）是美国科学信息研究所编辑出版的引文索引类刊物，创刊于1964年，进入SCI刊物的论文即为SCI论文。分为印刷版、光盘版和联机版等，每年报道60余万篇最新文献。SCI依据美国情报学家Eugene Garfield提出的科学引文分析法选录

SCI刊物,即以期刊论文被引用的频次作为评价指标,将刊物分为影响因子高区(>1.105)、中区(0.422~1.105)和低区(<0.422)。

能够在世界著名刊物(如:*NATURE*和*SCIENCE*)发表一篇重要文章,其意义不亚于在国际体育比赛中取得一块金牌。所以,发表SCI论文具有重要的意义。其一,SCI论文是国际交流的重要方式,它代表着科研全球化。其二,发表SCI论文表示向世界显示我国科研实力,从而提高国际地位。其三,SCI论文数量和被引用率的高低,是评价研究水平的标准,也是招聘、提升、考核、评奖的重要指标。

SCI的重要性也反馈出SCI的要求也是很高的。根据经验,总结以下几点发表SCI论文的起码要求。

(1) clear:思路清晰、概念清楚、层次清楚、表达清楚。

(2) complete:内容完整、结构完整匀称,切忌虎头蛇尾。

(3) correct:科学内容正确(不出错)、资料数据正确(数据可靠、可信)、语言正确(无语法错误)。

(4) concise:论述深刻、充分揭示其科学内涵;当然,即使努力完成基本的撰写要求,还是会存在SCI论文退稿风险。SCI论文常见的退稿原因包括:① 文章选题无新意,在重复他人工作。② 有新发现,但未能很好地提炼、升华并上升到理论高度;③ 单纯的定性描述,缺乏定量的、理论的分析;④ 仅仅是区域性工作,而不是具有普遍意义、可推广的工作;⑤ 文章组织不好,文字功底欠佳,国外审稿人难以看懂。据统计,由于语言和写法方面的原因退稿的占30%~40%,由于实质性内容原因退稿的占60%~70%。

(二) 投稿流程

1. 期刊了解　SCI不同亚学科有专门的期刊。SCI的投稿不在于杂志分值高低,而要找到适合自己的期刊。各个护理学科分别有自己的专业期刊。现举例如下(附2007年影响因子)。

护理教育(*NURS EDUC TODAY*,0.573;*J NURS EDUC*,0.714)

护理管理(*J NURS ADMIN*,1.206)

疼痛管理(*PAIN*,5.249;*J PAIN*,3.578;*PAIN MED*,2.741)

康复医学(*J REHABIL MED*,1.951;*CLIN REHABIL*,1.602)

护理质量(*J NURS CARE QUAL*,0.679)

伤口护理(*WOUNDS*,0.425)

肿瘤护理(*CANCER NURS*,1.262)

重症监护(*CRIT CARE*,3.834)

2022年全球SCI期刊共有9 622种,涉及170多个学科领域。其中,护理类SCI期刊有120余种,如图11-20所示。SCI 2022年收录了110余种中国期刊(图11-21),涉及化工、医学等多个学科领域,例如,《物理学报》(*ACTA PHYSICA SINICA*),影响因子1.130;《细胞研究》(*CELL RESEARCH*),影响因子1.729。其中代表性的护理期刊有《国际护理科学》(*INTERNATIONAL JOURNAL OF NURSING SCIENCES*),影响因子3.8(图11-22);《护理研究》(*THE JOURNAL OF NURSING RESEARCH*),影响因子2.7(图11-23);《亚太肿瘤护理杂志》(*ASIA - PACIFIC JOURNAL OF ONCOLOGY NURSING*),影响因子2.2(图11-24)。

Rank (序号)	Full Journal Title (刊名)	Journal Impact Factor (影响因子)
1	INTERNATIONAL JOURNAL OF NURSING STUDIES	3.783
2	NURSING OUTLOOK	2.833
3	BIRTH-ISSUES IN PERINATAL CARE	2.705
4	JOURNAL OF NURSING SCHOLARSHIP	2.655
5	NURSING ETHICS	2.597
6	JOURNAL OF ADVANCED NURSING	2.561
7	NURSE EDUCATION TODAY	2.490
8	JOURNAL OF TISSUE VIABILITY	2.410
9	INTERNATIONAL JOURNAL OF MENTAL HEALTH NURSING	2.383
10	WOMEN AND BIRTH	2.308
11	EUROPEAN JOURNAL OF CARDIOVASCULAR NURSING	2.296
12	JOURNAL OF NURSING MANAGEMENT	2.243
13	AUSTRALIAN CRITICAL CARE	2.214
14	JOURNAL OF HUMAN LACTATION	2.205
15	NURSING IN CRITICAL CARE	2.205
16	RESEARCH IN NURSING & HEALTH	2.163
17	EUROPEAN JOURNAL OF CANCER CARE	2.161
18	JOURNAL OF WOUND OSTOMY AND CONTINENCE NURSING	2.110
19	AMERICAN JOURNAL OF CRITICAL CARE	2.105
20	JOURNAL OF PROFESSIONAL NURSING	2.045
21	INTERNATIONAL NURSING REVIEW	2.034
22	WORLDVIEWS ON EVIDENCE-BASED NURSING	1.991
23	JOURNAL OF CLINICAL NURSING	1.972

图 11-20 全球护理类 SCI 期刊(部分)

序号	刊　名	影响因子
1	《化学学报》(中文版)(ACTA CHIMICA SINICA)	0.643
2	《力学学报》(英文版)(ACTA MECHANICA SINICA)	0.587
3	《中国药理学报》(英文版)(ACTA PHARMACOLOGICA SINICA)	0.884
4	《物理学报》(中文版)(ACTA PHYSICA SINICA)	1.130
5	《细胞研究》(英文版)(CELL RESEARCH)	1.729
6	《高等学校化学学报》(中文版)(CHEMICAL JOURNAL OF CHINESE UNIVERSITIES-CHINESE)	0.796
7	《中国化学》(英文版)(CHINESE JOURNAL OF CHEMISTRY)	0.592
8	《中华医学杂志》(英文版)(CHINESE MEDICAL JOURNAL)	0.393
9	《中国物理》(物理学报海外版)(英文版)(CHINESE PHYSICS)	1.347
10	《中国物理快报》(英文版)(CHINESE PHYSICS LETTERS)	1.095
11	《科学通报》(英文版)(CHINESE ENCE BULLETIN)	0.593
12	《理论物理通讯》(英文版)(COMMUNICATIONS IN THEORETICAL PHYSICS)	0.666
13	《地质幕》(英文版)(EPISODES)	1.020
14	《中国科学 A 辑》(英文版)(ENCE IN CHINA SERIES A-MATHEMATICS)	0.247
15	《中国科学 B 辑》(英文版)(ENCE IN CHINA SERIES B-CHEMISTRY)	0.541
16	《中国科学 C 辑》(英文版)(ENCE IN CHINA SERIES C-LIFE ENCES)	0.440
17	《中国科学 D 辑》(英文版)(ENCE IN CHINA SERIES D-ERATH ENCES)	0.801

图 11-21　SCI 收录的中国期刊(部分)

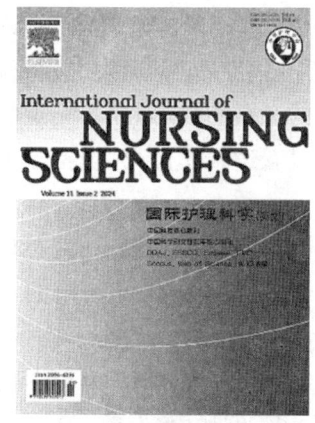

图 11-22　《国际护理科学》(英文版)(INTERNATIONAL JOURNAL OF NURSING SCIENCES)

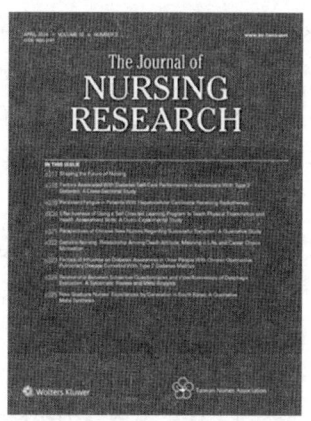

图 11-23　《护理研究》(THE JOURNAL OF NURSING RESEARCH)

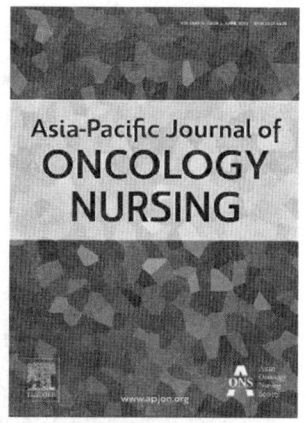

图 11-24　《亚太肿瘤护理杂志》(ASIA-PACIFIC JOURNAL OF ONCOLOGY NURSING)

2. 了解投稿程序　SCI 期刊有专门的网上投稿系统(manuscript submission system),期刊网站上有作者须知(information for authors)和投稿指南(instructions and guidelines),在线投稿、修稿、录用,编辑会采用邮件形式与通信作者联系。

view letter:编辑发给作者的审稿信。

title page(题目页):内容包括作者的隶属关系(authors' affiliations)、作者名称(corresponding author)、资金信息(funding information),该页因盲审时不能被审稿人阅读,须单独制作并上传。

summary statements(摘要):What is already known about this topic? What this paper adds? Implications for practice and/or policy(要表明目前的研究进展,本文的创新论点以及对临床实践和政策上的影响)。

Table(表)、Figure(图):尽量单独制作、打包,便于编辑排版。

3. 了解编审程序　一般有以下几个步骤。

初筛:初筛阶段约 80% 的论文会被筛掉。

第一轮盲审:论文被盲审库中的专业相关专家随机函审,作者有权提出避开某位专家的审稿。

编辑部会议:20% 或更少的论文带着第一轮盲审的建议进入每 2 周或每月举办 1 次的编辑部会议,通过者可进行第二轮专家函审。

第二轮盲审:数据逻辑性强的文章会被投入统计学专家的信箱函审,通过者方可终审。

终审:经 2~3 轮审核并据专家建议修改后,主编确定录用。

4. 了解定稿程序　录用前后,期刊会与作者进行书面的知识产权转让签约。印刷前,编辑部会将校样稿发给第一作者核定,其中或许会出现字词的修改意见,需逐条回答。网络电子版论文往往早于纸质版刊出,部分杂志当期电子版论文可以免费下载。

(三) 写作技巧

1. SCI 论文的语言　第一,要使用严格的科学术语,不能使用未经定义、似是而非的说法,对于自己首次提出的概念要给出明确的定义。第二,语言要准确,少用文学语言,切忌将科学术语生硬地译成英语,使国外审稿人不知所云。第三,要有较强的逻辑性,推理要有充足的理由(已知的原理或事实的依据),不要做大跨度的跳跃。第四,可以看逻辑学的书,包括数理逻辑,以提高思维严密性。

2. 论文各部分的写法　主要分为九大环节:准备(preparation)、结构(structure)、题目(title)、摘要(abstracts)、引言(introduction)、结论(conclusion)、正文(body of paper)、修订(revision)、致谢(acknowledgement)。

(1) 准备:通过收集资料,找出灵感和方向。可依靠图书馆文献和电子期刊。学校图书馆已购买多种全文数据库(图 11-25),检索英文全文比以往方便许多,例如:Science Direct、ProQuest、SpringerLink、EBSCO、Ovid。

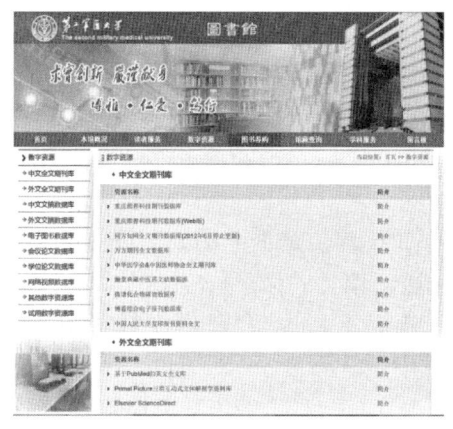 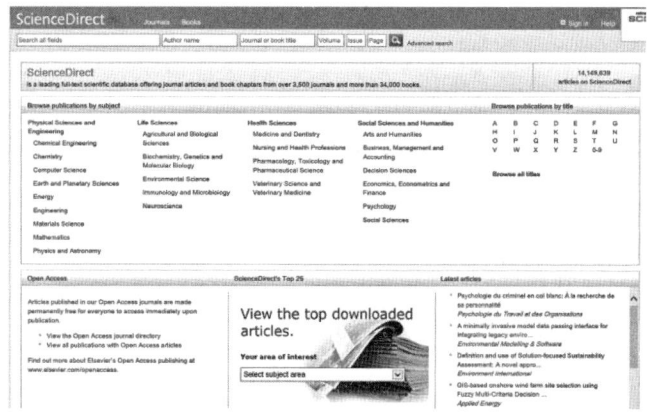

图 11-25 学校图书馆购买的全文数据库

(2) 结构：主要由两个"三角形"组成(图 11-26)。选题要宽，研究方向要窄，结论要发散开来。正文前后须有总结性描述(declarative statement)。

(3) 题目：题目的选择要立足于"创新"，比如：新概念、新方法、新发现、新理论，"新"是灵魂。另外，要立足于我国特有的医疗护理条件，如：不同的护理文化、模式、患者群、医院特色，发现新问题，提出新概念。题目要清晰简短，以提升读者的兴趣，切记不能出现缩略词和研究结果，例如：

"Treatments of Coronary Artery Disease Improve Quality of Life in the Long Term""The Perfect Storm: Patient Safety and Nursing Shortages Within the Context of Health Policy and Evidence-Based Practice"

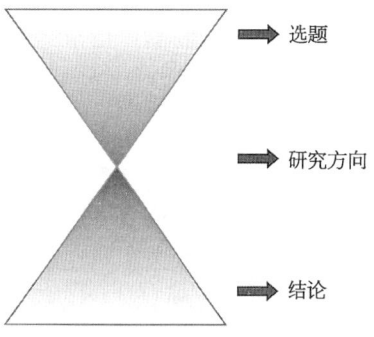

图 11-26 论文结构由"两个三角形"组成

(4) 摘要：是论文的缩影(miniature of whole paper)，语言要简明扼要，按顺序介绍研究对象(subject)、实验设计(design)、实验步骤(procedures)及结果(results)，必须让非专业的人员(non-specialist)能看懂。

(5) 引言：引言是外刊文章最难写的部分，外刊论文对于引言的要求非常高，好的引言相当于文章成功了一半。最重要的是，要保持鲜明的层次感和极强的逻辑性，即在符合逻辑性的基础上建立层层递进的关系。

一般顺序是背景介绍、前人工作成果、自己的研究目的及工作简介。其中，介绍别人工作时只需介绍和自己最相关的方面，而对自己的工作介绍不用说明细节，因为这个部分要放到论文主体中去。有时在引言后面还可加上研究背景(background)，以更加详尽地阐述研究意义。

(6) 正文：主要分为方法(methods)、结果(result)和讨论(discussion)三个部分。

1) 方法：详尽地介绍自己的实验方案，以便于他人能够重复自己的实验过程。重点放在自己的独创方案上，可按研究对象、研究设备、研究材料、研究记录、研究分析方法等来组织行文，或按照研究开展的先后顺序介绍。为了文章的阅读方便，不要使用过多层次的亚标题等。

2) 结果：使用文字描述、表格、统计图等手段表达出来，其中表格不要过多，而统计图必须图线清楚、注解明确,必要的时候还要对结果中的一些结论进行解释说明。

3) 讨论:这个部分是为了以后的研究,在其中提出自己的疑问或假设,和别人的成果进行比较,暗示自己的主要收获,为后面的总结做铺垫。

(7) 总结:不包含正文以外的信息,保持 brief、neat 和 concise,一定要舍得结束自己的论文。如果自己的论文只是大课题的一部分,稍作说明。

(8) 修订:在论文写完之后,一定要检查是否有逻辑上的错误,是否考虑到了读者兴趣。另外,补充作者简介(包括作者学位、头衔、单位、地址等),通信作者的信息(correspondence)。除此之外,还要注意国外刊物大多对人或动物的实验都有一些伦理学要求(ethical considerations),这需要认真阅读投稿刊物中关于实验的详细规定。

医学伦理学要求主要包括以下 4 种原则:① 尊重(自主)原则,是指医患双方应尊重对方的人格尊严,强调医务人员在诊疗、护理实践中,尊重患者的人格尊严及其自主性。② 不伤害原则,是指医务人员在诊治、护理过程中避免患者受到不应有伤害的伦理原则,是医学原则的基本原则。③ 有利(行善)原则,是指把有利于患者健康放在第一位并切实为患者谋利益的伦理原则。医疗实践中,通常所说的有利原则是指医务人员的诊疗、护理行为不仅要对患者有利,而且有利于医学事业和医学科学的发展,有利于促进人群、人类的健康和福利。④ 公正原则,是指在医学服务中公平、正直地对待每一位患者的原则。

(9) 致谢:致谢的内容除了表达道义上的感谢外,也是尊重他人贡献的表示。致谢的内容直接反映了作者的个人品质,主要包括以下几个方面:① 基金:感谢外部的基金帮助,如资助、协议或奖学金,有时还需要附注资助项目号、合同书编号。② 利益冲突:读国外文献,常会在文章最后看到一句"The researcher claims no conflict of interests"以作为自己的研究客观公正的保证性声明,表示结果不会受到外界的影响,是一种对于科研人员自身行为规范的约束。同时如果研究涉及企业的资助,也会公开声明,但并不表明这样的研究结果存在"偏倚",更多的也是一种履行行为规范和表示感谢的方式。存在利益冲突的情况需要说明;若不存在,可书写不存在利益冲突。③ 作者贡献:感谢任何个人或机构在技术上的帮助,其中包括提供仪器、设备或者相关实验材料,协助实验工作,提供有益的启发、建议、指导、审阅、承担某部分辅助性工作等。

根据以上我们对 SCI 论文各个部分的梳理,相信大家已经对 SCI 论文的基本框架有了初步的了解,可以大胆尝试,向 SCI 刊物投稿并且敢于向权威刊物投稿。首先,档次越高的刊物,审稿人的水平越高,有新意的成果越不会被埋没,并且不少杂志十分欢迎来自中国的科研成果。其次,国外审稿人的意见颇多真知灼见,即使退稿,对我们也会有很大启发。另外,可以不花代价地得到与世界级学者进行学术对话的机会,无论从哪个角度来说都非常难得。综上所述,期望大家将中国的学术成就发展壮大,扬帆起航、创新未来!

第三节·如何申请专利

时代在发展,科技在进步,创新是一个民族的灵魂,也是护理学发展的灵魂。因此,一名专业的护士,除了要具备扎实的理论知识、娴熟的专业技能外,善于观察、勇于创新也是必备的素质。因此,将自己的发明创造及时申请专利,取得专利权就显得尤为重要,这样才能相互学习,分享成果,不断改进护理工作,为患者提供更加优质的服务。下面就如何申请专利方面进行阐述。

一、概述

(一) 定义

专利是地域性权利,分为中国专利和国际专利。

中国专利:申请人就一项发明创造向政府主管部门(中华人民共和国国家知识产权局)提出专利申请。

国际专利:申请人就一项发明创造在"专利合作条约"(Patent Cooperation Treaty, PCT)缔约国获得专利保护时,按照规定的程序向某一缔约国的专利主管部门提出的专利申请。

对于国际专利,我们通常可理解为"国外专利",作为中国公民,中国专利是我们的国内专利。因此,对我国申请人来说,国际专利与中国专利的区别便是"国外专利"与"国内专利"的区别了,即:专利保护区域的不同。以下就国内专利申请进行阐述。

(二) 国内专利的分类

1. **发明专利** 针对产品、方法或者产品、方法的改进所提出的新的技术方案,可以申请发明专利。

2. **实用新型专利** 针对产品的形状、构造或者其结合所提出的适于实用的新的技术方案,可以申请实用新型专利。

3. **外观设计专利** 针对产品的形状、图案或者其结合,以及色彩与形状、图案的结合所作出的富有美感并适于工业应用的新设计,可以申请外观设计专利。

很多人可能不太容易区分发明专利和实用新型专利,其实它们最大的区别就是,发明专利的范围比较宽泛,可以是一个实体产品,也可以是一种解决问题的方法。而实用新型专利,首先,必须是占有一定比重的实体产品。其次,要对这个产品做了结构和形状上的改进。最后,改进还要使得这个产品更加实用,而不仅仅是美观(表 11-1)。

表 11-1 发明专利和实用新型专利的区别

类 型	区 别
发明专利	范围宽泛,可以是实体产品、解决问题的方法等
实用新型专利	范围较窄,必须是占有一定空间的实体产品,改进使产品更实用

(三) 护士申请专利的优点

(1) 保护自己的发明成果,防止科研成果流失。

(2) 表明自己在护理领域技术水平的提升,提高同行认可度。

(3) 有助于专业职称的评定。

(4) 有利于科技进步和经济发展。

(5) 专利实现转换,提高护士收入。

(6) 好的专利设计对于患者来说,不但能增加患者治疗和护理的便利性,也能提高患者救治效率。

专利对于护理行业从业者优势较多,平时多带问题去思考,去工作,去总结,去研发,去及时申请专利,不但能提高自己的工作能力,还可以带来更多的附加值。

(四) 程序

1. **授予专利原则** 按照专利法的基本原则,对于同一个发明只能授予一个专利权。当出现两个以上的人就同一发明分别提出专利申请的情况时,有两种处理的原则:一个是先发明原则,另一个是先申请原则。先发明原则是指,同一发明如有两个以上的人分别提出专利申请,应把专利权授予最先做出此项发明的人,而不问其提出专利申请时间的早晚。但由于在采取此项原则时,在确定谁是最先发明人的问题上往往会遇到很多实际困难,因此,目前在世界上只有美国、加拿大和菲律宾等少数国家采用这种专利申请原则。所谓先申请原则,是指当两个以上的人就同一发明分别提出申请时,不问其作出该项发明的时间先后,而按提出专利申请时间的先后为准,即把专利权授予最先提出申请的人,中国和世界上大多数国家都采用这一原则。

2. **专利审查程序** 各国对专利申请的审查有不同的要求,基本上实行两种不同的制度。有的国家实行形式审查制,即只审查专利申请书的形式是否符合法律的要求,而不审查该项发明是否符合新颖性等实质性条件。有些国家则实行实质审查制,即不仅审查申请书的形式,而且对发明是否具备新颖性、先进性和实用性等条件进行实质性的审查,只有具备上述专利条件的发明,才授予专利权。中国和世界上大多数国家采用实质审查制。

二、申请流程

第一步:确定申请的类型,并进行专利检索。

发明人在申请专利之前,首要做的便是确定申请的类型是什么,然后准备相对应的材料和申请书。类型选择错误,极有可能影响到审查通过率。

除此之外,还应进行相应的专利检索,也是发明人在申请前不可缺少的重要一步。因为许多申请人往往会忽略这一点,平时绞尽脑汁发明,但在申请专利时,却发现别人早已完成这项发明并已申请专利,于是自己的努力化为乌有。

例如,某医院一位泌尿外科的小张护士细心发现,术后老年患者的阴囊水肿发生率较高,而阴囊的位置位于阴茎的下方较隐蔽,所以敷药时不易暴露和固定,会造成药液的浪费以及降低药效,不利于患者的恢复。于是,小张就想设计一个器具,便于阴囊敷药等操作。为此,她费尽心思,在工作之余做了大量调研和资料收集等工作,终于设计出一款合适的器具,但是当小张准备申请发明专利时才发现,早在3年前就已经有护士申请了类似的阴囊敷药器具,小张为前期花费的精力和时间感到极其后悔。因此,申请专利之前进行专利检索是非常重要的。

第二步:提交申请,并进行相应的流程。

不同类型的专利,无论是申请难度还是所需要经历的步骤都不一样。可以委托国家认可的专利代理机构办理或申请人直接到中国国家专利局办理。依据专利法,发明专利申请的审批程序包括受理、初审、公布、实审以及授权5个阶段。实用新型或者外观设计专利申请在审批中不进行早期公布和实质审查,只有受理、初审和授权3个阶段。

发明专利申请时间较为漫长,需要2~3年的时间,保护周期为20年。而实用新型或者外观设计专利申请时间需要 1 年左右,保护周期均为 10 年。

发明、实用新型和外观设计专利的申请、审查流程图,见图 11-27。

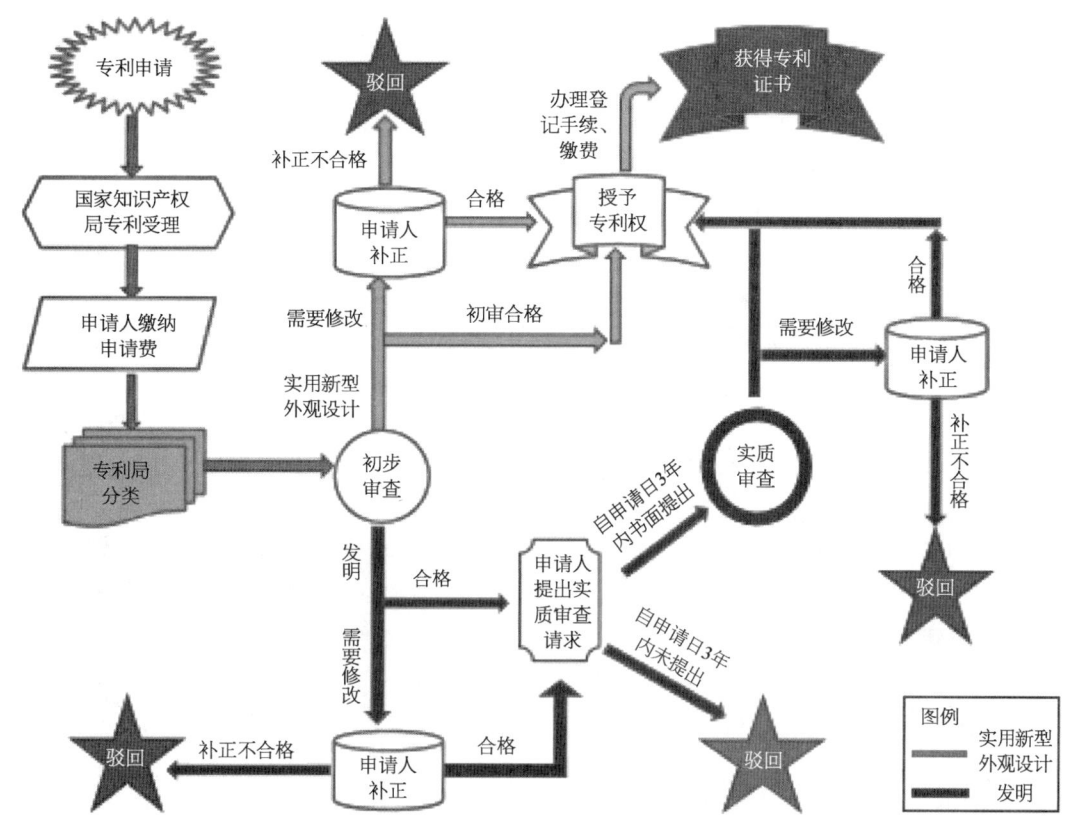

图 11-27 专利的申请、审查流程图

1. 准备专利申请文件　申请专利的类型不同,所需要准备的文件也就有所不同。

(1) 申请发明专利需要提交的文件

1) 请求书:包括发明专利的名称、发明人或设计人的姓名、申请人的姓名、电话和地址等。

2) 说明书:包括发明专利的名称、所属技术领域、背景技术、发明内容、附图说明和具体实施方式。

3) 权利要求书:说明发明的技术特征,清楚、简要地表述请求保护的内容。

4) 说明书附图:发明专利常有附图,如果仅用文字就足以清楚、完整地描述技术方案的,可以没有附图。

(2) 申请实用新型专利需要提交的文件

1) 请求书:包括实用新型专利的名称、发明人或设计人的姓名、申请人的姓名、电话和地址等。

2) 说明书:包括实用新型专利的名称、所属技术领域、背景技术、发明内容、附图说明和具体实施方式。说明书内容的撰写应当详尽,所述的技术内容应以所属技术领域的普通技人员阅读后能予以实现为准。

3) 权利要求书：说明实用新型的技术特征，清楚、简要地表述请求保护的内容。

4) 说明书附图：实用新型专利一定要有附图说明。

5) 说明书摘要：清楚地反映发明要解决的技术问题、解决该问题的技术方案的要点以及主要用途。

(3) 申请外观专利需要提交的文件

1) 请求书：包括外观专利的名称、设计人的姓名、申请人的姓名、电话和地址等。

2) 外观设计图片或照片：至少两套图片或照片（前视图、后视图、俯视图、仰视图、左视图、右视图，如果必要还需提供立体图）。

3) 外观设计简要说明：必要时应提交外观设计简要说明。

委托代理机构的申请人需要提供技术交底书、外观设计图片或照片、简要说明、委托书备案。

2. 递交申请文件　专利申请人或代理人办理完相关手续，就可以从网上向国家知识产权局提交电子申请文件。专利申请文件提交国家知识产权局后1～3个工作日，国家知识产权局下发受理通知书和缴费通知书。

3. 缴纳申请费　通过网上银行或者邮政汇款向专利局缴费，缴费通知书上有缴费方式说明，也有需要缴纳的费用。如果在提交申请后2个月内，没有缴纳申请费，该申请将视为撤回。缴纳了申请费，那么该专利申请将进入下一步。

4. 初步审查阶段　该阶段，对于发明专利而言，是形式审查。一般自申请日起3个月左右，如果形式审查不能通过，则会发出补正书。如果形式审查合格，则会发出初审合格通知书并予以公开，此时需要提出实质审查请求并交纳实审费，发明专利则会进入实质审查阶段。

对于实用新型或者外观专利而言，则是初审合格，可以予以发放授权通知书。如果审查不合格，则会发出补正或审查意见通知书。

针对补正或者审查意见通知书，申请人需要在官方规定期限内完成答复。

5. 实质审查(实用新型和外观设计专利无须此步)　发明专利与实用新型、外观设计专利申请流程最大的不同在于发明需要经过实质审查。申请人需在申请日（最早优先权日）起3年内提交实质审查请求。也可以在申请文件递交的同时提交实质审查请求，以加快审查员对申请文件的审查速度。

实质审查是发明专利申请在授权以前必经的一个阶段。专利实质审查的时间一般是6～18个月，取决于发明技术方案、专利申请文件撰写的质量、审查员对发明的理解和审查员的工作安排，以及审查员与专利代理人之间答复文件的往复时间。发明专利实质审查阶段耗时较长。

6. 授权及授权公告　实用新型或外观设计专利经过3～6个月时间，初审合格即可授权。发明专利经实质审查合格后，即可授予专利权。授权通知日起2个月内，需缴纳授权管理费，办理登记手续。

7. 缴纳授权费　无论是发明专利还是实用新型或者外观专利，下发了授权通知书，并不代表该专利已经获得授权，而是需要缴纳了授权登记费用以及第一年年费后，才能获得专利证书。

第三步：领取证书，申请完成。

发明人在申请过程中，需要随时查询和跟进申请的进度，然后按时缴纳费用，并提交进入下一步的申请。此外，发明人还应当随时应对他人的反驳，以及申请失败的可能。直至得到专利证书后，整个专利申请流程才算结束。

虽然有的专利由于一些原因还没有实现转化，但是有创新实践精神的引领，护理人一定可以不断进步和突破。

三、泌尿外科相关专利的介绍

下面就为大家介绍一些泌尿外科专利申请的实例，让大家感受专利的魅力，对专利的申请会有更深的理解。

（一）接便器

泌尿外科最常见的标本就是尿标本，而较多患者留取标本时都会遇到一些问题，尤其是女性和高龄的患者，如：卫生间空间小，转不过身等，从而造成小便的污染。为此，善于思考的护士就发明了接便器（图11-28、图11-29）用于尿液标本采集和尿液总量检测。

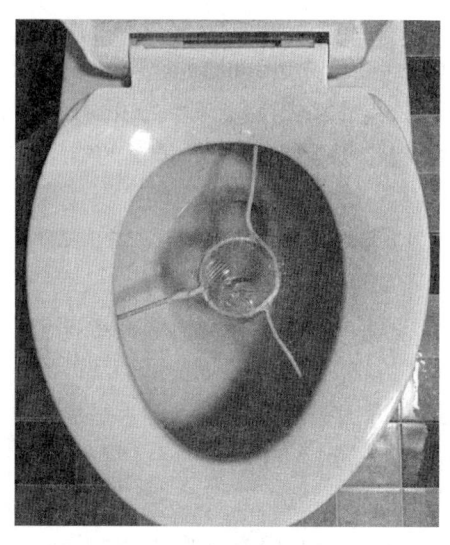 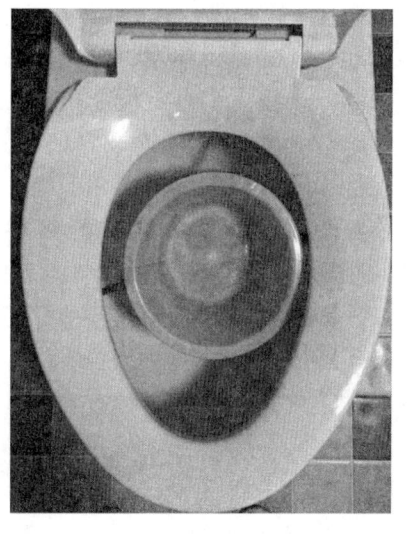

图11-28 尿液标本采集　　　　　图11-29 尿液总量检测

（二）尿管外固定法

尿管是泌尿外科术后普遍留置的导管，也是对病情恢复影响较大的导管。因此，妥善固定至关重要。为减轻尿管移位造成的刺激，降低留置期间非计划性拔管率、膀胱痉挛发生率、尿道黏膜损伤及尿路感染的发生率，护士设计了尿管外固定法（图11-30）。

（三）可调节长度的引流袋固定带

病房里经常看到术后的患者下床活动时，引流袋是拎在手里的，若由家属帮忙拎着，走路时两人的步调还要一致，且需要提防与人碰擦；若自己拎着走路，单手行动更是不方便。于是，就有了引流袋固定带（图11-31）的发明。

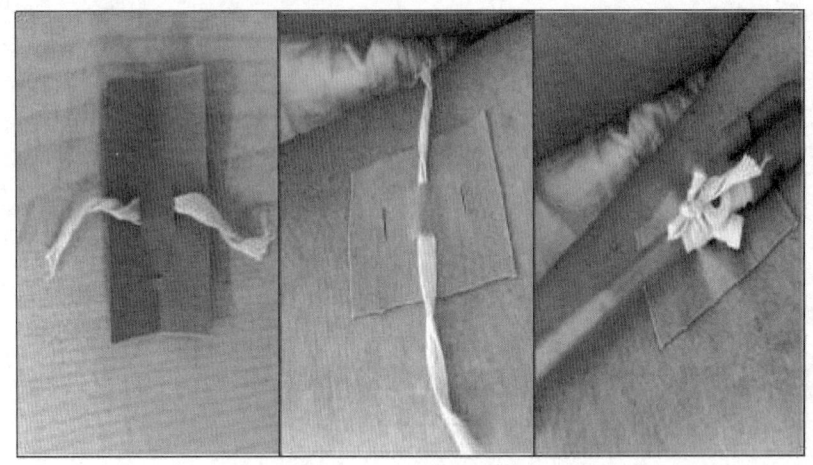
图 11-30　尿管外固定法

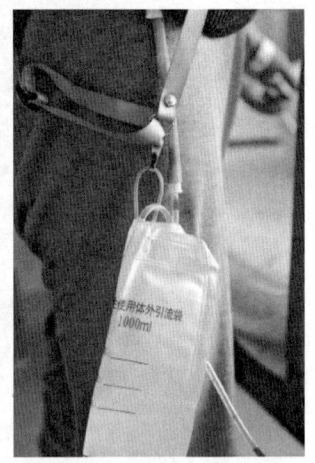
图 11-31　引流袋固定带

第四节·泌尿外科护理的 Meta 分析

"Meta 分析"创造于 20 世纪 70 年代,中文翻译为"荟萃分析"。"荟萃"表示将单个、零散的信息拼凑在一起,是一种定量合并的统计学分析方法。最早运用于有关疾病病因和危险因素的分析,于 20 世纪 80 年代,才真正用于临床治疗措施的评价。我们所涉及的临床各个领域都可以运用 Meta 分析方法进行研究。

我们为什么要运用 Meta 分析呢?

(1) 临床信息量大,需要综合。现在医学文献的发表信息量巨大,每年约有 200 万篇生物医学文献发表,对于临床工作者来说,无法做到"去粗取精、去伪存真",他们需要信息整合,从而做出综合判断。

(2) 医生获取渠道有限。由于临床工作者获取经过评价的循证医学证据的渠道有限,而需要专门的科研人员对一些研究的证据进行评价,所以运用 Meta 分析可以拓宽医生获得医学证据的有效渠道。

(3) 减少医疗资源浪费。通过 Meta 分析方法,可以充分利用疗效明确的医疗卫生干预措施,从而减少医疗资源的浪费。

(4) 评价干预措施是否有效。针对临床工作者为患者提供的预防、治疗及康复措施,使用 Meta 分析方法,可以严格评估是否真实有效,真正有效的治疗措施甚至可写入临床实践指南。

(5) 有助于开展新的课题。临床医生开展新的课题,必定需要对既往的科研信息进行评价和综合,而 Meta 分析方法可以完美地完成这一任务。

(6) 节约宝贵时间。由于临床工作繁忙,临床工作者们无法做到对论文进行一篇篇的精读。我们通过 Meta 分析,可以针对某一个领域国内外所有信息进行综合,从而节约了大量时间。

(7) 为患者提供科学量化的决策依据。通过 Meta 分析的结果,可以直观地告诉患者治疗措施的利弊以及疗效可能有多大,可以做到患者的充分知情决策,缓解不必要的医疗纠纷。

除此之外,Meta 分析还具有更重要的意义。Meta 分析在循证医学领域,是评价医疗干预措施的"金标准",被定为一级证据,即最高级别的证据。Meta 分析与传统综述不同,它以论著形式发表,是可以作为研究结论来发布的。而且 Meta 分析的影响力很大,以 Cocharane 系统综述为例,它的影响因子为 5.6,在全世界综合医学期刊中排名第七位。所以掌握 Meta 分析方法十分必要。

一、Meta 分析的概念和意义

Meta 分析是在严格设计的基础上,运用适当的统计学方法对同一课题的多项独立研究的结果进行系统、客观、定量的综合分析。其目的是,提高统计分析效能、分析多个同类研究的分歧和原因并发现新的研究方向。系统评价与 Meta 分析的关系是 Meta 分析是系统评价的一种类型,也是系统评价进行定量合成的统计方法。

Meta 分析目前经常交叉使用的名称:Systematic Review(日趋规范的用法);Systematic Overview;Meta-analysis;Overview;Pooling study;荟萃分析、汇总分析、元分析等。

二、Meta 分析的步骤

进行 Meta 分析,主要有以下 7 个步骤:确定题目、制订研究计划;检索文献;筛选文献;评价文献质量;资料提取;资料分析;解读结果并撰写报告。如有新研究,则更新系统评价(图 11-32)。

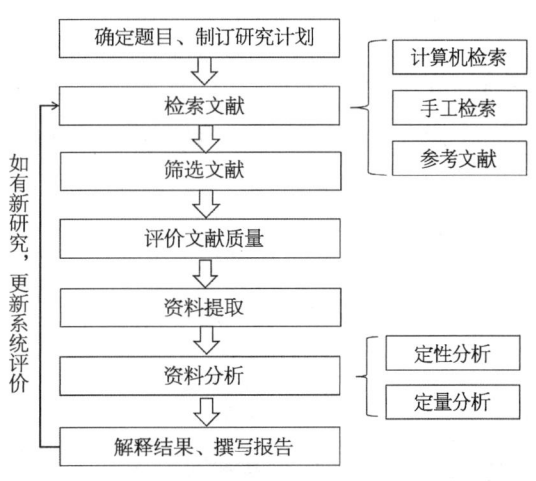

图 11-32 Meta 分析步骤

(一) 确定题目、制订研究计划

1. **评估题目的重要性** Meta 分析的内容必须是非常重要的,具有实际临床意义的,有时并不需要太新颖,例如:① "Lung cancer is the leading cause of cancer death in the United States, accounting for 27% and 31% of all cancer deaths in women and men, respectively"(肺癌是美国癌症死亡的主要原因,分别占男性和女性癌症死亡总数的 27% 和 31%)。② "Despite treatment advances, new systemic therapies for advanced non-small-cell lung cancer developed in the last few decades continue to have both low efficacy and high toxicity"(尽管治疗取得了进展,但近几十年来发展起来的治疗晚期非小细胞肺癌的新化疗方式仍然具有疗效差和毒性高的特点)。

2. **评估争议性** 例如:"Many published studies have accessed the use of Astragalus and other Chinese herbal medicines in combination with chemotherapy"(许多已发表的研究显示:黄芪和其他中草药已经与化疗联合使用)。虽然存在许多相关研究,但是并无统一共识,即存在争议性。另外,如何知道是否具有争议性呢?一方面可以向该领域的专家请教,另一方面可以通过文献检索的方式获得。

3. **评估创新性** 通过文献查阅,评估国内外有无此方面的 Meta 分析。若已做过,但前面研究质量不高,或者研究是很久以前的,抑或前面研究指出的内容,有进一步研究的必要,也可再做系统评价。

4. **问题清楚,回答明确** 研究的设计可按照"PICOS"框架进行,包括 patient/population(研究对象的类型)、intervention(研究的干预措施)、comparative intervention(研究的设计方案)、outcome(主要研究结果)4 个方面。其中,研究对象应包括患者的诊断及分类。干预措施应涵盖暴露因素、诊断试验、预后因素或治疗方案等。研究的设计方案应包含与拟研究的干预措施进行对比的措施。如:"A 和 B 两种疗法治疗 C 病哪种更好?""糖尿病应该采取什么样的治疗方法?"

(二) 检索文献

检索策略的制订是文献检索的关键,以"多途径、多渠道、最大限度"为原则,要求查全、查准,也可以学习其他研究者的检索策略,但注意每次都要保存检索结果。进行文献检索,要获取摘要或全文。国内可采用 CNKI、维普、万方数据库,国外数据库可采用 Medline、OVID 等。另外,可使用 Endnote、NoteExpress 等文献管理软件进行检索和管理文献。同时也要关注未正式发表的"灰色文献",如会议专题论文、未发表的学位论文、学术报告等。

临床试验注册登记系统: http://clinicaltrials.gov/

主要检索方式:分为数据库检索和手工检索两种。可采取数据库、会议摘要、参考文献、综述研究、联系作者等方法进行文献检索。根据研究类型可分为随机对照试验(RCT)研究、非随机对照试验研究、病例对照研究、队列研究。

(三) 选择文献

应事先拟定标准的文献纳入和排除标准。若标准过严,虽然同质性好,但会导致文献数量较少。而标准过宽,会导致文献数量多、同质性差。所以,制订标准时要充分考虑研究对象、研究设计类型、暴露或干预措施、研究结局、年份和语种、样本大小及随访年限等因素,如文献有疑问,可联系作者获得信息或评价后再取舍。常用软件为 Endnote。

依据选择文献的步骤(图 11-33)选择文献,此过程至少两人独立进行文献评估,当评估结果不一致时,由第三人或双方讨论协商解决(图 11-34)。第一步,将收集好的医学研究资料汇总。第二步,通过阅读标题和摘要进行第一轮文献筛选,与研究题目相关的文献进入下一轮筛选,其余文献排除。第三步,严格按照纳入排除标准阅读全文,进行第二轮筛选(图 11-35),合格的纳入,其余排除。必要时,可进行文献追溯,采用与作者联系等方式,补全文献信息后,再进行文献筛选。

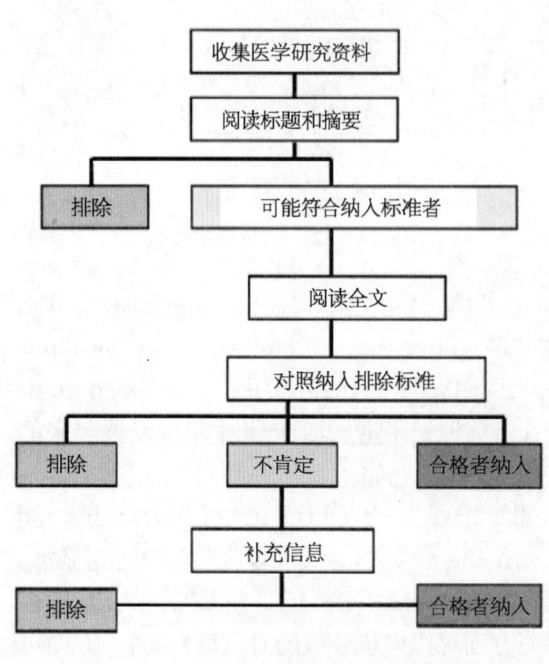

图 11-33 选择文献的步骤

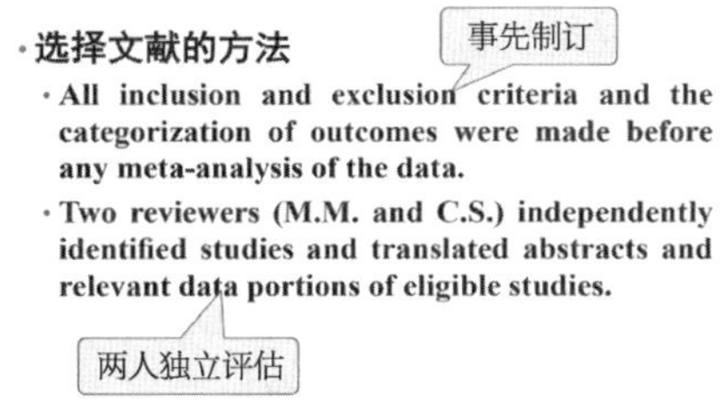

·选择文献的方法 【事先制订】
· All inclusion and exclusion criteria and the categorization of outcomes were made before any meta-analysis of the data.
· Two reviewers (M.M. and C.S.) independently identified studies and translated abstracts and relevant data portions of eligible studies.
【两人独立评估】

图 11-34 双人评估选择文献

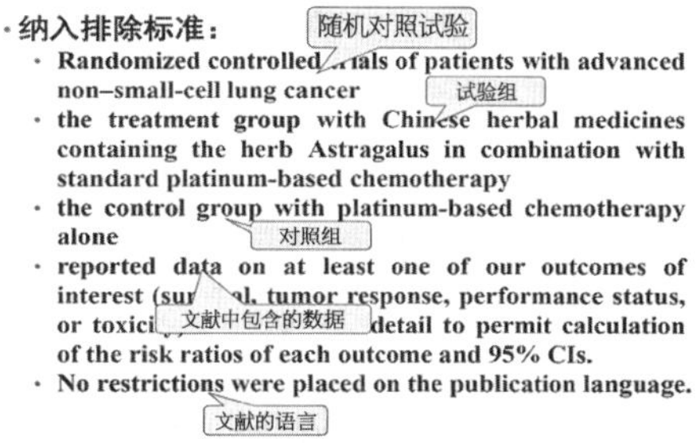

·纳入排除标准： 【随机对照试验】
· Randomized controlled trials of patients with advanced non-small-cell lung cancer 【试验组】
· the treatment group with Chinese herbal medicines containing the herb Astragalus in combination with standard platinum-based chemotherapy
· the control group with platinum-based chemotherapy alone 【对照组】
· reported data on at least one of our outcomes of interest (survival, tumor response, performance status, or toxicity) 【文献中包含的数据】 detail to permit calculation of the risk ratios of each outcome and 95% CIs.
· No restrictions were placed on the publication language. 【文献的语言】

图 11-35 制订纳入排除标准

（四）评价文献质量

Meta 分析质量与入选文献质量密切相关。如果使用低质量方法研究结果便会受到影响，纳入低质量研究可能夸大治疗效果。可通过评估偏倚研究质量的影响及对结果的影响。若已经纳入低质量研究，首先，应排除低质量研究，但会存在排除产生真实性结果研究的危险。其次，纳入低质量研究，同时探讨研究质量高低对效应估计值的影响。另外，还用敏感性分析，探讨排除研究对结果证据强度的影响，甚至还可以使用 Meta 回归模型等方式处理低质量研究。

那么该如何评价文献内容呢？第一，评估文献的内在真实性。内在真实性是指单个研究结果受各种偏倚因素的影响情况，是评估结果是否有效的标准。第二，评估外在真实性，是结果的使用价值与推广应用的条件。外在真实性主要与研究对象的特征、研究措施的使用方法和结果的选择标准密切相关，也是评价结果是否能够使用的标准。第三，影响结果解释的因素，如：治疗性药物试验中药物的剂量、剂型、用药途径和疗程以及依从性等因素。

另外，评价文献质量的方法有很多，大多针对某一特定研究类型而设计。目前用于临床试验文献质量评价的量表不少于 25 种，其中 RCT 研究一般应用 Jadad 评分量表（图 11-36）和 Assessing risk of bias in included studies（Cochrane）量表（图 11-37、图 11-38），观察性研究（队列、病例对照研究）一般应用 NOS 量表（Newcastle-Ottawa Scale）（图 11-39）。

Jadad 评分量表（适用于 RCT）

改良的 Jadad 评估（7 分制）：1~3 分：低质量；4~7 分：高质量

项 目		分 值 与 内 容
随机序列的产生	1 恰当 2 不清楚 3 不恰当	2 分：计算机产生的堆积数字或类似方法 1 分：随机试验但未描述随机分配的方法 0 分：采用交替分配的方法，如单双号
随机化隐藏	1 恰当 2 不清楚 3 不恰当	2 分：中心或药房控制分配方案，或用序列编号一致的容器、现场计算机控制、密封不透光的信封或其他使临床医生和受试者无法预知分配序列的方法 1 分：只表明使用随机数字表或其他随机分配方案 0 分：交替分配、病例号、星期日期、开放式随机号码表、系列编码信封以及任何不能防止分组的可预测性的措施
盲法	1 恰当 2 不清楚 3 不恰当	2 分：采用了完全一致的安慰剂片或类似方法 1 分：试验陈述为盲法，但未描述方法 0 分：未采用双盲或盲的方法不恰当，如片剂和注射剂比较
退出与失访	1 有 2 无	1 分：描述了退出与失访的数量和理由 0 分：未描述退出与失访数目或理由

图 11-36 Jadad 评分量表

Assessing risk of bias in included studies (Cochrane)
The domain of the risk of bias

Domain	Source
Selection bias	Random sequence generation. Allocation concealment.
Performance bias	Blinding of participants and personnel
Detection bias	Blinding of outcome assessment
Attrition bias	Incomplete outcome data
Reporting bias	Selective reporting
Other bias	Other source of bias

针对每项研究,对上述 6 条作出"是"(低度偏倚)、"否"(高度偏倚)和"不清楚"(缺乏相关信息或偏倚情况不确定)的判断

图 11-37 Cochrane 量表

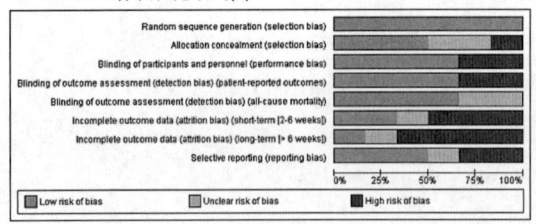

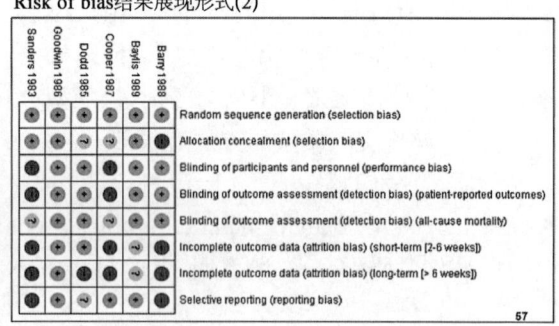

■代表低风险,■代表不清楚风险,■代表高风险

图 11-38 Cochrane 量表风险图

(五) 资料提取

研究者应设计一个适合本研究的资料摘录表格。表格的制作软件可选择:Excel、Access 或数据库系统软件,如 FOxPro 等。表格的分组情况可根据研究的提取内容进行分类(图 11-40),例如:① 一般资料(试验名称、作者、出处等);② 基线资料(年龄、性别、病程等);③ 质量资料(随机、盲法、随访、样本量等);④ 干预措施资料(治疗方法、剂量、疗程、对照措施等);⑤ 结局资料(死亡、残疾、事件数等)。

(六) 资料分析

1. **效应性指标** 我们可以选择一些效应指标反映干预措施和对照措施的相对获益和绝对获益。常见的选择效应量指标有以下 4 种。

(1) 连续性变量资料:加权均数差(weighted mean difference,WMD)、标准化均数差(STD mean difference,SMD)。

![NOS量表图片]

图 11 - 39　NOS 量表

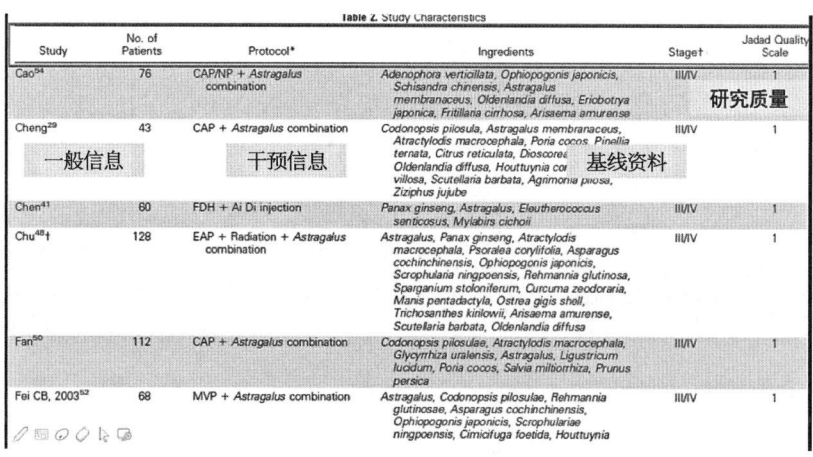

图 11 - 40　研究特征资料提取汇总表

(2) 二分类变量资料：相对危险度（relative risk，RR）、比值比（odds ratio，OR）、危险差（risk difference，RD）。

(3) 等级资料或多分类资料：受方法学限制，数据需转化成以上两种形式。

(4) 生存分析资料：危险比（hazard ratio，HR）。

2. 异质性分析　Meta 分析的统计学本质是合并效应量。针对相同问题进行的多项单个研究，其研究结果间肯定存在差异。异质性分析包括以下 3 个方面。

(1) 临床异质性：试验对象、干预措施、结局指标等差异。可进入亚组分析，或取消合并。

(2) 方法学异质性：研究设计、偏倚风险和结局完整性等差异。

(3) 统计学异质性：不同试验中观察得到的效应，其变异性超过了给予（随机误差）本身所致的变异性。

3. 异质性检验　异质性（heterogeneity）是指研究结果间的变异。异质性是了解各独立研究结果合并的合理性和可合并性。

异质性检验是 Meta 分析前进行的必要工作。理论上各单个研究结果应该是相同的合并才合理。实际上，是不可能完全相同的，因研究设计不同，试验条件不同，研究所定义的暴露、结局及其测量方法不同，观察对象不同或协变量等因素的存在导致异质性。但差异不应该有统计学的显著性。如果各试验结果之间差异具有显著性，应了解原因并进行相应处理。

4. 异质性的识别　异质性的识别主要分为统计量法和图示法两种识别方法。统计量法包括 Q 检验、I^2 值、H 检验。图示法包括森林图、星状图、拉贝图、加尔布蕾丝图。最常用的识别方式是通过森林图。

森林图是由多个原始文献的效应量及其 95% 可信区间绘制而成。其横坐标为效应量尺度，以 0 为中心（对于 OR 或 RR，则以 1 为中心），纵坐标为原始文献的编号。森林图主要用于描述每个研究的结果及其特征，并展示研究间结果的差异情况。各研究的可信区间重叠越多，同质性越好。各研究的可信区间重叠越少，异质性越明显，不重叠者异质性有显著性差异（图 11-41）。

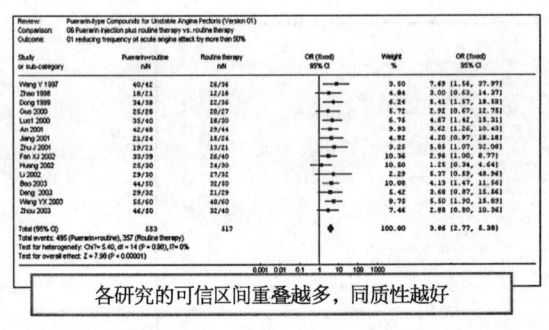
各研究的可信区间重叠越多，同质性越好

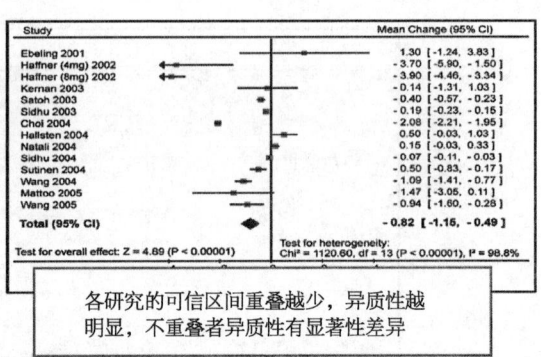
各研究的可信区间重叠越少，异质性越明显，不重叠者异质性有显著性差异

图 11-41　森林图

No statistically significant heterogeneity was observed between trials for either analysis with the Q statistic (*P.37*).

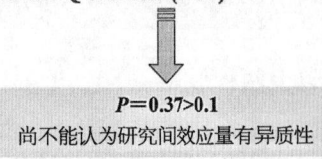

$P=0.37>0.1$
尚不能认为研究间效应量有异质性

图 11-42　Q 检验

Q 检验：当 P 值 $\leqslant 0.10$ 时，说明研究间效应量异质。当 P 值 >0.10 时，尚不能说明研究间效应量有异质性（图 11-42）。

I^2 指数（图 11-43）是衡量多个研究结果间程度大小的指标。由各个研究所致，而非抽样误差引起的变异占总变异的百分比。I^2 值从 0% 至 100%，I^2 值越大，异质性越大。I^2 可大致反映异质性的严重程度，若 $I^2>40\%(50\%)$，则说明存在比较明显的异质性。但不宜机械应用 $I^2 > 50\%$ 即认为有实质性的异质性。

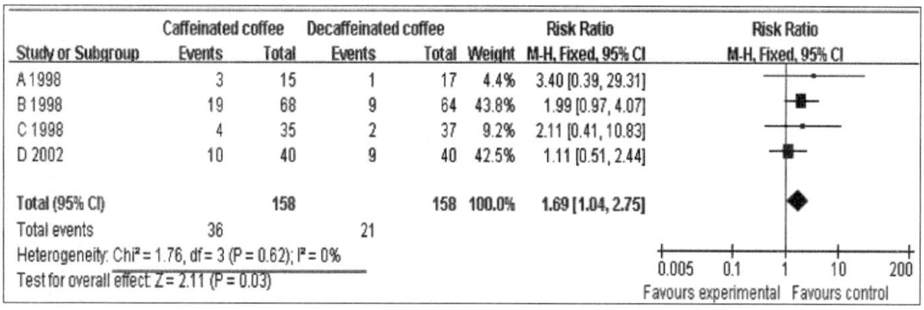

图 11-43　I^2 指数

5. **合并效应量与统计推断**　根据异质性检验的结果选择模型。

(1) 固定效应模型(fixed effect model)：异质性检验无统计学意义，纳入研究间的异质性可忽略时。

(2) 随机效应模型(random effect model)：异质性检验有统计学意义。

6. **发表偏倚**　往往有统计学意义的结果比无统计学意义的研究更容易投稿和被发表，使 Meta 分析过分夸大治疗效应量或危险因素的关联强度，导致临床个体治疗与卫生决策失误。

(1) 产生原因：① 阳性结果更易被发表；② 研究者可能终止阴性结果或结果模糊的研究；③ 偏向于研究组的错误设计；④ 阴性结果发表延迟；⑤ 不容易发表成英文文献。

(2) 偏倚的识别：① 漏斗图分析(funnel plots)；② 计算失效安全数(fail-safe number, Nfs)；③ Begg 方法，Egger 方法检验，给出 P 值。

漏斗图分析是以效应估计值为横坐标，样本量为纵坐标作散点图，根据图形的不对称程度判断 Meta 分析中有无偏倚。如果 Meta 分析中没有偏倚，图形则构成一个对称的倒"漏斗"形。如果图形呈现明显的不对称，表明偏倚可能存在(图 11-44)。

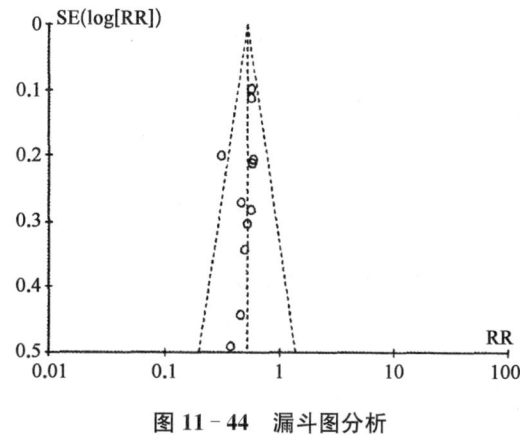

图 11-44　漏斗图分析

7. **敏感性分析**　敏感性分析(sensitivity analysis)是排除异常结果的研究后，重新进行 Meta 分析。其结果与未排除时的 Meta 分析结果进行比较，探讨该研究对合并效应量的影响程度及结果可靠性。若未从实质上改变结论，则结果可信。若得出不同结论，在解释结果和下结论时应非常慎重。

敏感性分析是检查一定假设条件下结果稳定性的方法，是发现影响 Meta 分析研究结果的主要因素。通过敏感性分析可以解决不同研究结果的矛盾性，并发现产生不同结论的原因。

三、Meta 分析软件应用

常用的分析软件有 RevMan、CMA、STATA。三大软件的功能情况比较,如图 11-45 所示。下面主要介绍 RevMan 软件。

项　　目	RevMan	CMA	STATA
版本	免费	正版、试用版 Version 2.0	正版、破解版
界面	复杂菜单	菜单式操作	菜单式操作
			手写程序
主要功能	系统综述	Meta 分析之数据处理	统计分析
数据录入	手工录入为主	手工录入,导入 STATA、RevMan、Excel 和 SPSS 等	手工录入,导入 Excel、sas、SPSS
发表偏倚	Funnel plots	Funnel plots; Duval and Tweedie's trim and fill; Begg and Mazumdar rank correlation; Egger's regression intercept; Fail-safe N	Egger Begg Peters Harbord Trim and Fill
数据导入格式	4 种:Dichotomous;Continuous;O-E and Variance;Generic Inverse Variance	超过 100 种不同的格式输入效应大小(effect size)数据,包括 P 值、卡方等	经典的几种
不同效应指标的录入	×	√	×
Multi-outcome analysis	×	√	×
单组率的 Meta	×	√	×
Meta 回归	×	√	√
累积 Meta 回归	×	√	√
文献管理	√	×	×
学习难度	Easy	Easy	Hard

图 11-45　Meta 分析软件比较

RevMan 软件　全称 Review Manager,是 Cochrane 协作网提供给评价者准备和维护更新系统评价而设计的软件。RevMan 和 Cochrane 数据库一起组成信息管理系统(Cochrane Information Management System, IMS)。RevMan 软件现已更新到 5.3 版本。

RevMan 的运行主要分为 6 个步骤,下面以 RevMan5.0 为例。

第一步,安装 RevMan5.0 软件后,双击桌面图标,通过弹出的对话框(图 11-46),选择"Create a new review",点击"OK",或者在其运行界面的菜单栏中点击"File"后,选择"New"。RevMan5.0 的操作界面(图 11-47),包括菜单栏(menu bar)、工具栏(tool bar)、大纲面板(outline pane)和内容面板(content pane)。大纲面板中显示综述的大纲内容,而内容面板中显示综述的所有信息。

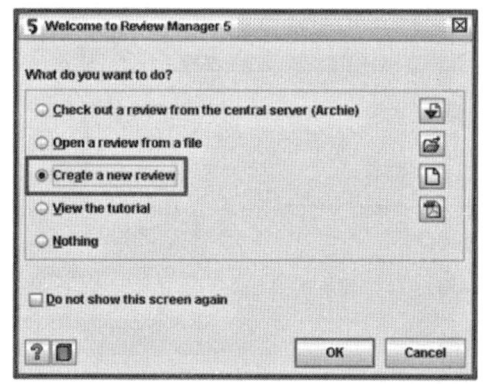

图 11-46　RevMan5.0(创建一个新的系统评价)

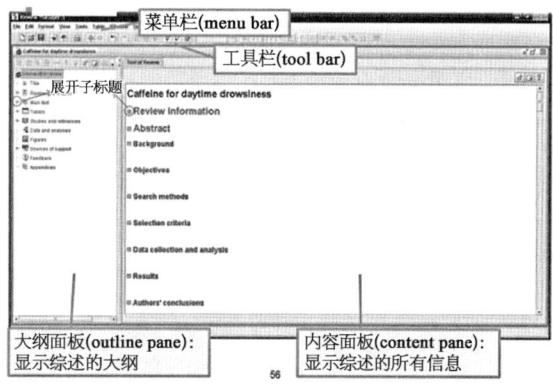

图 11-47　RevMan5.0 操作界面

第二步,选择系统评价类型(图 11-48)。RevMan5.0 系统会提示 4 种评价模式供研究者选择:Intervention review(干预评价)、Diagnostic test accuracy review(诊断试验评价)、Methodology review(方法学评价)、Overview reviews(同类系统评价)。选择合适的系统评价类型后,点击"Next"。

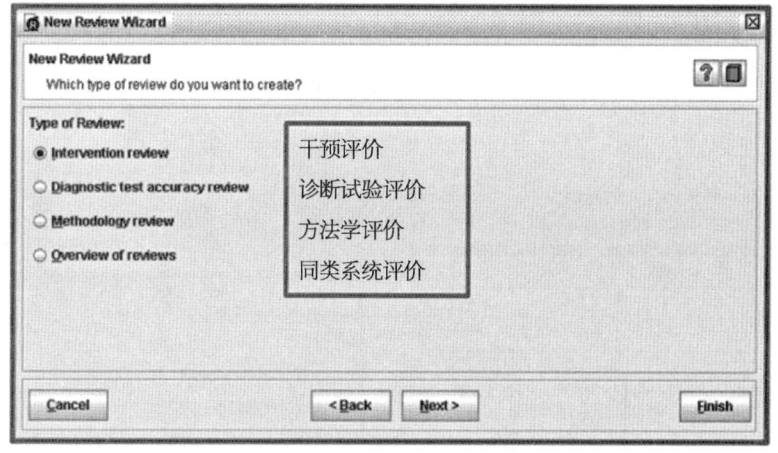

图 11-48　RevMan5.0(选择系统评价类型)

第三步,填写评价主题。根据研究的干预措施类型填写评价主题,点击"Next"(图 11-49)。接下来,选择"Full review",点击"Finish"(图 11-50),则生成一个全新的系统评价界面(图 11-51),操作者可以在此界面填写研究内容的基本信息,例如标题、作者、摘要、背景、目的和方法等。

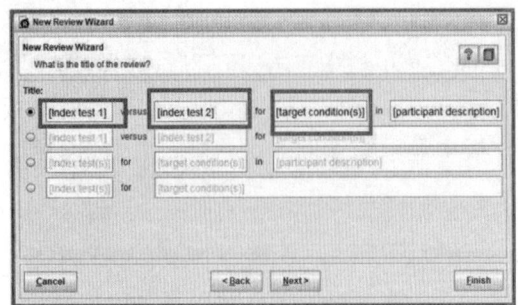

图 11-49　RevMan5.0(填写主题)　　　图 11-50　RevMan5.0(选择开始阶段)

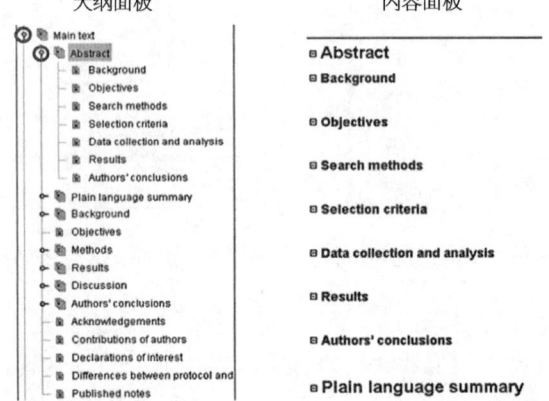

图 11-51　RevMan5.0(创建了一个新的系统评价界面)

第四步,添加研究。在大纲面板点击"Studies and reference"旁边的钥匙图标展开分组(图 11-52)。继而,点击"Reference to studies"旁边的钥匙图标展开分组,右击"Included studies",点击"Add Study"(图 11-53),弹出输入对话框(图 11-54),输入研究 ID(study ID),研究名称通常为"作者+发表年份",点击"Next"。

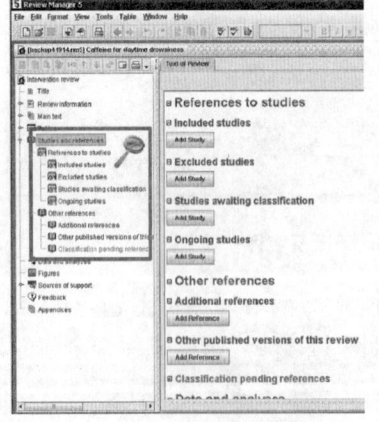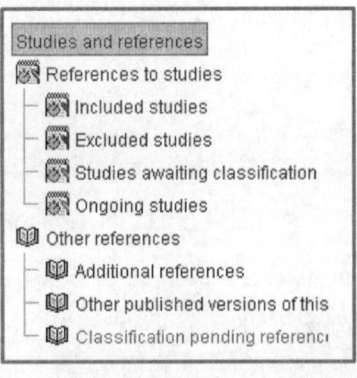

图 11-52　RevMan(添加纳入研究-1)

添加纳入研究：在内容面板点击"Add Study"按钮；（也可右击大纲面板的"Included studies"，选择"Add Study"）

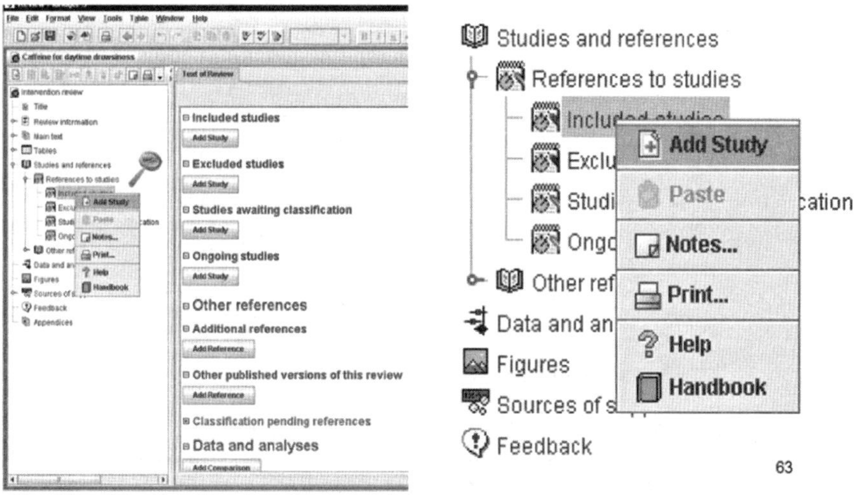

图 11－53　RevMan(添加纳入研究-2)

输入研究名称：输入研究ID(Study ID) "A 1998"，点击"Next"；

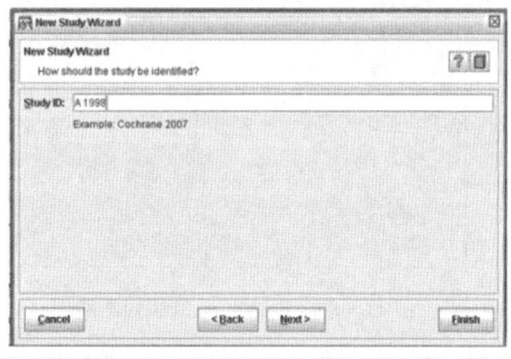

注：研究名称通常为"作者+发表年份"（此处支持中文输入）

图 11－54　RevMan(添加纳入研究-3)

　　第五步，添加比较和结局指标。添加比较步骤：在大纲面板点击"Data and analyses"，选择"Add Comparison"，并对比较的内容进行命名（图 11－55）。添加结局：在"Data and analyses"分组下找到被命名的比较名称并右击，选择"Add Outcome"，根据弹出的界面，选择结局的类型并进行命名，主要分为二分类变量、连续型变量、期望方差、一般倒方差和其他类型（图 11－56）。并选择数据分析方法，包括"Statistical Method"（统计学方法）、"Analysis Model"（分析模型）和"Effect Measure"（效应量），一般选择默认选项（图 11－57），点击"Next"完善结局指标信息，或点击"Finish"完成该结局指标的添加（图 11－58）。

　　第六步，录入数据得出结果。在系统中分别录入实验组的阳性例数和总例数，对照组的阳性例数和总例数（图 11－59）。系统会自动计算生成权重、合并效应值及可信区间、异质性检验结果、森林图和漏斗图等。

添加比较：在大纲面板右击"Data and analyses"，选择"Add Comparison"

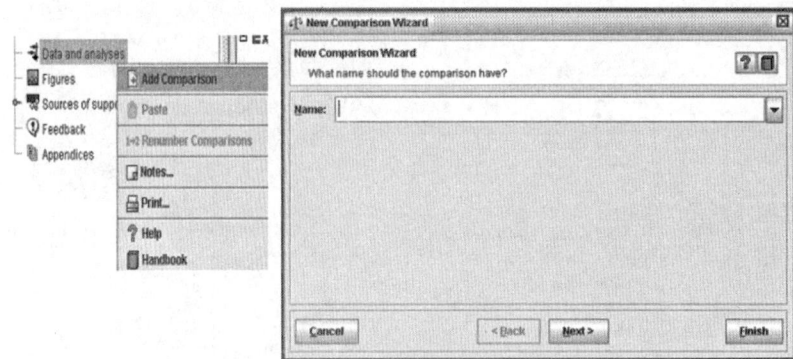

图 11-55　RevMan5.0(添加比较)

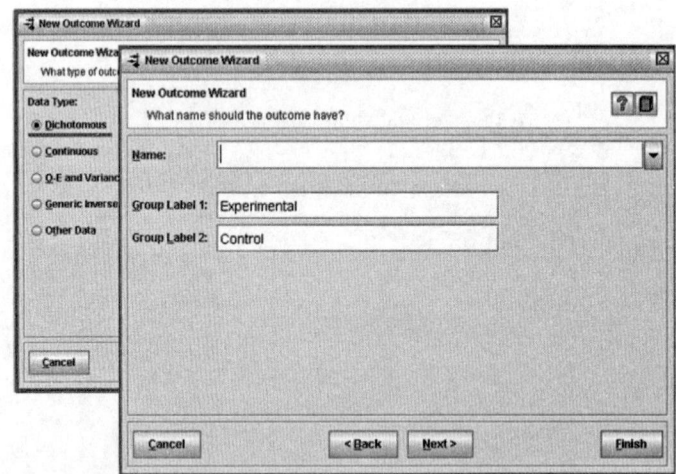

图 11-56　RevMan5.0(添加结局)

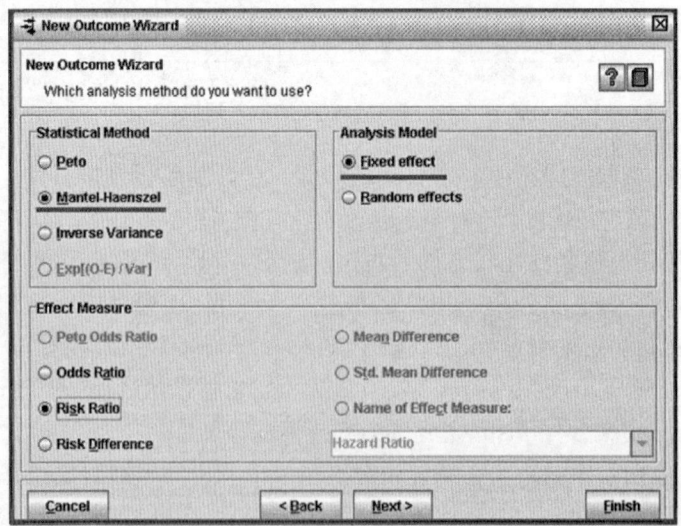

图 11-57　RevMan5.0(选择分析方法)

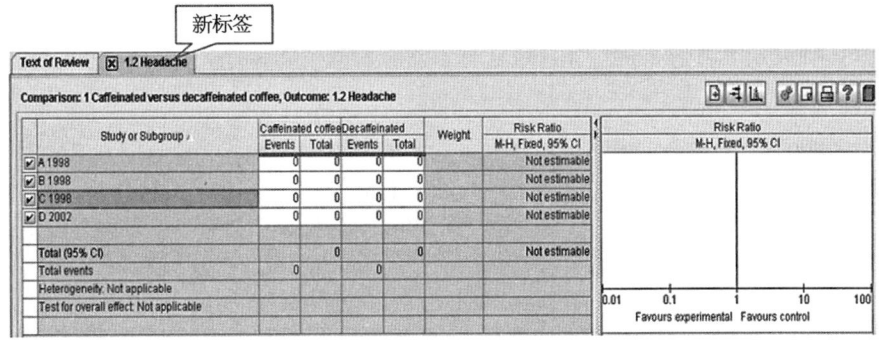

图 11-58　RevMan5.0(选择纳入研究)

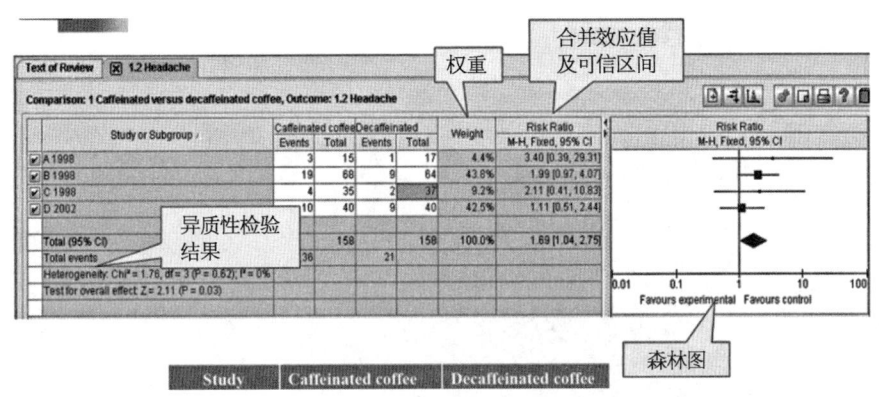

图 11-59　RevMan(录入数据得出结果)

第五节·泌尿外科循证护理实践

临床护理工作中,经常会遇到一些和患者诊疗安全、就医体验息息相关的问题,例如:如何减轻术后呼吸道刺激? 禁食时间可缩短吗? 如何减轻术后疼痛? 如何保证肠道准备者睡眠? 静脉置管最长留置多久? 如何降低监护仪的噪声? 当面对以上问题时,我们该怎么从科学的角度找到解决答案呢?

人类的知识体量近10年每3年翻一番,人类近30年积累的知识占总量的90%。预计到2050年,如今所掌握的知识将仅占总量的1%,人类知识半衰期逐年显著缩短。哈佛大学医学院院长 Sydney Burwell 曾经说过:"医学生在校接受的知识,10年后其中一半可能是错误的,而可悲的是没有人能预测哪一半是错误的。"因此,质量改进不能"坐井观天""闭门造车",基于循证的持续改进是临床护理管理的重中之重。

一、循证护理的概念及实施原则

循证是临床实践变革的科学源泉。Archie Cochrane 早在 1972 年就在《疗效与效益:健康服务中的随机反映》(*Effectiveness and efficiency: random reflections on health services*)一书中提出医学研究的概念。Cochrane Collaboration 于 1993 年建立全球协作网。David

Sackett 正式提出循证医学（evidence-based medicine，EBM）的概念。Gordon Guyatt 创建 WHO 的 GRADE 证据等级系统工作组，从此循证医学被广泛应用。

（一）循证护理概念

循证护理是基于循证医学思维的一种护理专业领域内的证据生成、综合、传播、应用的过程，2015 年提出基于证据的健康卫生保健——JBI 循证护理应用模式（图 11-60），将循证护理按照证据获取、现状审查、证据引入、效果评价分为 12 个具体的步骤，分别为：确定问题、检索证据、制定指标、构建团队、收集资料、分析比较、分析障碍、构建策略、采取行动、系统改变、实践者改变、患者改变。

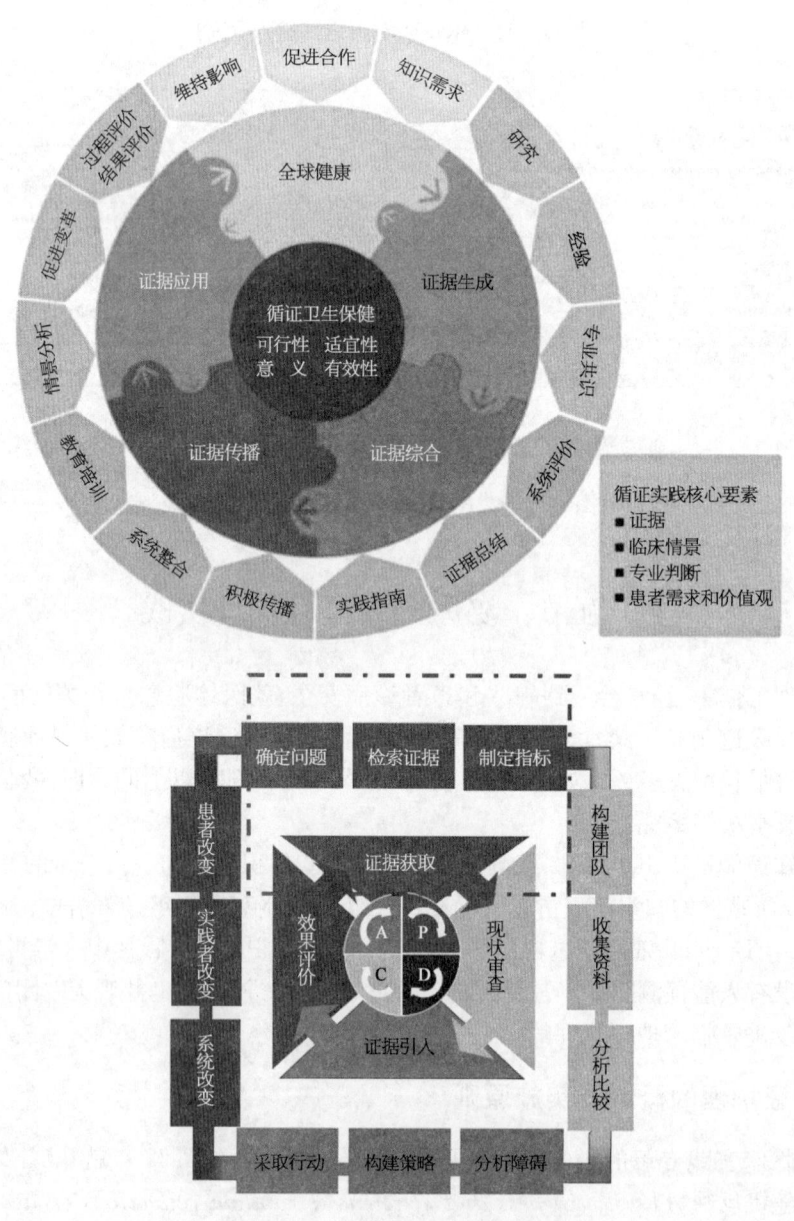

图 11-60　JBI 循证护理应用模式

(二)循证护理实施原则

1. **证据生成** 通过开展原始研究,生成证据,纳入证据库中。

2. **证据综合** 在证据综合阶段,需要首先对专业情景进行分析,发现护理问题,再将护理问题以 PICOs、PECOs、PICos 的形式结构化。在循证数据库及医学、护理学相关的数据库中查询该领域有无文献资源,如果没有,我们就要开始原始研究,研究结果生成证据。如果有,对查到的文献质量进行评价,质量不好的文献剔除,质量好的文献纳入系统评价,并判定证据的质量等级。

3. **证据传播** 获得证据后,就进入证据传播阶段。按照机构和个人2个层面对证据进行分类汇总,并从决策者、管理者、实践者、患者4个方面考量证据传播的具体方案。

4. **证据应用** 利益关系人对证据应用包括证据、情景、促进因素等内容进行评估,罗列出推荐应用的证据。基于此,构建本土化试点方案,重视系统化(培训、流程化、工具化)和领导力(促进与激励),形成具体的应用方案,并做好应用后效果评价。应用及评价结束后,对于有益临床实践变革的证据,将其纳入临床护理系统中。

新的护理系统在运行中,随着社会发展、医学科技进步,后续可能还会出现新的问题,则可以开始下一轮循环,开展原始研究,生成新的证据。

二、泌尿外科循证护理实践

泌尿外科作为一个特色的专科领域,病种多、手术方式多元化,临床护理工作中遇到的实际问题也很多,按照循证护理的原则来寻求解决问题的办法,是科学、高效、安全的途径。下面我们将从关注患者、关注安全、关注效率3个角度,通过实际开展的循证护理实践案例,来详细阐述实践的步骤。

(一)关注患者——膀胱冲洗堵管的影响因素分析

寒冷的冬天,在泌尿外科病房,夜间值班护士最常碰到的前列腺增生术后患者不适主诉是"膀胱一阵一阵的痉挛性疼痛"。于是,护士思索:前列腺增生患者术后常规使用室温生理盐水冲洗膀胱,是低温的溶液刺激了患者膀胱,诱发了膀胱痉挛吗?

当我们脑海中产生一个问题后,不要马上开始原始研究,首先想到查阅数据库,看是否已经存在可以直接综合、传播和应用的证据。就这个案例,采用以下证据综合策略。

1. **检索策略** 中文以"温度""膀胱冲洗""膀胱痉挛""经尿道前列腺切除术"为检索词,检索中国期刊全文数据库、重庆维普科技期刊数据库、万方期刊全文数据库和维普期刊资源整合服务平台。英文以"bladder irrigation""bladder spasm""bladder pain""core temperature""transturethra1 resection of prostate"为检索词,计算机系统检索 Cochrane 图书馆、PubMed、Medline、EBSCO。检索时限为建库至 2016 年 10 月(检索时值 2016 年 11 月),没有语言限制。文章后面的参考文献必要时可以纳入其中。通过阅读标题和摘要对资料进行初筛,保留有关的 RCT 文献,对符合要求的文献查找全文。

2. **文献的纳入标准和排除标准**

(1) 文献纳入标准:① 研究类型:所有与膀胱冲洗液温度对 TURP 术后患者膀胱痉挛影响相关的 RCT 研究。② 研究对象:TURP 术后进行膀胱冲洗患者。③ 干预方法:试验组采用加温膀胱冲洗液,对照组采用常温膀胱冲洗液,两组冲洗液均为生理盐水。

(2) 文献排除标准：① 非 TURP 术式；② 冲洗液为呋喃西林等；③ 重要资料如膀胱痉挛例数等报告不全。

(3) 文献质量评价：2名经过专业医学循证培训的评价员对符合纳入标准的文献进行严格的质量评价。根据 Cochrane 系统评价手册中质量评价标准，对每篇 RCT 的质量进行独立评价：① 随机分配方法；② 分配方案隐藏；③ 基于结局指标的基线情况是否具有良好的可比性；④ 结果数据的完整性；⑤ 盲法；⑥ 选择性报告研究结果；⑦ 其他偏倚来源来检验结论的稳定性。以上过程中，如果产生歧义，首先由 2 名评价员进行讨论，若歧义仍存在，则由第 3 名评价员加入讨论以达成共识，最后根据总体质量评价决定该文献纳入或剔除。

(4) 文献筛选和资料提取：由 2 名研究者按照纳入与排除标准独立筛选文献，然后采用事先设计的资料提取表提取数据，如在数据提取过程中遇分歧，由第三名研究者加入讨论解决问题。由以上 3 名研究者对纳入本研究符合质量评价标准的文献进行深入阅读，按统一的资料提取表提取以下资料，内容包括：第一作者、发表时间、样本量、干预措施、结果、随访情况等。最终由 2 人讨论达成一致，形成正式的文献提取表。

3. **文献检索结果** 通过计算机及人工检索方法，共检索到 69 篇中文和 9 篇英文原始文献，经过阅读题名、摘要和全文，最终纳入 11 篇中文文献，共计 1 665 例患者。英文文献中膀胱冲洗液温度能够影响 TURP 术后患者的体温、出血量及舒适度，但均未提及膀胱痉挛。最终纳入的文献均为中文文献，纳入研究的基本特征，见表 11-2。

表 11-2 纳入研究的基本特征

作者及年份	国家	干预时机	样本量(T/C)	干预措施 T	干预措施 C	结局指标
周玲(2016)	中国	术后	5/12	36～37℃	室温	膀胱痉挛的人数
刘熙婵(2010)	中国	术后	20/65	肛温	室温	膀胱痉挛的人数
李文聪(2014)	中国	术后	5/11	34～37℃	室温	膀胱痉挛的人数
王霞(2014)	中国	术后	11/23	(36.02±0.86)℃	(26.04±0.84)℃	膀胱痉挛的人数
解丹(2011)	中国	术后	13/23	(35.50±1.50)℃	(26.18±0.82)℃	膀胱痉挛的人数
吴妙双(2013)	中国	术后	23/39	核心温度	常温	膀胱痉挛的人数
李内函(2013)	中国	术后	13/28	28～32℃	常温	膀胱痉挛的人数
李怀兰(2010)	中国	术后	60/106	腋下体温	常温	膀胱痉挛的人数
杨文彦(2013)	中国	术后	80/141	腋下体温	常温	膀胱痉挛的人数
王锋(2013)	中国	术后	9/18	36～37℃	24～25℃	膀胱痉挛的人数
许小平(2011)	中国	术后	22/38	30～34℃	20～24℃	膀胱痉挛的人数

注：T，试验组；C，对照组。

4. **纳入研究质量评价** 在随机分配方面，11 项研究均标明是随机分组，其中 1 项研究按住院号奇偶数分组，1 项研究按入院顺序随机分组，1 项研究按就诊顺序单双号分组，1 项研究按随机数字表分组，1 项研究采用 Excel 电子表格程序随机分组。其余 6 项研究的随机方法未说明。在分配方案隐藏方面,仅有1项研究提及。11项研究均未使用盲法,但均说明了试验组和对照组之间基线资料的可比性。从文献提供信息可判断对数据提供了完整的报道并进行了随访,病例均无失访。

5. Meta 分析结果　11项研究报道了 TURP 术后采用加温膀胱冲洗液对比常温膀胱冲洗液发生膀胱痉挛的例数,所纳入的研究间无异质性($P=0.47, I^2=0\%$),采用固定效应模型合并分析。结果显示:试验组和对照组在发生膀胱痉挛例数上存在差异,差异有统计学意义[$RR=0.52, 95\% CI(0.46, 0.58), P<0.05$],见图 11-61。结果表明,该研究的试验因素为有益因素,即 TURP 术后用加温膀胱冲洗液进行膀胱冲洗能够降低膀胱痉挛的发生。

Study or Subgroup	heated fluid Events	Total	Control Events	Total	Weight	Risk Ratio M-H, Fixed, 95% CI
刘熙婵 2010	20	80	65	80	12.9%	0.31 [0.21, 0.46]
吴妙双 2013	23	75	39	75	7.7%	0.59 [0.39, 0.88]
周玲 2016	5	50	12	45	2.5%	0.38 [0.14, 0.98]
李内函 2013	13	50	28	50	5.6%	0.46 [0.27, 0.79]
李怀兰 2010	60	150	106	150	21.0%	0.57 [0.45, 0.71]
李文聪 2014	5	21	11	21	2.2%	0.45 [0.19, 1.08]
杨文彦 2013	80	200	141	200	28.0%	0.57 [0.47, 0.69]
王锋 2013	9	40	18	40	3.6%	0.50 [0.26, 0.98]
王霞 2014	11	45	23	49	4.4%	0.52 [0.29, 0.94]
解丹 2011	13	48	23	48	4.6%	0.57 [0.33, 0.98]
许小平 2011	22	74	38	74	7.5%	0.58 [0.38, 0.88]
Total (95% CI)		833		832	100.0%	0.52 [0.46, 0.58]
Total events	261		504			

Heterogeneity: Chi² = 9.65, df = 10 (P = 0.47); I² = 0%
Test for overall effect: Z = 11.42 (P < 0.00001)

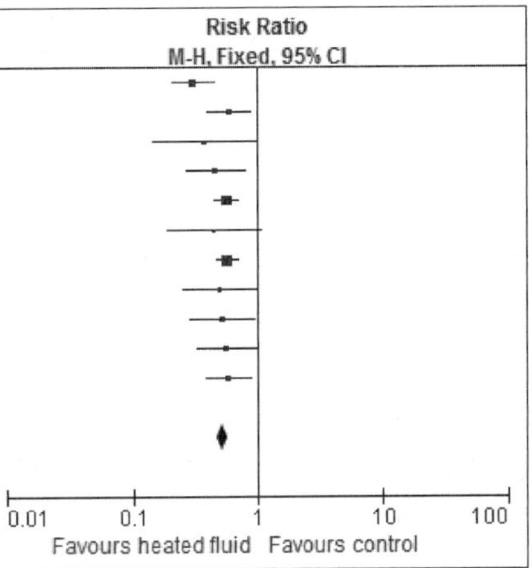

图 11-61　试验组与对照组发生膀胱痉挛人数的比较

经 Meta 分析,加温膀胱冲洗液可减少患者体温降低,降低低体温的发生率,降低寒战的发生率,无明显影响术后出血。所以,加温冲洗液可成为一个标准实践。

后续,护理团队还采用分光测色仪按照"标本提取-留像-测色-颜色量化-记录数据-重建颜色-数据分析处理"的流程,对膀胱冲洗液颜色进行 L×a×b 三原色数据采集、复显色与聚类分析,设计出五色膀胱冲洗比色卡,用于为膀胱冲洗速度的调节提供客观依据。

于是,我们通过以上证据查询与总结,直接找到了解决术后膀胱冲洗患者发生膀胱痉挛的问题,这就是一种"关注患者"形式的循证护理实践。

(二)关注安全——短期留置导尿管的早期拔除

肾部分切除术占比逐年上升(体检发现、保留肾单位),但术后可能会出现尿路感染、失禁性皮炎、尿道损伤,严重时可引起尿潴留、尿瘘、肾功能不全。目前,导尿管拔除以经验性操作为主、导尿管拔除时机以医生为主导,未有规范的导尿管拔除管理规范,缺乏对导尿管相关感染的关注。因此,亟待构建并推广应用基于循证的导尿管拔除策略。

泌尿外科护理人员从循证护理角度发现问题后,将护理问题以 PICOs 的形式结构化。

(1) P,泌尿外科肾部分切除手术患者。

(2) I,干预策略。I_1:拔除导尿管时间;I_2:拔管前药物使用;I_3:拔导尿管医护行为。

(3) C,对照现状。C_1:导尿管拔除时间偏好日间;C_2:医生主导导尿管留置时间。

（4）O，结局指标。O_1 主要结局指标：尿潴留的发生率、重插导尿管的概率；O_2 患者评价：患者拔出导尿管后的感受、舒适度、接受度等；O_3 医护评价：操作方便、时间长短、接受度等；O_4 成本（时间成本、设备成本）。

（5）S 指南（GL）、证据总结（ES）、系统评价（SR）。

以留置导尿管、拔除时机、策略、导尿管相关感染，Short-term indwelling urethral catheter，Removal，Urethral catheter，Catheter associated urinary infection，Nursing，Management，Strategy 等中英文关键词，在 SinoMed、CBM、CNKI、万方、维普、Cochrane、Ovid-JBI、Embase、MEDLINE、CINAHL、Elsevier、Ebsco 等数据库，BEST PRACTICE 网站检索留置导尿管拔除相关证据。共纳入以下 9 条证据。

（1）Pooled results demonstrated that，following urological surgery and procedures，patients whose indwelling urethral catheters were removed at midnight passed significantly larger volumes at their first void.（Level 1）泌尿外科手术后留置导尿管在午夜拔管的患者第一次尿液的排泄量较大。

（2）Following urological procedures and surgery，including gynecological surgery，removal of the IUC at midnight is recommended.（Grade A）泌尿外科手术（包括妇产科手术）患者，推荐午夜拔除导尿管。

（3）Early removal of IUC is associated with a reduced risk of urinary tract infection and shorter hospital stay，but greater risk of short-term voiding problems.（Grade B）早期拔除导尿管可以降低泌尿系感染发生率，缩短住院时间，但可能会存在尿频的问题。

（4）Early rather than delayed catheter removal leads to shorter length of hospital stay.（Level 1）早期拔除导尿管可以缩短住院时间。

（5）Daily review of catheter necessity and discontinuation of catheter prior to day seven were successful steps in decreasing CAUTI rates.（Level 4）每天查看导尿管及附属装置，7 天内拔管，可预防 CAUTI。

（6）Interventions prompting UC removal by reminders or stop orders was also conducted.（Level 1）设置停导尿管提醒或停导尿管医嘱。

（7）Urinary catheter reminders and stop orders appear to reduce the rate of catheter-associated urinary tract infection (CAUTI) and should be strongly considered to enhance the safety of hospitalized patients.（Level 1）停止医嘱可以降低导尿管相关泌尿系统感染的发生率，提升住院患者安全。

（8）A nurse based or electronic reminder system to reduce periods of indwelling catheterization is recommended.（Grade B）推荐护士电子病历系统中设置提醒，缩短留置导尿管时间。

（9）The effectiveness of alpha blockers in preventing re-catheterization and increasing the chances of successful catheter removal and normal voiding although the evidence available to support this was limited.（Level 1）α受体阻滞剂可预防导尿管重置、增加拔除成功率和促进正常排尿，尽管证据量有限。

经过临床医护专家讨论，对证据、情景、促进因素等内容进行评估，罗列出以下 5 项推荐应用的证据。

(1) 肾部分切除术后患者在午夜(22:00—24:00)拔除导尿管。
(2) 肾部分切除术后留置导尿患者 7 天之内拔除导尿管。
(3) HIS 系统中设置停导尿管提醒。
(4) 护士主导评估导尿管拔除时机。
(5) 拔除导尿管前给予单剂量 α 受体阻滞剂。

经过证据临床应用,障碍因素分析和破除,最后实现了导尿管早期拔除,CAUTI 的发生率逐渐下降。修订夜间导尿管拔除流程图,拔除工作程式化,完成留置导尿管相关感染健康手册,发表论文 2 篇。

(三) 关注效率——前列腺癌术后的 ERAS 实践

加速康复外科(enhanced recovery after surgery,ERAS),是指以"手术无痛、无风险"为核心,在围手术期(术前、术中和术后)施行一系列优化措施,减轻患者心理创伤应激障碍、减少并发症、缩短住院时间、降低再入院风险及死亡危险、降低医疗费用,提高患者医疗及护理质量与效果,帮助患者安全、优质地快速康复。

随着加速康复外科(ERAS)理念在胃肠外科领域的应用,ERAS 逐步在各学科领域推广。该理念也逐渐引入泌尿外科领域,有学者报道了 ERAS 方案在膀胱癌切除术患者围手术期的应用并评价效果;在前列腺癌手术领域,已有国内学者 ERAS 理念应用体会的报道,但方案往往是简单经验,缺乏可操作性和推广价值。尚未见基于循证的腹腔镜下前列腺根治性切除术(laparoscopic prostatectomy,LP)中 ERAS 方案的报道。护理团队在循证证据总结及德尔菲法基础上,构建了一套适合我国护理实践的 LP 术的 ERAS 方案,以期为临床护理实践提供依据。详细介绍如下:

计算机检索 BMJ 最佳临床实践(British Medical Journal best practice,BMJ)、JBI 循证卫生保健中心数据库(Joanna Briggs Institute,JBI)、英国国家卫生与临床优化研究所(National Instatute for Health and Clinical Excellence,NICE)、苏格兰校际指南网络(Scottish Intercollegiate Guidelines Network,SIGN)、美国国立实践技术指南库(National Guideline Clearing house,NGC)、Cochrane 图书馆、荷兰医学文摘数据库(The Excerpta Medica Database,Embase)、CINAHL、PubMed、中国生物医学文献数据库(China Biology Medicine,CBM)、万方数据库、中国知网等数据库。检索时限为自 2000 年 1 月 1 日至 2019 年 6 月 30 日。以"prostate cancer"和"enhanced recovery after surgery","laparoscopic prostatectomy"和"enhanced recovery after surgery","prostate cancer"和"ERAS","prostate cancer"和"ERAS protocol","prostate cancer""ERAS"和"nursing","prostate cancer""ERAS"和"management"为英文检索式,"前列腺癌""快速康复"和"外科","前列腺癌"和"ERAS","前列腺癌""快速康复"和"护理","腹腔镜下前列腺癌根治性切除术"和"ERAS","腹腔镜下前列腺癌根治性切除术"和"加速康复","腹腔镜下前列腺癌根治性切除术"和"外科快速康复"为中文检索式,根据纳入和排除标准筛选文献。纳入标准:① 国内外发表的有关外科围手术期 ERAS 的方案、策略、管理或护理;② 研究对象为住院患者;③ 近 10 年的文献。排除标准:① 中文及英文类文献;② 通过各种渠道未获得全文,仅有摘要者。

共检索英文文献或证据 712 篇、中文文献或证据 59 篇,剔除 669 篇主题不相关、80 篇重复。阅读全文,并根据循证证据分级及推荐意见进行筛选后,最终共纳入21篇文献,其中英文17篇,中文4篇。临床实践指南12篇,JBI证据总结7篇,推荐实践2篇。

对临床指南、证据进行总结,初步拟定LP围手术期ERAS方案的各项指标条目。经过2轮的专家咨询后,最终专家意见趋向一致,因此不再进行第3轮咨询。最终确立了LP围手术期的ERAS方案,包括三大模块,共27个条目(表11-3)。

表11-3 LP围手术期ERAS方案

维度	项目	具体内容
术前	门诊宣教	通过门诊宣教,宣传小册子等,告知患者戒烟、戒酒
	营养评估	入院后根据NRS2002营养风险筛查表对患者进行评估
	营养干预	在门诊口服乳清蛋白提供营养支持,直至<3分入组,干预2周后再评估
	术前宣教	① 评估后进入ERAS通道,发放书面宣教手册;② 接受专业的健康咨询服务,将手术和麻醉过程介绍给患者;③ 呼吸功能评估并行肺功能锻炼;④ 指导如何有效咳嗽、排痰;⑤ 介绍术后饮食逐步过渡的方法;⑥ 做好对患者及其家属的心理护理,减轻患者的精神压力,并告知术后康复的详细步骤及随访事宜;⑦ 讲解术后并发症的预防与自我观察
	肠道准备	术前一晚用聚乙二醇电解质散进行肠道准备
	术前准备	常规完善术前准备(备血、签字等)
	术前饮食	术前2小时饮用5%葡萄糖氯化钠注射液,10 mL/kg体重,总量控制在400 mL以内
	麻醉评估	术前常规麻醉评估、术前访视
术中	抗生素应用	① 术前30分钟预防性应用第一、二代头孢菌素;② 手术时间超过3小时,术中追加使用抗生素
	麻醉方式	全身麻醉
	液体补充	① 术中按照10~15 mL/kg体重的标准补充晶体溶液(无大出血情况下);② 适当给予液体加温
	镇痛模式	多模式超前预防性镇痛:NSAID+神经阻滞剂进行预防性镇痛
	体温管理	① 采用相应保暖措施,使患者体温维持在正常水平,如充气式保温毯等;② 经口鼻咽温监测体温不低于36℃
	留置管道	① 选择不留置深静脉置管;② 经口留置胃管,并在麻醉苏醒前拔除;③ 留置三腔导尿管;④ 留置单侧盆腔引流管

续 表

维度	项 目	具 体 内 容
术后	镇痛模式	以 NSAID 为基础用药的多模式镇痛，VAS 评分（按体温 6-10-2-6-10 评估，连评 3 次；有镇痛泵者 4 次/日，评估 48 小时）
	体温管理	术后采用棉被保暖，调节中央空调至较高的室温
	预防呕吐	① 避免使用可能引起呕吐的药物，如新斯的明、阿片类药物等；② 预防性使用止吐药甲氧氯普胺＋5-羟色胺（5-HT_3）受体拮抗剂等
	液体补充	严格控制输液量，补液标准为 40 mL/kg 体重，输液 24 小时
	心电监护	缩短监护时间，常规心电监护至第二日晨
	膀胱冲洗	不常规冲洗，必要时 24 小时停冲洗
	胃肠功能恢复	术后 4 小时开始咀嚼口香糖（木糖醇）
	早期进水、食	① 术后 4 小时开始进水（温开水），观察无呛咳情况下逐渐进清流质。② 第一次饮水 15 mL，如无腹胀，每小时饮水 10 mL。③ 术后第二天逐步过渡至进软食
	早期活动	① 术后 2 小时早期即给予按摩及活动下肢等被动康复活动，逐渐过渡至平卧床上自主活动，斜坡卧位，活动量逐渐增加。② 鼓励患者 6 小时后 90°床上坐立。③ 术后第二日晨床旁站立
	引流记录	准确记录引流量，每 8 小时记录引流量
	生化评估	肝肾功能检查
	出院评估	符合以下标准，予以出院：① 恢复进食固体食物，无须静脉补液；② 可以自由活动到卫生间；③ 体温正常、无感染征象、白细胞正常；④ 可以口服镇痛药进行镇痛；⑤ 患者要求并愿意出院
	出院宣教	① 出院 24~48 小时内电话随访及指导；② 术后 2 周拔除导尿管；③ 告知患者出院后活动的注意事项及盆底肌锻炼的方法；④ 术后门诊随访 PSA；⑤ 营养门诊评估营养状况

在此方案基础上，针对机器人前列腺癌根治性切除术（RALP）的患者，护理团队制订出相应的 ERAS 方案的护士执行单（图 11-62），突出了具体的执行要点和时间节点，这对于泌尿外科医疗、麻醉、护理、营养等多学科专业团队来说，具有很强的可操作性和实用性。

护理团队后续聚焦 RALP 术后延续性失禁护理，建立术后尿失禁的全程护理模式，设计开发患者盆底功能康复 App，申请国家自然科学基金青年项目 1 项。将 ERAS 方案编写入《揭秘前列腺癌》出版，并获中华护理学会"点赞中国"科普读物推荐。"泌尿外科患者健康素养提升行动"荣获上海市卫健委"关注患者健康管理"优秀项目。

机器人前列腺癌手术(RALP)加速康复(ERAS)方案

第一步：评估 患者入院后给予 NRS2002 版营养评估，见图 1、图 2（库房连打印机电脑内）评分小于 3 分同时不合并糖尿病者均可入组，不管患者是否入组，所有 RALP 患者均填写《PCA 快速康复患者评估及指标登记卡》，见图 3。

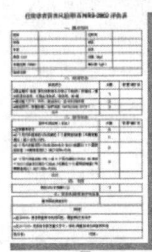
图 1

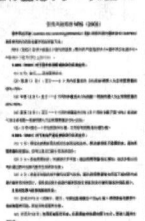
图 2

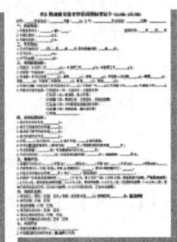
图 3

第二步：术前准备
① 介绍病室内快速康复方案展板（根据展板内容给予宣教）
② 让患者准备功能性饮料脉动 1 瓶，见图 4，定量（体重 kg×5ml/kg，总量控制在 400ml 以内），且根据手术台次时间节点口服。
  A. 第一台 晚上 22:00 到早上 6:00 之间。
  B. 第二台 晚上 22:00 到早上 8:00 之间。
  C. 第三台 晚上 22:00 到早上 10:00 之间。
  D. 第四台 晚上 22:00 第三台手术接上去后停止口服。
  E. 第五台 晚上 22:00 第四台手术接上去后停止口服。
  F. 第六台 晚上 22:00 第五台手术接上去后停止口服。
③ 让患者准备木糖醇口香糖 1 瓶，见图 5。
④ 术前晚 18:00 采用复方聚乙二醇电解质散进行肠道准备。
⑤ 填写《PCA 快速康复患者评估及指标登记卡》的第一部分（术前情况），并夹在床尾。

图 4

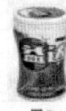
图 5

第三步：术后护理
① 采用多模式镇痛，VAS 评分（按体温单 6-10-2-6-10 评估，连续评估 3 次，有镇痛泵患者 4 次/日，评估 48 小时并与一般患者记录单相符），同时填写《PCA 快速康复患者评估及指标登记卡》第五部分（疼痛评估）。
② 患者神志清醒统可垫枕头，摇高床头 30°。
③ 术后 2 小时如无不适，给予按摩及活动双下肢，逐步改变体位，鼓励患者 6 小时后 90°床上坐立，第 2 天床旁站立。
④ 术后 4 小时开始咀嚼木糖醇口香糖，可以持续咀嚼（注意意识障碍、烦躁不安、有义齿者禁止咀嚼）。
⑤ 术后 4 小时后，无恶心呕吐者开始进温开水，首次 15ml，以后每小时 10ml（可以发给患者小药杯 1 个，见图 6），术后第一天无腹胀患者可过渡至流汁。
⑥ 缩短心电监护使用时间，常规术后第一天晨停止。
⑦ 不常规膀胱冲洗，必要时膀胱 24 小时内停止。
⑧ 每 8 小时记录引流液色、质、量 1 次。
⑨ 接手术护士完成《PCA 快速康复患者评估及指标登记卡》第二部分（手术情况）、第三部分（术后客观指标中的术后补液量、术后治疗药物）的填写。
⑩ 责任护士完成《PCA 快速康复患者评估及指标登记卡》第四部分（术后临床指标）、第五部分（疼痛评估）、第六部分（术后并发症）、第七部分（术后回访）的填写，并负责检查表格填写的正确性及完整性。

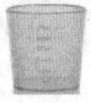
图 6

图 11-62 RALP 手术 ERAS 方案的护士执行单

参考文献

[1] 中国医师协会介入医师分会肿瘤消融专业委员会,中国临床肿瘤学会肿瘤消融治疗专家委员会.影像引导下肾上腺肿瘤消融治疗专家共识(2019版)[J].中华医学杂志,2019,99(15):1123-1132.

[2] 张沂南.腹腔镜肾盂成形术安全共识[J].现代泌尿外科杂志,2019,24(11):890-896.

[3] 中国医促会泌尿健康促进分会,中国研究型医院学会泌尿外科学专业委员会.非肌层浸润性膀胱尿路上皮癌膀胱内药物灌注治疗安全共识[J].现代泌尿外科杂志,2019,24(12):983-989.

[4] 戴波,董柏君,李响,等.开放性根治性前列腺切除术安全共识[J].现代泌尿外科杂志,2020,25(1):11-18.

[5] 中华医学会肿瘤学分会,中华医学会杂志社,中国医师协会肛肠医师分会腹膜后疾病专业委员会,等.中国腹膜后肿瘤诊治专家共识(2019版)[J].中华肿瘤杂志,2019,41(10):728-733.

[6] 中国抗癌协会泌尿男生殖系肿瘤专业委员会微创学组.中国泌尿外科围手术期血栓预防与管理专家共识[J].现代泌尿外科杂志,2020,25(12):1048-1051.

[7] 中国医促会泌尿健康促进分会,中国研究型医院学会泌尿外科学专业委员会.根治性膀胱切除术+尿流改道术安全共识[J].现代泌尿外科杂志,2021,26(1):9-15,82.

[8] 陈琦,丁留成,李惠珍,等.女性压力性尿失禁手术安全共识[J].现代泌尿外科杂志,2019,24(8):605-613.

[9] 艾星,范阳,葛京平,等.机器人辅助腹腔镜肾盂成形术专家共识[J].微创泌尿外科杂志,2023,12(1):13-17.

[10] 韩邦旻,李文智,马鑫,等.机器人辅助前列腺癌根治术尿控功能的保留专家共识[J].微创泌尿外科杂志,2023,12(1):25-29.

[11] 袁清,宋涛,董强,等.经尿道钬激光前列腺剜除术治疗良性前列腺增生专家共识[J].标记免疫分析与临床,2023,30(5):729-735.

[12] 傅炜骁,王崟冰,吴丽娜,等.良性前列腺增生术后膀胱颈挛缩诊治专家共识[J].泌尿外科杂志(电子版),2023,15(3):1-9.

[13] 《腹腔镜肾上腺手术规范专家共识》专家组.腹腔镜肾上腺手术规范专家共识[J].微创泌尿外科杂志,2021,10(3):145-151.

[14] 中国医疗保健国际交流促进会泌尿健康促进分会,中国研究型医院学会泌尿外科学专业委员会.腹腔镜肾上腺切除术安全共识[J].现代泌尿外科杂志,2022,27(2):97-103.

[15] 中国抗癌协会泌尿男生殖系肿瘤专业委员会微创学组,魏希锋,张凯,等.中国肾肿瘤腹腔镜及机器人肾部分切除术专家共识[J].泌尿外科杂志(电子版),2021,13(4):1-6.

[16] 中华医学会男科学分会,良性前列腺增生诊疗及健康管理指南编写组.良性前列腺增生诊疗及健康管理指南[J].中华男科学杂志,2022,28(4):356-365.

[17] 中华医学会男科学分会,良性前列腺增生加速康复护理中国专家共识编写组.良性前列腺增生加速康

复护理中国专家共识[J].中华男科学杂志,2021,27(7):659-663.

[18] 赵志健,曾国华.《2021EULIS 与 IAU 联合专家共识：输尿管软镜碎石术》解读[J].临床泌尿外科杂志,2022,37(2):83-85.

[19] 全国肺栓塞和深静脉血栓形成防治能力建设项目专家委员会,《医院内静脉血栓栓塞症防治质量评价与管理指南(2022版)》编写专家组.医院内静脉血栓栓塞症防治质量评价与管理指南(2022版)[J].中华医学杂志,2022,102(42):3338-3348.

[20] 张旭.肾细胞癌诊疗指南(2022年版)[EB/OL].(2022.04.11)[2024.06.05]https://guide.medlive.cn/guideline/25566.

[21] 王行环,贺大林.经尿道膀胱肿瘤等离子电切安全共识[J].现代泌尿外科杂志,2018,23(12):895-901.